17

Roter Faden zur Ausstellung

Langsamer Abschied

Tod und Jenseits im Kulturvergleich

von Maria Susana Cipolletti
mit einem Beitrag von Ute Ritz-Müller

Museum für Völkerkunde · Frankfurt am Main 1989

ISBN 3-88270-371-7

Herausgeber: Dezernat für Kultur und Freizeit
Museum für Völkerkunde,
Schaumainkai 29,
Frankfurt am Main 1989

Texte:	Maria Susana Cipoletti Ute Ritz-Müller (Per Luxuslimousine ins Jenseits)
Umschlag:	Karl Helbig
Foto:	Karl Helbig
Gestaltung:	Peter Kraus
Layout:	Peter Kraus
Karten:	Peter Kraus Ursula Knöchel
Fotos:	Siehe Bildnachweis Seite 313
Lithos:	M. K. Reprotechnik GmbH, Frankfurt am Main
Herstellung:	Druckerei Henrich GmbH, Frankfurt am Main-Schwanheim

Inhaltsverzeichnis

6. Europa

Vorwort

Dichtung und Geschichte führen uns immer wieder Individuen, Helden und Heroen vor, die ohne Furcht vor dem Tod handeln. Einige gehen in den Tod aus Treue zu ihren Prinzipien, andere vielleicht nur, weil sie nicht genügend über die Todesgefahr nachgedacht haben. – Tut man aber einen Blick in die Kultur- und Religionsgeschichte der Völker, dann scheint das eigentliche Problem der Völker doch die Angst vor dem Tode zu sein. Wahrscheinlich gibt es für keinen anderen menschlichen Bereich so viele Riten und Erzählungen wie gerade im Bereich des Sterbens und des Begräbnisses. Im Grunde sollen sie die Reise ins Jenseits erleichtern und vor allem als real existierend dokumentieren.

In der Völkerkunde ist uns kein Volk bekannt, das an einen ewigen Tod glaubt. Es ist für uns Menschen offensichtlich viel leichter, an ein ewiges Leben als an einen ewigen Tod zu glauben. Es scheint in jedem Menschen etwas zu geben – oder sagen wir genauer: in jedem Volk -, das sich gegen ein absolutes Ende sträubt.
Das Hin- und Ausgerichtetsein auf ein Leben jenseits des physischen Todes ist nicht eine Erscheinung des modernen Menschen, sondern reicht sehr tief in die Menschheitsgeschichte zurück. Viele vorgeschichtlichen Funde deuten darauf hin, daß bereits der Mensch der Altsteinzeit an ein „Leben danach" glaubte. Und, wenn wir die alten Schriftkulturen heranziehen – z. B. das Gilgamesch-Epos (sein Inhalt ist etwa 5 000 Jahre alt) und Texte Alt-Ägyptens – so spielt das Leben danach eine geradezu zentrale Rolle. Sigmund Freud schreibt in „Totem und Tabu": „Für den Primitiven wäre die Fortdauer des Lebens – die Unsterblichkeit – das Selbstverständliche. Die Vorstellung des Todes ist etwas spät und nur zögernd Rezipiertes, sie ist ja auch für uns noch inhaltsleer und unvollziehbar" (1956: 82).

Der Religionsethnologe kann zwar fragen, ob der Mensch den Tod einfach nicht akzeptieren will und sich daher ein Jenseits erfindet, aber eine Antwort darauf kann er nicht geben. Er kann nur feststellen, daß alle Völker über ein Jenseits verfügen, das sie nach ihren Bedürfnissen konzipieren und ausschmücken. Ob dem eine Realität entspricht, beantworten jedem seine Religion und Weltanschauung.

Der vorliegende Katalog und die ihm zu Grunde liegende Ausstellung zeigen in ihrem interethnischen Vergleich überdeutlich, daß das Sterben und das Leben danach zu den Urproblemen der Menschheit gehören. Das Problem Tod ist für jeden Menschen und jedes Volk das gleiche, die Lösungsversuche variieren. – Hier zeigt sich aber auch, daß wir Europäer mit all unserer Aufgeklärtheit, Wissenschaft und Technik bezüglich der Grundprobleme der Menschheit deren Lösung nicht näher gekommen sind als auf Mythen basierende Religionen und Kulturen des brasilianischen Urwalds. – Vielleicht bietet gerade der Besuch unserer Ausstellung oder die Lektüre des Katalogs Anlaß und Gelegenheit, über sich und seine Kultur kritisch nachzudenken. Das „Woher – Wohin?" begleitet jedes Volk und jeden Menschen. Wirkt es da nicht albern, wenn einer meint, er stehe haushoch über den anderen? Können wir denn etwas Entscheidendes beisteuern, was die anderen nicht auch schon wüßten?

Meine Kollegin Frau Dr. Maria Susana Cipolletti aus Argentinien hat diese Urfrage der Menschheit „Tod und Weiterleben" sehr gut aufgegriffen und in einer Ausstellung dargestellt. Sie war fast 1 1/2 Jahre vom „Tod" und von „Todesparaphernalien" umgeben. Sie hat viele Bücher und Museen nach Bildern und Objekten durchgesucht. Wenn es für uns Europäer schon gruselig wurde, hat Frau Cipolletti mit größter lateinamerikanischer Gelassenheit Todesdarstellungen beschrieben und Objekte geordnet. Kurzum: sie lebte inmitten des Todes, war mit ihm auf du und du und war dabei heiter und gelassen. Wiederholt hörte ich eine Kollegin sagen: diese dauernde Beschäftigung mit dem Tod hätte sich mir schon längst auf das Gemüt geschlagen.

Ich danke Frau Cipolletti für ihr Engagement. Es ist bewundernswert, wie sie sich in die verschiedenen Regionen und Kulturen eingearbeitet und ein kohärentes Bild vom Sterben und Weiterleben der Völker geliefert hat. Wer je so einen interethnischen Vergleich versucht hat, wird erst die Leistung von Frau Cipolletti recht zu würdigen wissen. Ich möchte auch allen Mitarbeitern des Hauses danken, die Frau Cipolletti in ihrer Aufgabe unterstützt haben. Allen Besuchern der Ausstellung möchte ich aber wünschen, daß sie zur Erkenntnis gelangen, daß alle Menschen in den entscheidenden Fragen, und gerade im Tod, gleich sind.

J. F. Thiel

1. Einführung

„Die Grenzen, die das Leben vom Tode scheiden, sind
bestenfalls schattenhaft und vag. Wer könnte sagen,
wo das eine endet und wo das andere beginnt?"
(Poe 1980: 789)

Weshalb wählt man den Titel „Langsamer Abschied. Tod und Jenseits im Kulturvergleich," mag man sich fragen? „Es gibt doch viele plötzliche Sterbefälle," mag man einwenden. Doch für die Hinterbliebenen bedeutet jeder Tod einer geliebten Person einen langsamen, langwierigen Prozeß des Abschieds, der nicht mit dem Begräbnis endet. Es bedarf einiger Zeit, bis die Trauer überwunden und die Endgültigkeit der Trennung akzeptiert wird.

Nicht nur in dieser individuellen, für uns nachvollziehbaren Bedeutung ist der Tod ein „langsamer Abschied". Für andere Völker nämlich beginnt das Sterben lange vor dem Augenblick des Atemstillstands. Vom Priester oder Medizinmann als unrettbar angesehene Kranke sind oft in gewisser Weise eigentlich schon tot. In einer der im Folgenden dargestellten Kulturen (vgl. S. 81) erkennt man, daß jemand bald sterben wird daran, daß sich sein Charakter ins Gegenteil verkehrt: Den Toten wird nämlich nachgesagt, daß sie alles verkehrt, also völlig anders als die Lebenden machen. Indem jemand seinen Charakter ändert, nimmt er – selbst wenn er noch zur Welt der Lebenden gehört – an der Totenwelt schon Anteil.

Tote selbst – so seltsam dies heute und hier erscheinen mag – müssen einen langsamen Abschied vollziehen. Daß der Tod ein Prozeß und nicht ein plötzliches Ereignis ist, erkennt man auch an der Gefahr, die Neuverstorbene in den meisten Kulturen darstellen. Neuverstorbene sind nämlich für ihre engen Verwandten und für die Gesellschaft allgemein gefährlich: Sie haben sich noch nicht von ihrem früheren Leben getrennt, sie müssen sich in ihren neuen Status einleben.

Enge Verwandte des Verstorbenen, und oft die ganze Gruppe, haben entscheidende Verantwortung für den Vollzug der Trennung von Neuverstorbenen. Formen des Trauerns, die Einhaltung bestimmter Verbote und der Vollzug von Zeremonien sind, trotz ihrer kulturell bedingten Verschiedenheit, ein Mittel, die Trennung zu bewältigen.

Mannigfaltige Handlungen während des Begräbnisses haben zum Ziel, Verstorbene zu leiten, zu führen, ihnen einen Ort im Kosmos zuzuordnen. Einerseits ermöglicht man ihnen damit die Weiterexistenz, andererseits schützt sich dadurch die Gesellschaft vor dem unheilvollen Einfluß der Toten und des Todes.

Die Lebenden haben den Toten gegenüber bestimmte Pflichten, die je nach Kultur verschieden sind: bestimmte Opfergaben, Erhaltung des Sarges oder der Leiche bis zum späteren Begräbnis usw. Auf diesen und vielen anderen, den Toten gebührenden Ehren, beruht das Gleichgewicht in der Beziehung zwischen lebendigen und verstorbenen Mitgliedern einer Gesellschaft.

Man mag über pompöse Begräbnisrituale unserer Zeit den Kopf schütteln – als Paradebeispiel mögen die ausgedehnten Begräbnisriten für den Tenno Hirohito im Februar 1989 gelten – und doch verkennt man beim Kopfschütteln wesentliche Züge der anderen Kultur. Indem Journalisten lediglich die nicht gerade positive Rolle Hirohitos im Zweiten Weltkrieg betonten und sich wunderten, daß so viele altmodische und langwierige Rituale zu seiner Ehre veranstaltet wurden, verkannten sie etwas Wesentliches: die für das japanische Volk göttliche Abstammung des Kaisers. Mit diesem Begräbnis wurden wir Zeugen des Endes einer Weltanschauung, des Gott-Kaisertums in Japan. Dieses Ende war daran zu erkennen, daß in diesem Fall das Ableben eines Kaisers niemanden aus seinem Volke veranlaßte – wie es früher geschehen wäre – Selbstmord zu begehen.

Wir sind besser unterrichtet über die Begräbnisrituale für einen verstorbenen Kaiser als über die, die beim Tod eines einfachen Japaners stattfinden. Das gilt auch für die hier dargestellten stratifizierten Gesellschaften Indonesiens. Zeremonien, von denen man aus der Literatur erfährt – ob sie auf der Insel Nias, bei den Dayak Kalimantans oder den Batak Sumatras stattfinden –, sind solche für Leute von Rang, Dorfherren oder Adlige. Für solche Toten waren bzw. sind die Zeremonien reicher, die Rituale komplizierter. Die soziale Position bestimmt die Art des Totenrituals, wobei man nicht aus den Augen verlieren darf, was soziale Position in jenen Kulturen bedeutet. Die Adligen oder Herrscher sind diejenigen, die direkt von den aus der Oberwelt zur Erde herabgestiegenen Ahnen abstammen. Über die Rituale für den verstorbenen einfachen Menschen erfahren wir wenig, außer, daß sie kürzer und weniger aufwendig waren bzw. sind.

Dem Rang entsprechend, den diese Menschen zu Lebzeiten hatten, erwartet sie ein besonderes Schicksal nach dem Tod, sei es, daß sie bestimmte Regionen des Kosmos bewohnen (wie bei den Sadan Toradja Sulawesis), sei es, daß sie zu verehrungswürdigen Ahnen (wie bei den Batak Sumatras) werden.

In egalitären Gesellschaften dagegen – wie zwei hier behandelte Kulturen Lateinamerikas, die Huichol Mexikos und die Secoya Ekuadors – bestehen diese Unterschiede zwischen Herrschern/Untertanen bzw. Adligen/Gemeinen nicht. Trotzdem besteht auch in diesen egalitären Gesellschaften die Auffassung von verschiedenen Schicksalen nach dem Tod. Die Medizinmänner bzw. Schamanen sind dort diejenigen, deren Schicksal nach dem Tod anders ist als das der nicht religiös spezialisierten Stammesmitglieder.

Auch die Todesart bestimmt in vielen Kulturen das Schicksal des Verstorbenen. In vielen Teilen der Welt (wie bei den Indianern Lateinamerikas) nicht unbekannt ist ein Phänomen, das in Indonesien stark verbreitet und als „schlimmer Tod" bekannt ist. Gewaltsam Verstorbenen, Selbstmördern u. a. wird oft ein ehrenvolles Begräbnis verweigert. Ihre Totenseelen werden zu unheilvollen, unruhigen Wesen, die die Lebenden plagen[1].

Der Einfluß, den die soziale Stellung wie auch seine Todesart auf das Leben eines Menschen nach dem Tod haben, zeigt die innige Verknüpfung, die zwischen der Lebenszeit und der Zeit nach dem Tod besteht. Hätten wir uns lediglich auf Trauerriten und Begräbniszeremonien beschränkt, würden wir den hier behandelten Kulturen nicht gerecht. In keiner traditionellen Gesellschaft wird angenommen, daß der Tod das Ende aller vitalen Züge der Menschen bedeutet. Ausnahmen bestehen nur im Fall ganz bestimmter Toter; sie werden bei den jeweiligen Kulturdarstellungen behandelt. Hier knüpft die Ausstellung an die von Herrn Prof. Dr. Josef Franz Thiel im Winterhalbjahr 1988/89 veranstaltete Vortragsreihe an „Der Tod – Ende oder Tor zum Leben?", die auch diesem Thema gewidmet war.

Sich mit der Problematik des Todes bei traditionellen Gesellschaften auseinanderzusetzen heißt vor allem, ihre religiösen Vorstellungen zu untersuchen. Einige zentrale Konzepte bedürfen hier einer Klärung. Das Wort „Jenseits" mag bei uns den Eindruck erwecken, es handle sich dabei um einen entfernten, vage konzipierten Ort. Diesen Eindruck wird man beim Lesen der folgenden Kapitel überwinden. Beschreibungen des Jenseits enthalten oft Handlungen, Gesänge, Tanz usw., die für uns nur mit dem lebendigen Menschen assoziiert werden. Sie erwecken geradezu die Idee von etwas Körperlichem. Eine Ausnahme bilden hier vor allem die Batak-Völker Sumatras und die Konso Süd-Äthiopiens. Bei den ersteren sind die Verstorbenen im ganzen Kosmos bzw. an den verschiedensten Orten gegenwärtig. Den Konso scheint – wie vielen afrikanischen Völkern– das Jenseits ganz unwichtig. Beschreibungen über das Leben nach dem Tod fehlen hier fast völlig.

Als Jenseits versteht man auch all jene Welten, die nicht zur Alltagswelt bzw. Welt der Menschen gehören. Oft besuchen Helden in europäischen Märchen und Legenden solche Welten. Bei den hier behandelten Kulturen gibt es diese Auffassung jedenfalls. Da dieses Jenseits mit den Toten aber meistens nichts zu tun hat, wurde es ausgeklammert. Hier wurde Jenseits als Synonym für Totenreich, Totenland oder Welt der Toten verwendet.

Streng genommen kann man bei vielen Kulturen nicht über das Totenreich sprechen, sondern über die Totenreiche, da oft für verschiedene Arten von Toten verschiedene Totenreiche bestimmt sind. Einige dieser Unterschiede sind gesellschaftlich bedingt. Die Gesellschaft und der ganze Kosmos sind für die Menschen Arnhemlands (Australien) zweigeteilt. Jede Person gehört zu der einen oder anderen Gesellschaftshälfte. Nach dem Tod geht man zu einem der zwei Totenreiche, die im Jenseits die Fortsetzung der diesseitigen Gesellschaft widerspiegeln.

Die schwierigsten Konzepte in diesem Zusammenhang sind die von Seele und Totenseele. Viele Abhandlungen, die ich hier bewußt nicht zitiere, wurden diesem Problem gewidmet. Ich möchte hier die Seele lediglich als ein Prinzip verstehen, das den Körper des Menschen belebt. Im Katalogtext wurde in jedem Fall der jeweilige einheimische Ausdruck angegeben wie auch die Ideen, die mit jedem Konzept verknüpft sind – falls dies in der Literatur zu finden war. Man sollte in vielen Fällen von Seelen (im Plural) sprechen, da bei vielen Völkern der Mensch zwei oder mehr Seelen besitzt.

Die einheimischen Konzepte der Totenseele sind noch schwieriger zu verstehen: Manchmal ist es die Seele des lebendigen Menschen oder ein Teil derselben, die sich in die Totenseele verwandelt, manchmal ist sie auch etwas Neues, das nach dem Tod entsteht. Unsere christlichen Konzepte decken sich dabei selten mit Auffassungen anderer Kulturen. Wichtig ist, daß wir unsere Neigung überwinden, unter Totenseele höchstens etwas Durchsichtiges, einen entkörperten Totengeist zu verstehen. Die Totenseelen, wie der Leser bald merken wird, sind oft recht konkret. Sie werden in der Tat so deutlich „gesehen," daß kein Unterschied zum lebenden Menschen festzustellen ist. Hier spricht man dann vom Phänomen des „lebenden Leichnams," d. h. des Menschen, wie er im Erinnerungsbild geprägt ist.

Noch ein Wort bedarf einer Erklärung: Wo es erforderlich war, über Ahnen zu schreiben, habe ich versucht wiederzugeben, was man in der jeweiligen Kultur unter diesem Ausdruck versteht. So wurde z. B. für Melanesien darauf hingewiesen, daß das Wort Ahnen nichts Präzises aussagt. Man versteht darunter einerseits die unmittelbar zuvor verstorbenen Vorfahren, andererseits auch außerordentliche Persönlichkeiten, die nur vom Hörensagen bekannt sind, mythische Gründer von Klanen und halb göttliche Kulturheroen[2].

Für die Thematik des Todes ist man, wie auch bei anderen Themen, oft auf Zufälligkeiten der Forschung angewiesen, d. h. darauf, daß ein Reisender oder Ethnologe überhaupt Interesse an diesen Aspekten der Kultur, bei der er arbeitete, hatte. Die ethnologische Forschung ist reich an Paradoxen: einige der tiefsten Einblicke in religiöse Auffassungen, die je unternommen wurden, sind die des Missionars Schärer, der in den 30er Jahren bei den Ngadju-Dayak (Kalimantan) lebte[3]. Paradox ist dabei, daß er, der die Dayak missionieren wollte, selbst in gewisser Weise missioniert wurde. Man liest aus seinen Arbeiten die tiefe Bewunderung, die er für die religiöse Weltanschauung der Dayak – besser gesagt, der Dayak-Priester – empfand.

Unser Thema ist mit den religiösen Auffassungen eines Volkes am engsten verknüpft; daraus ergibt sich, daß die Erforschung dieses Themas zwangsläufig zur Person des Priesters, Medizinmannes oder Schamanen führt. Solche Spezialisten sind die Quelle eines großen Teils der Informationen über das Leben nach dem Tod.

Das Wort hat in schriftlosen Kulturen – oder solchen, die die Schrift erst spät übernommen haben – einen Wert, den wir nur schwer nachvollziehen können. Das gesprochene und gesungene Wort ist für unser Thema als Informationsquelle unverzichtbar. Bestimmte Mythen werden rezitiert, damit der Tote seinen Weg ins

Jenseits findet; die Gesänge der Medizinmänner leiten die Totenseele ins Jenseits. Auch die Überzeugungen und Hoffnungen der Menschen werden in Texten, die den Abschied vom Toten besingen, ausgedrückt.

Aus diesem Grund werden Passagen von Texten und Liedern wiedergegeben in der Überzeugung, daß sie der unmittelbarste Ausdruck der Auseinandersetzung eines Volkes mit dem Sterben sind [4].

Wenn man sich einige Zeit mit dem Thema Tod auseinandergesetzt hat, merkt man, daß es kaum eine Sphäre einer traditionellen Kultur gibt, in der der Tod nicht gegenwärtig ist. W. Stöhr schreibt über die Toba-Batak (Sumatra):

> „Will man eine solche Kultur verstehen, so führt der beste Weg über die Vorstellungen von den Gottheiten und der Schöpfung, vom Ursprung des Kosmos und der Menschen. Wie ein Leitmotiv durchziehen sie alle Sparten der Kultur, und manche Erscheinung bleibt völlig sinnlos, wenn sie nicht in diesem Zusammenhang gesehen wird." [5]

Im Katalog habe ich mich auf die relevantesten Aspekte des Todes konzentriert: die mannigfaltigen Rituale und traditionellen Lehren über all das, was den Einzelnen nach dem Tod erwartet. Einige Phänomene, die auch Teil des Themas Tod sind – wie der Kannibalismus oder die Kopfjäger – wurden nur am Rande behandelt, da sie nicht den Kern unserer Thematik betreffen.

* *

Bei der Auswahl der in einer solchen Ausstellung gezeigten Kulturen waren von vornherein Grenzen gesetzt. So gibt es viele Kulturen, die zwar eine reiche Mythologie des Todes besitzen – Texte, die sich mit den Toten und dem Jenseits auseinandersetzen –, aber kaum Gegenstände, die bei Begräbnisritualen oder Totenfesten verwendet werden. Dies ist der Fall bei Völkern verschiedener Regionen Polynesiens und Südamerikas [6].

Einen großen Teil der Ausstellung bilden jene Objekte, die für Totenrituale und -zeremonien hergestellt wurden. Oft sind sie von großer – auch von uns wahrnehmbarer – Schönheit. Darüber hinaus aber ist für den Völkerkundler ihre objektive (d. h. die von ihren Herstellern und Verwendern erlebte) Bedeutung wichtig. Die Diskussion über die Ausstellung ästhetisch ansprechender ethnographischer Gegenstände ohne Berücksichtigung ihres kulturellen Rahmens kann auch unter diesem Gesichtspunkt gesehen werden: Ein wichtiger Unterschied zwischen Kunstobjekt und völkerkundlichem Objekt besteht darin, daß beim Kunstobjekt die Erklärungen, die der Künstler über sein Werk abgibt, von untergeordneter Bedeutung sind. Beim völkerkundlichen Objekt dagegen kann man auf das Wissen um den von seinem Schöpfer intendierten Zweck und von ihm angegebenen Sinn nicht verzichten.

Ich möchte an zwei Beispielen zeigen, wie wenig man auf diese Hinweise verzichten kann, wenn man von den Objekten mehr als ihre bloße Form wahrnehmen will:

Nehmen wir einen bestimmten Dolch der Ngadju-Dayak Kalimantans (Abb. 50): Die Klinge ist aus Eisen und besitzt einen Griff aus Elfenbein. Man könnte noch angeben, es handele sich um einen Zeremonialdolch oder, etwas präziser, um einen Dolch, der in dem Totenritual der Ngadju-Dayak eine wichtige Rolle spielt. Sagt uns das wirklich viel über die Bedeutung solcher Dolche für die Leute, die sie benutzen?

Der Teilnehmer eines Totenfestes bei den Dayak kann sehen, daß der Priester oder die Priesterin den Dolch gegen den Sarg hält und ihn bewegt, während er/sie bestimmte Texte aufsagt oder teilweise singt. Somit sind wir etwas weitergekommen, befinden uns aber noch innerhalb der Grenzen der reinen, „naiven" Beobachtung. Ohne Auskünfte der Dayak – besonders der Priester – würden wir der Bedeutung des Dolches nicht näherkommen.

Ein wichtiger Bestandteil der Totenrituale der Ngadju-Dayak ist das Geleit der Totenseele in die Oberwelt durch religiöse Spezialisten. Dafür rezitiert der Priester u. a. lange mythische Texte, mit denen er vor den Himmelswesen seine Berechtigung, die Totenseele in die Oberwelt zu begleiten, nachweist. Der sichtbare Dolch, den der Priester im Diesseits in der Hand hält, hat eine direkte Entsprechung im Jenseits: Die Totenseele reist in die Oberwelt auf einem Schiff, das von Tempon Telon, dem mythischen Totenführer, gesteuert wird. Er besitzt einen Dolch, der ähnlich dem hier besprochenen ist und den er auf der Reise in der Hand hält. Damit schützt er die Totenseele vor Gefahren, die auf der Jenseitsreise lauern. Die Handlungen des Dayak-Priesters sind Parallelen der Ereignisse im Jenseits. Er beschreibt für die Anwesenden die mythische Reise, die gleichzeitig im Jenseits stattfindet.

Alle diese Erklärungen (der Dolch als nötiges Requisit, um die Totenseele ins Jenseits zu führen, die parallelen Handlungen von Tempon Telon und Priester usw.) gehören unmittelbar zum Objekt Zeremonialdolch der Ngadju-Dayak.

Die Ausstellung zeigt Holzschnitzereien und -figuren verschiedener Kulturen, die Tote darstellen. Auf ihre Rolle im Ritual wird in den entsprechenden Kapiteln eingegangen; hier möchte ich nur auf die Bedeutung zweier Typen von Holzfiguren hinweisen, nämlich die *Tau-tau*-Figuren der Sadan Toradja Sulawesis (Abb. 7) und die Holzfiguren der Konso Süd-Äthiopiens (Abb. 95). Beide sind (ganz oder teilweise) aus Holz gefertigt und werden nach dem Tod eines Menschen hergestellt; beide stellen Verstorbene dar[7]. Beide werden in der Landschaft ausgestellt, nämlich auf viel begangenen Wegen bei den Konso und auf Felsen bei den Sadan Toradja. Über diese Gemeinsamkeiten hinaus sind die Absichten der Menschen, die sie schufen, und damit die Bedeutung, ganz verschieden: Die *Tau-tau*-Figur der Sadan Toradja wird neben die Leiche gelegt, die manchmal über Jahre hin bis zum Begräbnis im Haus aufbewahrt wird. Sie ist der vorübergehende Aufenthaltsort der Totenseele. Deshalb wird sie auch als „die Seele, die man sieht" bezeichnet.

Die Holzfiguren der Konso dagegen verkünden den Reichtum des Toten und seine zu Lebzeiten erworbenen Verdienste. Indem man ihn inmitten seiner von ihm getöteten Feinde darstellt, wird seine Tapferkeit offenkundig. Man verleiht der Figurengruppe Attribute, die jeder Konso erkennen kann.

Wir sollten auch in jenen Fällen die Meinungen der Hersteller berücksichtigen, in denen sie sich von unseren am meisten unterscheiden. Das frappanteste Beispiel liefern die *Malangan*-Schnitzereien aus Neuirland, Bismarck-Archipel (Kap. 3). Sie gelangten oft in europäische und nordamerikanische Museen, da man sie nach dem Totenritual einfach in den Busch warf. Das Paradoxe hierbei ist, daß die alten, aus den 30er Jahren stammenden Forschungen die Bedeutung des Wegwerfens nicht verstanden. Erst neuerdings wurde eine Erklärung dafür gegeben: Man tötet das im *Malangan* existierende Leben durch das Ritual. Ist dieses vollzogen, bleibt eine „Haut" (die Holzfigur) übrig, die für die Neuirländer keine Bedeutung mehr besitzt. Als Betrachter traditioneller Stammeskunst darf man die seltsame Schönheit der *Malangan*-Figuren bestaunen, aber dabei nicht das vergessen, was nach den Worten eines alten Mannes aus Neuirland das Wichtigste der *Malangane* ist: das Fest, die Zusammenkunft der Menschen, die vielen Schweine, die dabei verzehrt werden, das Muschelgeld, das getauscht wird (vgl. S. 126). All das verleiht dieser Kunst ihre Lebendigkeit und Aktualität. Diese Beispiele, die sich beliebig vermehren ließen, zeigen die Einbettung der Kunstobjekte in die jeweilige Kultur und die Notwendigkeit, sie auch so zu betrachten.

Ich möchte noch auf eine andere, weniger umfangreiche Gruppe von Objekten eingehen, die kulturelle Innovationen ohne unmittelbare Beziehung zum Ritual sind. Die „Priesterkarten" der Ngadju-Dayak sind eine Innovation, oder waren das gegen Ende des letzten Jahrhunderts, als sie von einem Priester erfunden wurden. Mit Farbstiften malte er auf Papier die verschiedenen Schichten des komplizierten Dayak-Kosmos als Erinnerungshilfen u. a., um die Totenseele dorthin zu führen (vgl. Kap. 2).

Zwei andere Beispiele stammen aus Lateinamerika: Die Huichol in Mexiko (vgl. Kap. 5) stellen erst seit etwa 30 Jahren ihre Mythen, die u. a. von der Jenseitsreise handeln, auf Wollbildern dar. Ein junger Secoya in Nordwestamazonien (Ekuador) fertigte 1984 einige Zeichnungen als Illustrationen zu Mythen an, um einer Ethnologin zu erklären, wie es im Totenreich aussieht. Auf die vielen Aspekte dieser Neuerungen einzugehen, ist hier nicht beabsichtigt: sie schließen an die vorige, in diesem Museum gezeigte Ausstellung „Die Mythen Sehen," an [8]. Nur die benutzten Mittel sind neu; dargestellt werden die traditionelle Lehre, die religiösen Inhalte der Kultur.

Die westliche Welt neigt dazu, für sich selbst die Möglichkeit zur Veränderung zu beanspruchen, empfiehlt aber anderen Völkern, so zu bleiben, wie sie immer waren. Ganz abgesehen davon, daß man nicht weiß, wie lange jene Völker so waren, fasziniert doch auch ihre Dynamik, die sich in der Übernahme neuer Techniken und Medien ausdrückt. Indem sie sich vor neuen Formen des künstlerischen Ausdrucks nicht scheuen, bezeugen viele Kulturen aus der Dritten Welt ihre Vitalität. Den Traditionalisten mag als Trost dienen, daß die Innovationen von heute oft die Traditionen von morgen sind.

Bei der Vorbereitung dieser Ausstellung waren die Mitarbeiter des Museum für Völkerkunde Frankfurt immer begeisterte und begeisternde Gesprächspartner, ebenfalls Herr Prof. Dr. Josef Franz Thiel, auf den die Idee zu dieser Ausstellung zurückgeht.

Mir halfen auf verschiedentliche Weise Freunde und Bekannte, indem sie mich auf Bibliographien hinwiesen und Manuskriptteile korrigierten, insbesondere Frau Marlis Sors und Frau Birgit Suhrbier, sowie Frau Dr. Johanna Agthe, Herr Dr. Bruno Illius, Frau Dr. Gerda Kroeber-Wolf, Frau Grete Schippel, Frau Antje Volland, Herr Dr. Jochen Zeil und Frau Beate Zekorn.

Ich möchte mich auch bei Leitern, Kustoden und Mitarbeitern anderer Museen bedanken, die mich auf der Suche nach den Spuren des Todes durch ihre Sammlungen führten oder sich nicht scheuten, die Leihgaben auf ihren mühsamen bürokratischen Weg zu schicken:

Herrn Prof. Dr. Gerhard Baer und Herrn Dr. Urs Ramseyer (Museum für Völkerkunde, Basel),
Herrn J. H. van Brakel (Tropenmuseum, Amsterdam),
Herrn Dr. Dieter Eisleb (Museum für Völkerkunde, Berlin),
Herrn Dr. Herbert Ganslmayr und Herrn Dr. Claudius Giese (Übersee-Museum, Bremen),
Herrn Dr. Hans Gschnitzer (Tiroler Volkskunst-Museum, Innsbruck),
Frau Dr. Roswith Hartmann (Lehrsammlung des Seminars für Völkerkunde der Universität Bonn),
Herrn David Kaus und Herrn Kim Akerman (The National Museum of Australia, Canberra),
Herrn Dr. Björn Kommer (Rosgartenmuseum, Konstanz),
Frau Dr. Eva Marko (Joanneum, Graz),
Herrn Prof. Dr. Horst Nachtigall und Frau Silke Straatman (Lehrsammlung des Völkerkundlichen Seminars der Universität Marburg),
Frau Jutta Schuhard (Institut für Sepulkral-Kultur, Kassel),
Herrn Dr. Waldemar Stöhr, Frau Dr. Ursula Dyckerhoff-Prem und Frau Dr. Karin von Welck (Rautenstrauch-Joest-Museum für Völkerkunde, Köln),
Herrn Dr. Weigl (Heimatmuseum, Rosenheim).

Anmerkungen

1) Für das Phänomen des „schlimmen Todes" in Indonesien vgl. Sell 1955.
2) Kaufmann 1980: 16.
3) Schärer 1963, 1966.
4) Alle Übersetzungen stammen von der Verfasserin.
5) Stöhr 1968: 9.
6) Bei den Guaraní Paraguays sind Mythen und Gesänge – das gesprochene Wort – wesentlich. Dagegen sind ihre materiellen Kunstgegenstände spärlich. Die Unausstellbarkeit der Guaraní wurde von Meliá 1988 behandelt.
7) Dies soll nicht so verstanden werden, als handle es sich um ein naturalistisches Porträt. Man versieht die Figur mit bestimmten Attributen – bei den Sadan Toradja wird die Figur mit einem Stoff bekleidet, der dem Toten gehörte – die zeigen, um wen es sich handelt.
8) Vgl. Münzel 1988.

Literaturverzeichnis

KAUFMANN, Christian
1980 Ozeanische Kunst. Meisterwerke aus dem Museum für Völkerkunde Basel, Basel.

MELIÁ, Bartomeu
1988 Die schönen Ur-Worte: Die Kunst des Wortes bei den Guaraní. In: M. Münzel: Die Mythen Sehen, Bd. 15: 629-646.

MÜNZEL, Mark (Hrsg.)
1988 Die Mythen Sehen. Bilder und Zeichen vom Amazonas. Roter Faden zur Ausstellung. Bd. 14 u. 15. Museum für Völkerkunde, Frankfurt.

POE, Edgar Allan
1980 Das gesamte Werk in zehn Bänden. Bd. 4. Herrsching.

SCHÄRER, Hans
1963 Ngadju Religion. The Conception of God among a South Borneo People. Koninklijk Inst. voor Taal-, Land- en Volkenkunde, Translation Series, 6. The Hague.

1966 Der Totenkult der Ngadju Dayak in Süd-Borneo. Erster Teil: Mythen zum Totenkult. Verhand. van het Koniklijk Inst. voor Taal-, Land- en Volkenkunde, 51,1,5 - Gravenhage.

SELL, K.J.
1955 Der schlimme Tod bei den Völkern Indonesiens, Den Haag.

STÖHR, Waldemar
1968 Einführung. In: De Bataks op Weg. Tentoonstelling Ethn. Museum, Delft.

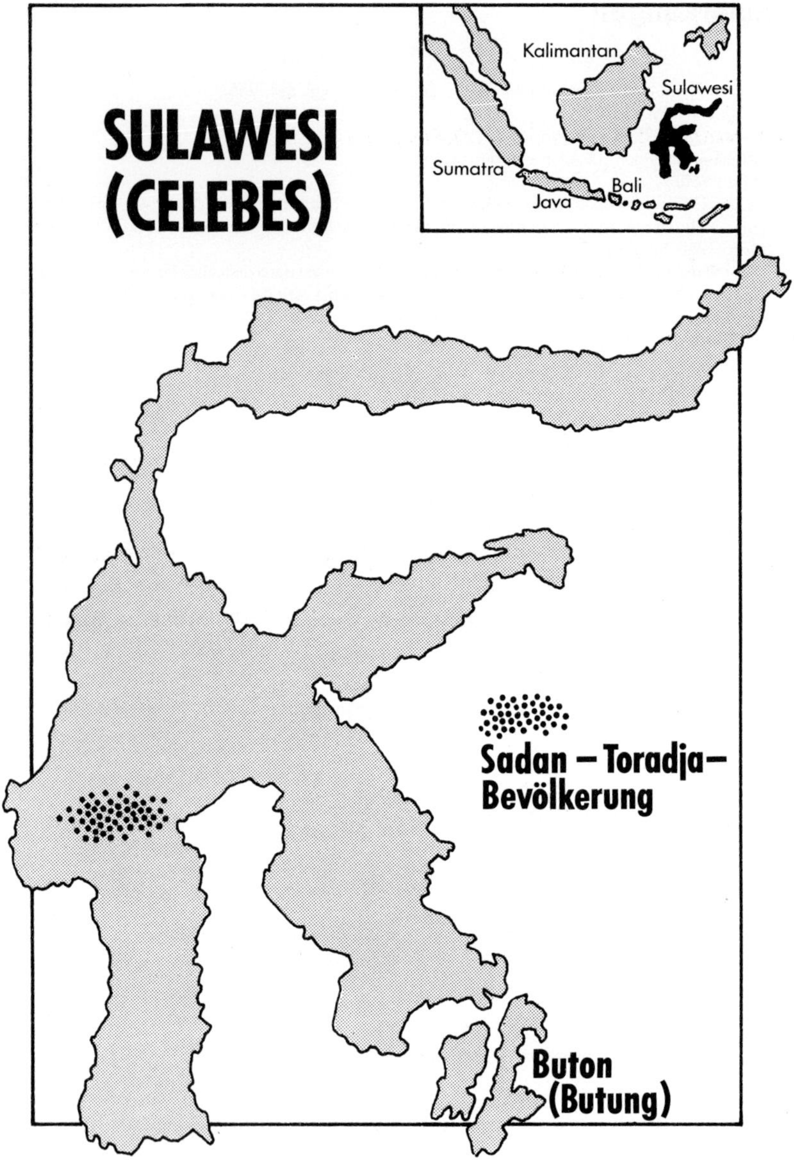
SULAWESI
(CELEBES)
Kalimantan
Sulawesi
Sumatra
Bali
Java
Sadan – Toradja-
Bevölkerung
Buton
(Butung)

2. Indonesien

Die Sadan Toradja Sulawesis

„Wir riefen ihn, aber er antwortete nicht,
wir schrien, aber er sagte kein Wort."
(Aus einem Totenlied. Van der Veen 1966: 35)

Allgemein

Toradja ist die Bezeichnung für die Gruppen im zentralen Gebiet Sulawesis (früher Celebes), die viele Übereinstimmungen in ihren Kulturen zeigen. Hier wird die Rede vor allem über die Sadan Toradja sein, etwa 400 000 Personen im Südwesten des zentralen Sulawesi. Die Provinz Tana Toraja, wo sie leben, ist 3 000 km^2 groß. Ihre Wirtschaft beruht auf dem Reisanbau – vornehmlich auf Brandrodungsfeldern. Gemüse produzieren sie für den lokalen Markt, Kaffee z. T. für den Weltmarkt. Wasserbüffel, Schweine und Hühner sind die wichtigsten Haus- und Opfertiere, die eine besondere Rolle in verschiedenen Ritualen spielen.

Die Toradja hielten bis Ende des 19. Jahrhunderts wenige Kontakte zur Außenwelt. Die niederländische koloniale Macht verbot zu Anfang dieses Jahrhunderts u. a. das Sklaventum und den Handel mit Sklaven, obwohl die Gesellschaft bis heutzutage eine starke Schichtung aufweist, die sich u. a. in der Ausführung der Todesrituale ausdrückt.

Adel, Freie und die Armen (Nachfahren der früheren Sklaven) bilden die Schichten der Toradja-Gesellschaft. Status basiert auf Geburt und Geld. Je höher der Status eines Menschen, desto langwieriger sind die Bestattungsriten. Sogar das Schicksal des Toten im Jenseits ist – wie später ausgeführt wird – mit seinem Status verknüpft.

Mit dem Wachstum des Tourismus auf Sulawesi seit den 70er Jahren haben die Sadan Toradja eine neue Einkommensquelle gefunden, was in einigen Gegenden

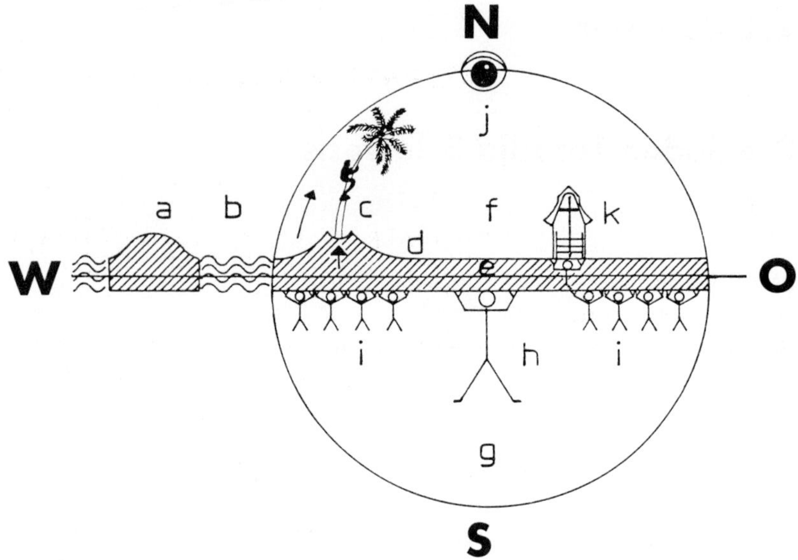

1. Der Kosmos der Sadan Toradja

a) PONGKO,eine mythische Insel, auf der die Vorfahren – aus der Oberwelt kommend – siedelten, bevor sie das Meer durchquerten und das zentrale Gebiet Sulawesis bevölkerten.

b) Meer (TASIK), das PONGKO von der Welt der Menschen trennt.

c) BERA BAMBA PUANA („Das Tor der Gottheiten"). Die Totenseelen von Männern des Adels für die die längeren und ausführlicheren Totenrituale veranstaltet werden, steigen vom Totenland PUYA (vgl. d) in die Oberwelt und werden zu Ahnen. (Vollzieht sich durch Hinaufklettern an einer Palme).

d) PUYA, das Totenland, liegt in derselben kosmischen Schicht wie die Welt der Menschen. Für die Sadan Toradja hat das Totenland eine sehr konkrete geographische Lage: im Süden des von ihnen bewohnten Gebiets. Um dort anzukommen, muß man eine schwankende Brücke überqueren. Selbstmördern, im Krieg Gefallenen und Dieben gelingt dies nicht.

e) Die mittlere, von den Menschen bewohnte Welt (PADANG oder LINO).

f) Die Oberwelt (LANGI) besitzt 9 oder 12 Schichten in Form von übereinander gelagerten Satteldächern (wie die Dächer der Häuser).

g) Die Unterwelt.

h) Sitz des Gottes PONG TULAK PANDANG („Der die Erde hält"). Er schuf die Sonne, den Mond und die Sterne. Zusammen mit PUANG MATUA (vgl. j) hält er das Gleichgewicht des Kosmos.

i) Mythische Wesen der Unterwelt, die ebenfalls die Erde halten.

j) Haus der höchsten Gottheit, des PUANG MATUA („Alter Herr"). Er schuf die Vorfahren der heutigen Menschen und der wichtigsten Pflanzen sowie die Rituale, die somit alle aus der Oberwelt stammen; außerdem bestimmt er die Aufeinanderfolge von Tag und Nacht.

k) Das Wohnhaus der Sadan Toradja.
(Aus Nooy-Palm 1979, 1988 b)

zu einer wirtschaftlichen Blüte geführt hat. Heutzutage besteht ein Druck – auch von Seiten der lokalen Regierungsangestellten – die komplizierte, lange Bestattungszeremonie in die Zeit zu verlegen, wenn sich viele Touristen im Land befinden. Drei Viertel der Sadan Toradja gelten heute offiziell als Christen. Da die Sadan Toradja ihre Bestattungszeremonien nicht aufgegeben haben, entstehen gelegentlich Konflikte mit der Kirche. 1983 gab es eine Auseinandersetzung zwischen religiösen Führern der Kirche und reichen Toradja, die sich weigerten, die Herstellung von *Tau-tau*-Figuren aufzugeben[1].

Der Kosmos

Bevor wir auf die Bestattungsriten der Sadan Toradja eingehen, ist es ratsam, ihre Auffassungen vom Kosmos etwas näher zu betrachten, da diese mit den Zeremonien um den Tod eng verbunden sind.

Das Totenland *Puya* liegt in derselben Schicht des Kosmos wie die Welt der Lebenden (Abb. 1), und zwar südlich des von den Sadan Toradja bevölkerten Gebietes. Die meisten Toten gelangen in dieses Totenreich. Nur Verstorbene, die dem Adel angehörten und für die ein langwieriges Totenfest mit komplizierten Riten veranstaltet wurde, gelangen in den Himmel, in die Nähe des Gottes *Puang Matua*. Ihre Seele lebt dann weiter in der Nähe des Großen Bären oder der Plejaden und wird als Ahne angesehen. Einige Totenseelen erreichen jedoch das Totenreich nicht: Die Seelen von Dieben, Selbstmördern und an Lepra Gestorbenen werden bei dem Versuch, eine schwankende Brücke zu überqueren, von Katzen verschreckt und fallen in einen Fluß hinein. Diese Totenseelen, die das Land der Toten nicht erreichen, stellen eine bestimmte Gefahr dar[2].

Auch kleine Kinder können nicht ins Totenland gelangen. Man bestattet sie ganz einfach, ohne Ritual, in Bäumen (Abb. 2).

Die Sterblichkeit wurde den Menschen von Anfang an vom Gott *Pang Matua* verliehen. Vom Urahnen *Lakipadada,* dem Gründer eines Adelsgeschlechtes, erzählt man, daß er die Unsterblichkeit erlangen wollte und sich deshalb auf den Weg in den Himmel zu *Puang Matua* machte. Ein weißer Büffel half ihm, das Meer zu durchqueren; er mußte jedoch versprechen, daß seine Nachfahren in Zukunft

2 Kindergräber im Baum. Kleine Kinder werden ohne Rituale in Bäumen bestattet (Passilliran, Tana Toradja, Sulawesi). Foto K. Helbig 1983.

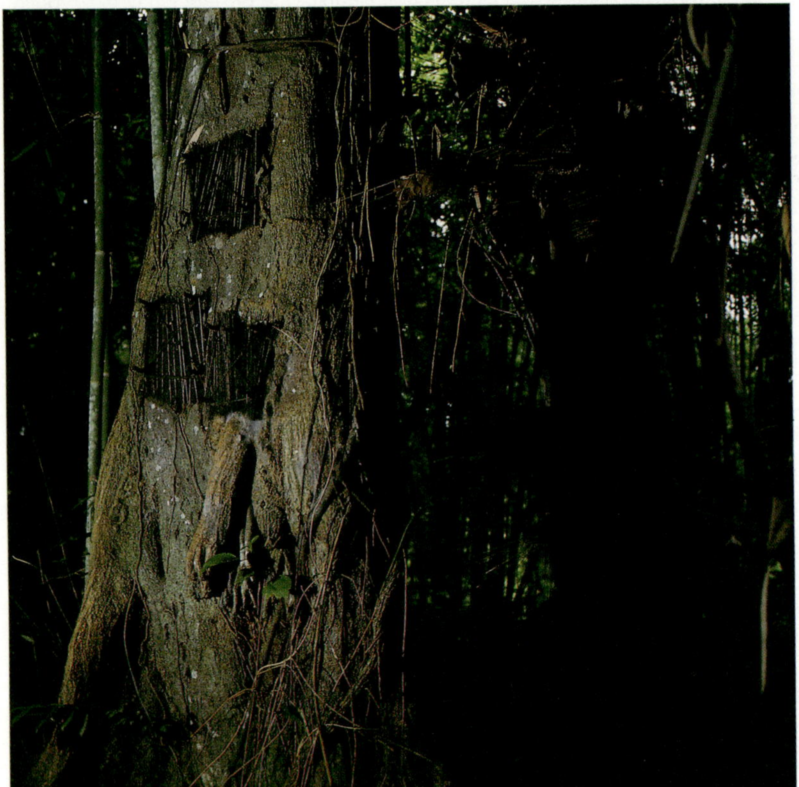

weiße Büffel weder essen noch töten würden. Dann nahm ein riesiger Krebs *Lakipadada* mit in den Himmel. Der Gott *Puang Matua* versprach *Lakipadada* die Unsterblichkeit zu verleihen, wenn es ihm gelänge, sieben Tage und sieben Nächte nicht zu schlafen. Sechs Tage hielt er durch, am siebten Tag schlief er erschöpft ein. Trotz seines Scheiterns erlaubte ihm der Gott, sechs Generationen lang zu leben [3].

Diese Erzählung ist insofern von Belang, als die Nachfahren des *Lakipadada* in den Bestattungsriten für Männer des Adels bis in die Gegenwart hinein einen kleinen hölzernen Krebs benutzen, wahrscheinlich eine Erinnerung an den hilfreichen Krebs (Abb. 3). Weiße Büffel (sie sind auch blind) setzt man bald nach ihrer Geburt aus; sie werden weder gegessen noch geopfert, wie es ihr Vorfahre versprochen hatte [4].

Sterben, *Tau-Tau*-Figuren und Begräbnis

Zwischen dem Ableben eines Individuums und den Bestattungsritualen vergehen zwischen sechs Monaten und fünf oder mehr Jahren. Gründe dafür sind die zahlreichen Vorbereitungen, die für einen reichen oder adeligen Verstorbenen nötig sind. So gibt es z. B. lange Debatten bis entschieden ist, wer aus dem Kreis der Familie wieviele Büffel liefert, die als wichtiger Teil der Zeremonien geopfert werden.

Man soll auch auf die Rückkehr von Verwandten warten, die sich außerhalb des Dorfes aufhalten. Reis muß gepflanzt werden, und bis er reif ist, darf der Tote nicht bestattet werden. Dies geschieht sowohl aus praktischen Gründen (um die zahlreich erwarteten Gäste zu bewirten) als auch aus Gründen, die mit der Verknüpfung zwischen Mensch, Tod und Reis bestehen. So muß z. B. auch die Vererbung der Reisfelder des Verstorbenen vor seiner Bestattung geregelt werden [5].

Während dieser langen Zeit wird die Leiche, in viele Meter Stoff eingewickelt, im Haus aufbewahrt. Ein Bambusstab wird in das Bündel gesteckt, um die Leichenflüssigkeit durch die Öffnung im Boden aus dem Haus zu leiten. Heutzutage bedient man sich auch einer Formalinspritze, die in das Bündel gespritzt wird [6].

Die Familie des Toten lebt weiter im Haus; Angst vor der Nähe der Leiche hat, im Gegensatz zu anderen Kulturen, hier niemand. Das Sterben wird von den Ver-

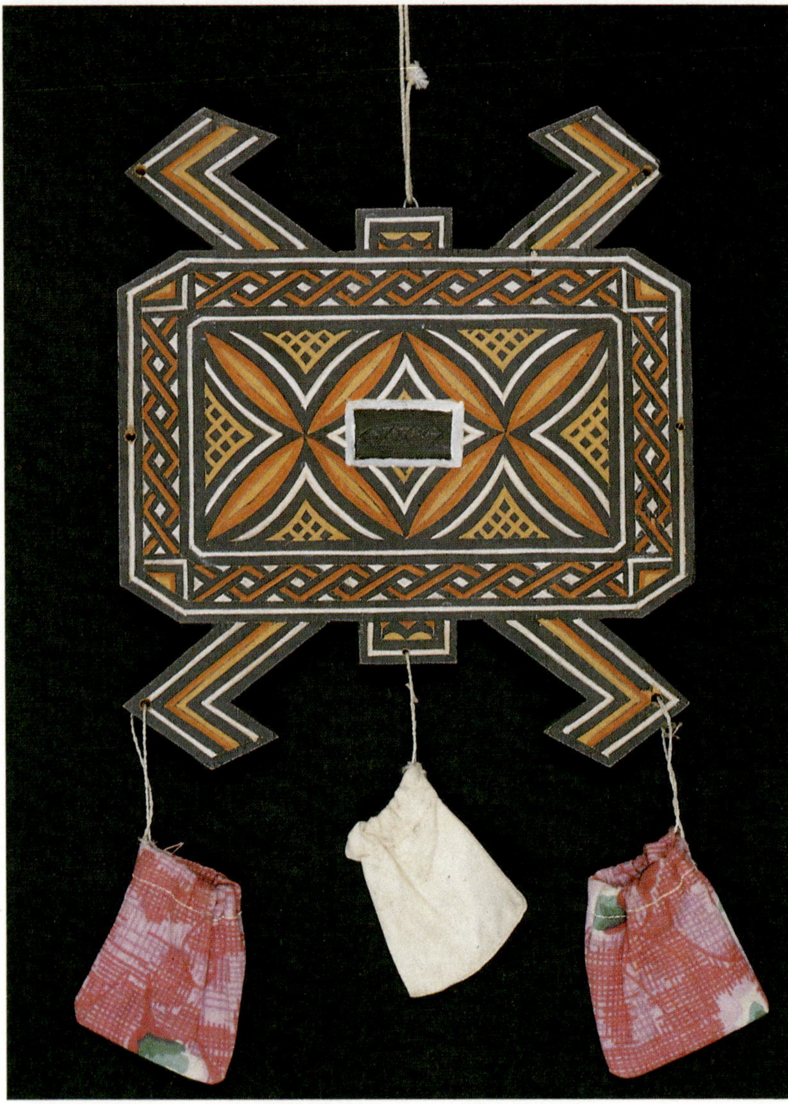

3

wandten während dieser Zeit sozusagen ignoriert: man bedient sich bestimmter Redewendungen; man spricht vom „Behinderten" oder vom „Schlafenden"[7]. Erst während des Totenfestes wird er „der Tote" genannt[8].

Zu den vielen Vorbereitungen gehört es, daß die Verwandten vorübergehende Behausungen für die zahlreichen Gäste bauen, die eintreffen werden. Die Plätze, wo man sie errichtet und wo die Feierlichkeiten stattfinden, werden nicht bepflanzt und sind nur für die Totenrituale bestimmt.

Nach dem Tod reicher oder adliger Frauen oder Männer wird eine Figur geschnitzt, *Tau-Tau*[9] genannt, die übersetzt etwa „eine kleine Person" oder „wie eine Person" bedeutet. Manchmal wird sie *Bombo di kita* genannt, was uns der Konzeption der Figur näherbringt; der Ausdruck bedeutet etwa „die Seele, die sichtbar ist"[10].

Um die *Tau-tau*-Figur herzustellen, wird ein bestimmter Fruchtbaum gefällt. Hersteller sind besondere Schnitzer, die versuchen, eine Ähnlichkeit zwischen der Figur und dem Toten zu schaffen. Das Maß beträgt 1 m oder 1,50 m. Die Sexualorgane werden getreu nach dem Geschlecht geschnitzt. Kopf und Glieder sind beweglich; während des Totenfestes wird dann die Figur getragen, den Kopf sowie die Arme nach rechts und links bewegend[11]. Wenn der Schnitzer mit der Herstellung fertig ist, wird ein Schwein getötet und sein Blut auf die Figur gesprenkelt[12].

Danach bringt man die *Tau-tau* in den Raum, wo die Leiche aufbewahrt liegt, und legt sie auf eine Schlafmatte an die Seite des Leichnams. Die Leiche wird jetzt Richtung Süden gebettet – die Richtung, in der das Totenland liegt, im Süden des Gebietes der Sadan Toradja. Dann wird die *Tau-tau* aufgeweckt neben der

3 Kleiner Holzgegenstand, der ausschließlich für Männer einer höheren sozialen Schicht nach deren Tod angefertigt wird. Während des Bestattungsrituals wird dieser Gegenstand, an einem Bambusstab hängend, herumgetragen. Er heißt BUNGKANG-BUNGKANG, „das, was einem Krebs ähnlich ist". Die einem Angelhaken ähnelnden Glieder stellen die Beine des Krebses dar, die beiden rechteckigen Fortsätze Kopf und Schwanz. Unten hängen drei nachgemachte Betelnußtaschen. Die beiden Rosetten auf dem Rücken des Krebses repräsentieren die Baumwollfrucht, der schwarze Zylinder den in Tücher eingewickelten Toten (aus Nooy-Palm 1986). Sadan Toradja, Sulawesi. Foto Tropenmuseum Amsterdam.

Leiche sitzend, und das Gesicht gen Süden gerichtet gelegt. Die Seele (*Bombo*) des Verstorbenen, die in der Nähe des Körpers weilt, wacht gleichfalls auf.

Leichnam und *Tau-tau*-Figur werden später zum Reisspeicher der Familie getragen, wo sie einige Tage bleiben; später trägt man sie zu dem Zeremonialplatz, dort bleiben sie bis zur Bestattung in einer Art Katafalk. Enge Verwandte des Toten und Trauernde dürfen so lange keinen Reis und keine warme Mahlzeit zu sich nehmen, bis die Büffel geopfert und die zahlreichen Gäste bewirtet sind (Abb. 4). Ein

4 Totenfest. Vor dem Haus ein für das Totenfest hergestellter Bau für den Leichnam. Unten rechts ein geopferter Büffel (Tana Toradja, Sulawesi). Foto K. Helbig 1983.

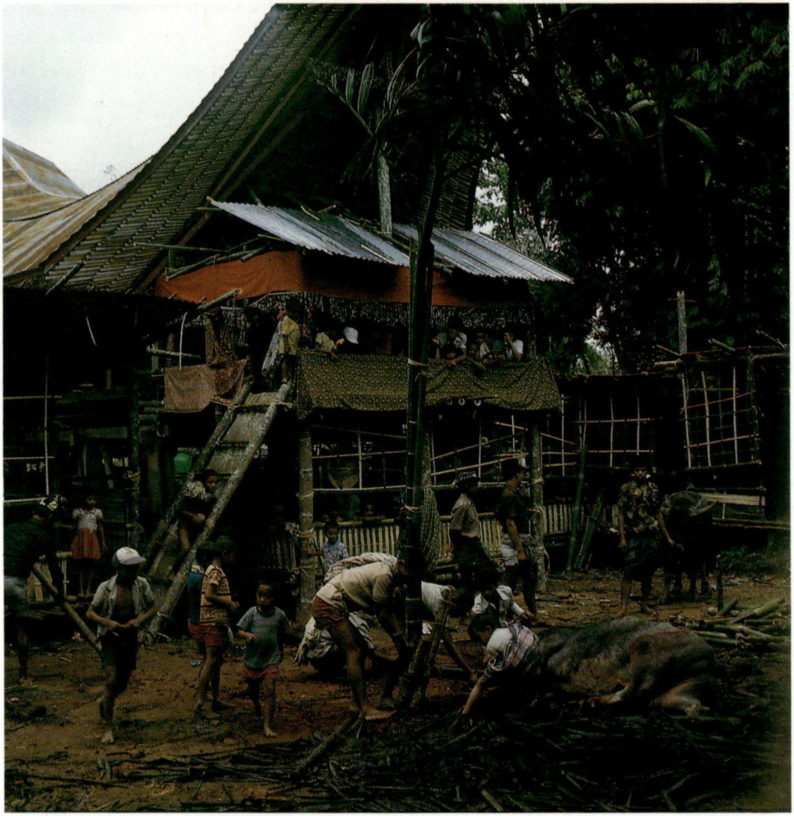

kleiner Umzug – die Gäste sind fast alle schon abgereist – bringt die Leiche zu dem Bestattungsort. Verantwortlicher dieser Handlungen ist der Priester, der für Totenrituale zuständig ist [13]. Der Leichnam wird in eine Felsengrotte hineingelassen, in eine Art Krypta, die aus dem Felsen herausgehauen wird. Es sind dies Familiengrüfte, die aus einem oder mehreren Räumen bestehen (Abb. 5) [14]. Das Grab wird in den Totengesängen als „das Haus, aus dem kein Rauch emporsteigt" bezeichnet [15]. Monolithe werden während der Feierlichkeiten oft zur Ehre der Verstorbenen aufgestellt [16].

5 Felsgrab mit Stieropfergaben (Tana Toradja, Sulawesi). Foto K. Helbig 1983.

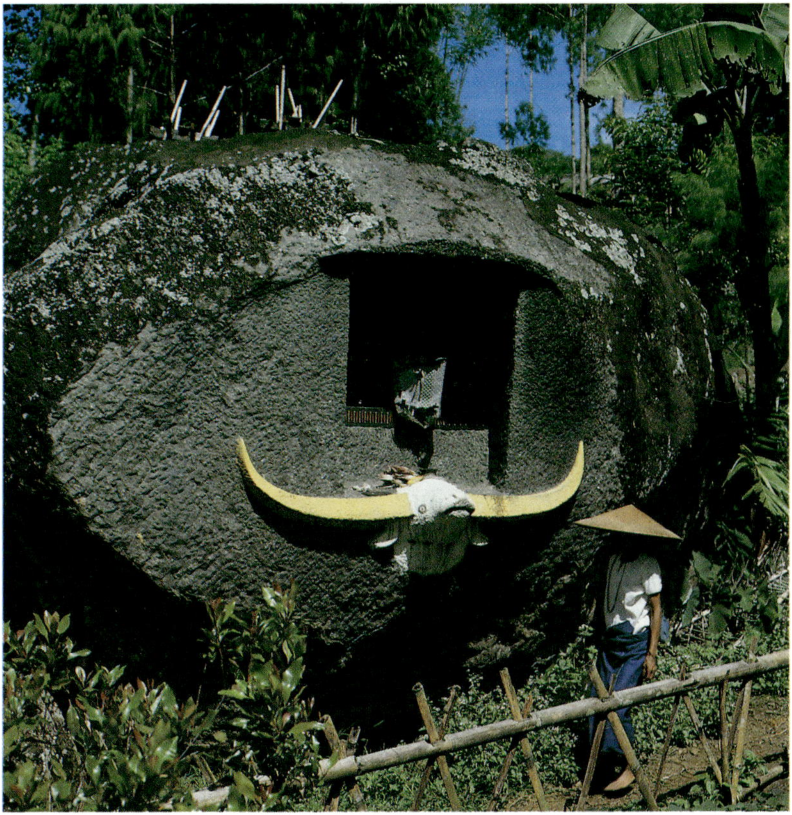

Die *Tau-tau*, die während des Totenfestes als eine Art Verdoppelung des Verstorbenen angesehen wird, wird jetzt auf einem Balkon oder einer Galerie an einer Felsenwand hingestellt (Abb. 6,7). Sie ist ein sichtbares Zeichen für Reichtum und Macht des Verstorbenen.

6 Unten: Schifförmige Holzsärge. Oben TAU-TAU-Figuren (Dorf Marante, Tana Toradja, Sulawesi). Foto K. Helbig 1983.

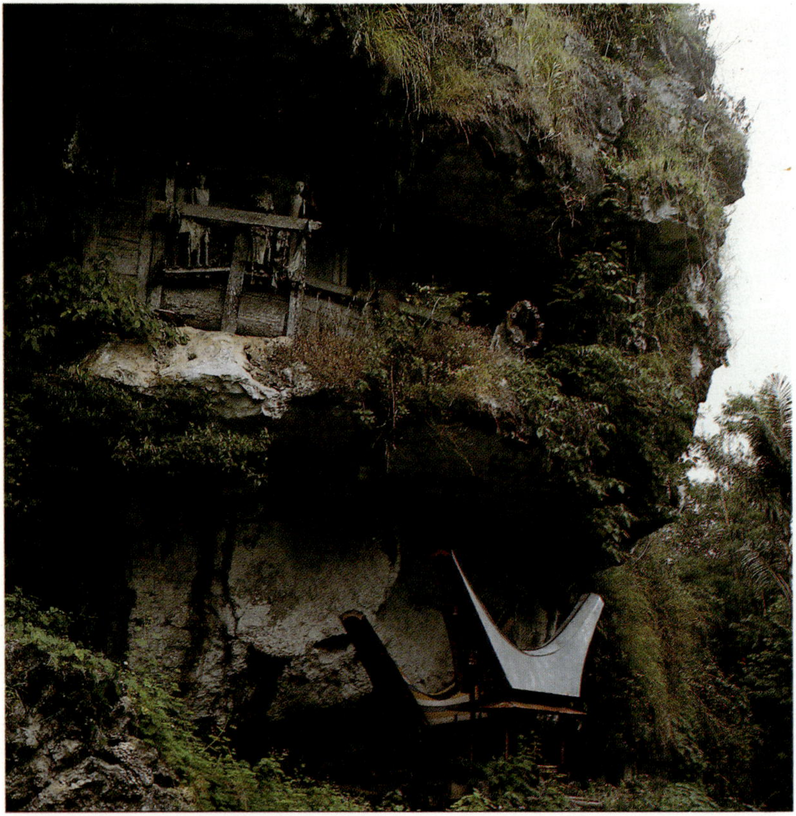

Das Totenlied

Ein wichtiger Bestandteil des Totenfestes für einen adligen Verstorbenen ist das Singen eines längeren Klageliedes. Es wird von Männern gesungen; es erzählt von den himmlichen Vorfahren des Verstorbenen, von seinen Taten und seinem Ruhm zu Lebzeiten[17].

7 Felsbalkon mit TAUTAU-Figuren (Tana Toradja, Sulawesi). Foto K. Helbig 1983.

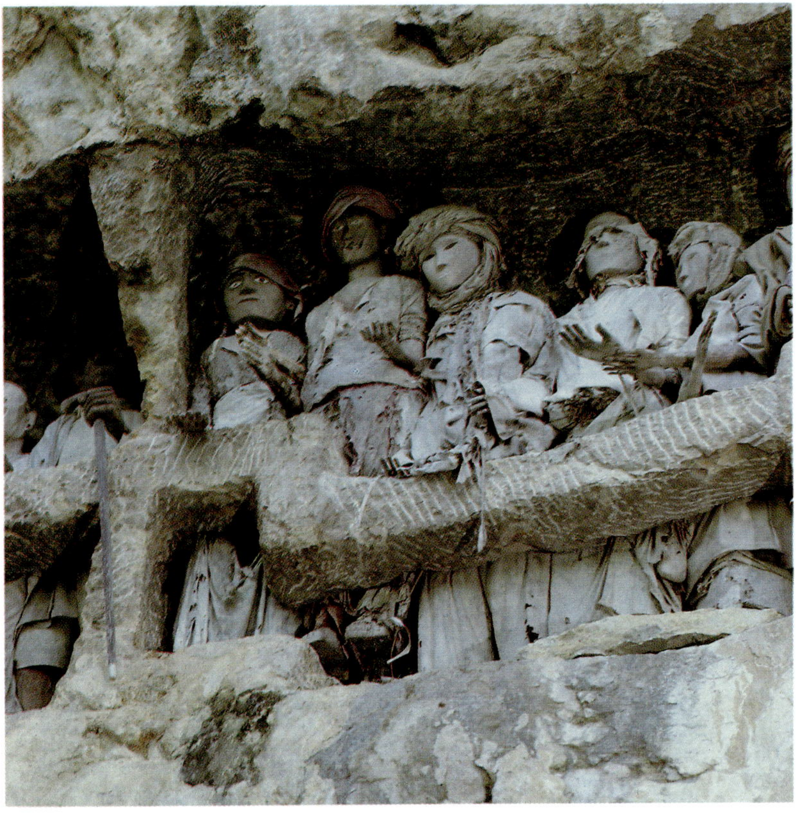

Das folgende Stück des Liedes beschreibt bildreich, wie der Tote seinen Weg aus der Welt der Lebenden geht: zunächst geht er nach Süden in Richtung auf Puya, wo das Totenland liegt, und steigt dann, da er ein Verstorbener von Rang ist, für den längere Totenfeste und Rituale veranstaltet wurden, in den Himmel auf. Dort vereinigt er sich mit seinen Vorfahren und wird zu einem Gestirn.

In der Oberwelt hatten die Ahnen ihren Ursprung, zu ihnen geht er nun zurück.

8 Büffelköpfe und -gehörne am Haus. Auf dem Boden trocknen Reisgarben (Tana Toradja, Sulawesi). Foto K. Helbig 1983.

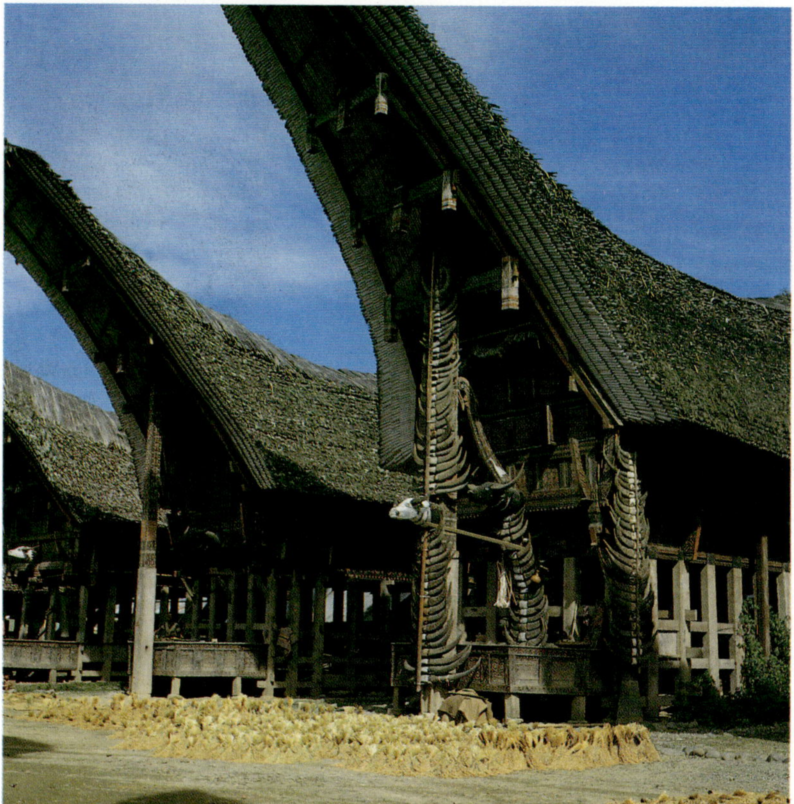

Die letzten Strophen des Liedes zeigen die Verknüpfung, die zwischen den Ahnen, den Verstorbenen und dem Wohlergehen der Menschen besteht: Um den Reis zu pflanzen, warten die Menschen darauf, daß bestimmte Gestirne am Himmel erscheinen. Einige Zeit nach dem Ableben eines adligen Mannes, wenn der Reis bereits zu wachsen beginnt, werden Opfer in seinen früheren Reisfeldern dargebracht:

„Was kann man machen, er ist gen Süden gegangen,
was sollen wir tun, da vorne ist er!
Die Wolken haben sich jetzt hinter ihm geschlossen,
er ist vom Nebel verhüllt.

Er hat die drei Grabhügel der Gefallenen erreicht,
diejenigen, die sechs an der Zahl waren[18].
Er stand da, *Sirih-penang* kauend,
Er saß da, seinen Mund rot färbend[19].
Dann schaute er in die Richtung seines Dorfes,
auf sein Haus hier warf er einen Blick.
Nun, könnte es sein, daß du nicht weinen würdest,
daß du die ganze Zeit nicht schluchzen würdest?
Sein Weinen ist der Morgenregen,
sein Schluchzen der feine Sprühregen.

Was kann man machen, er ist gen Süden gegangen,
was sollen wir tun, dort vorne ist er! (...)
In Duri sagten die Menschen die Worte,
in Enrekan brachten die Lippen hervor:
Es war gestern um dieselbe Zeit,
daß er von Norden her vorbeikam
und zwischen den Häusern hier umherging.
Wir riefen ihn, aber er antwortete nicht,
wir schrien, aber er sagte kein Wort.
Die Sohle seines Fußes antwortete uns,
seine Ferse war es, die Antwort gab. (...)

Er sitzt jetzt bei seinen Ahnen,
sein Sitzplatz ist bei seinen Vorfahren.
Seine Ahnen sind jetzt froh,
seine Vorfahren sind nun glücklich,
sie gehen jetzt mit ihm gen Süden,
sie gehen mit ihm von einem Ort zum anderen.

Jetzt verschwindet er westwärts,
hinunter, dort wo die Sonne untergeht.
Er ist dort eine Kokospalme,
eine Zuckerpalme, die über alles hinausragt (...)
Der große Bär hält ihn in seinen Armen,
die Plejaden drücken ihn fest an sich,
die leuchtenden Sterne drängen sich um ihn herum.

Wir suchen ihn [den Stern], um den Reis zu säen,
und dann sollen wir die Saat ausstreuen,
damit kein Übel den Reis treffen kann.
In dieser Totenklage laßt uns Segen bitten
und für jeden ein langes Leben wünschen.
Möge es dir gutgehen, möge es mir gutgehen,
möge jeder von uns ein langes Leben haben.
Mögest du Kinder haben und ich ebenfalls,
mögen wir Nachkommen auf der Hüfte tragen[20]."

Anmerkungen

1) Nooy-Palm 1986: 170, 1988 a: 15ff.
2) Nooy-Palm 1979: 112, 1988 b: 36ff.
3) Nooy-Palm 1979: 148f.
4) Ebda: 300.
5) Crystal 1985: 130ff.
6) Wellenkamp 1984: 196, Nooy-Palm 1986: 176f.
7) Crystal 1985: 130.
8) Wellenkamp 1984: 205.
9) Für die Beschreibung der *Tau-tau*-Figur folge ich Crystal 1985: 131f. Vgl. für Beschreibungen des Begräbnisses Bodrogi 1979, Brisbois und Douvier 1980, Nooy-Palm 1986.
10) Nooy-Palm 1978: 261.
11) Crystal 1985: 130.
12) In der Gegenwart werden zwei Arten von *Tau-tau*-Figuren hergestellt: die Figur aus Holz für die langen Totenfeste (7 Tage Dauer), die alle 20 oder 25 Jahre restauriert wird, und die sogenannte *Tau-tau-Lampa* aus Bambus und Stoff, die für das kürzere Totenfest hergestellt wird (ebda.).
13) Bei den Sadan Toradja gibt es sechs verschiedene Arten von religiösen Spezialisten (Nooy-Palm 1979: 274ff.).
14) Die Herstellung von *Tau-tau* und die Bestattung in Felsen bestehen ungefähr seit elf Generationen. Früher wurden die Toten in kunstvoll verzierten Sarkophagen bestattet. Während Nooy-Palm (1979) als Grund für den Wandel einen Wechsel des Status und Sicherheitsbedürfnisses angibt, denkt Crystal (1985) an ein konkretes historisches Ereignis: Ab dem 17. Jahrhundert wurden die Sadan Toradja von den Buginesen – von der Küste kommend – überfallen und ihre prächtigen Särge mit kostbaren Opfergaben geplündert. Als Schutzmaßnahmen seien die Sadan Toradja dann zu einer anderen Bestattungsform übergegangen.
15) Nooy-Palm 1979: 259.
16) Vgl. ebda.: 265-269, Nooy-Palm 1986; 185ff.
17) Van der Veen 1966: 8.
18) Die sechs Grabhügel, von denen hier die Rede ist, befinden sich im Süden des Toradja-Gebiets. Hier endet der Weg des Toten, er ist im Totenland angekommen.
19) Ein Genußmittel, das Kauen eines Blattes des „Betelpfeffers" mit der Betelnuß (vgl. Sibeth 1987: 256 f).
20) Van der Veen 1966: 35ff.

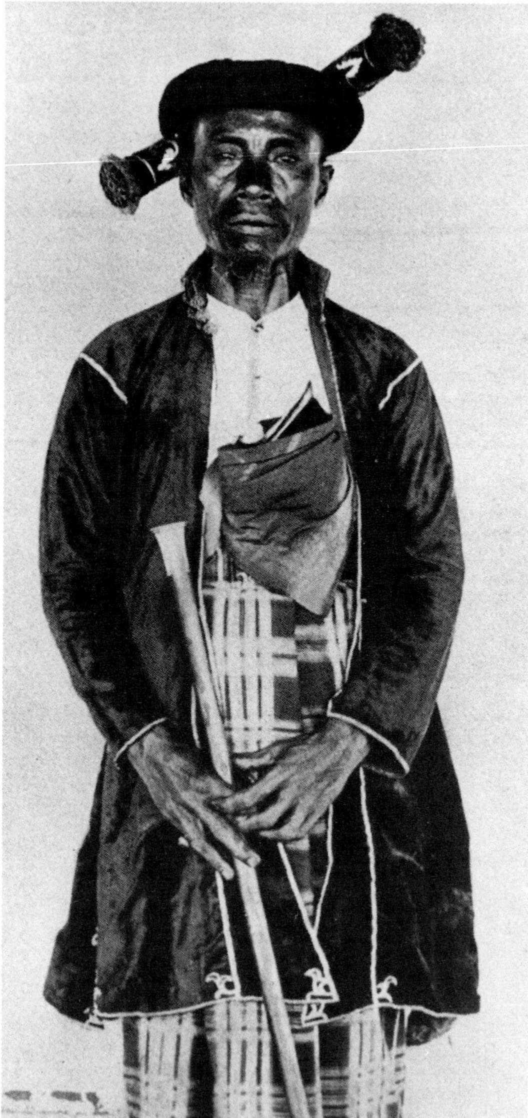

9 Der Dolmetscher der Frankfurter Expedition in Hoftracht (aus Elbert I, 1911: Taf. XX).

Buton – Ein Haus für den Toten

Zwei der schönsten und seltensten Objekte der Ausstellung sind zweifellos die Grabpfeiler von der kleinen Insel Buton (ca. 150 km lang), südlich von Sulawesi gelegen (s. Karte auf S. 18). Sie wurden von Johannes Elbert, Mitglied der Sunda-Expedition der Frankfurter Geographischen Gesellschaft, 1911 nach Frankfurt am Main gebracht und dem Museum für Völkerkunde vermacht[1]. Nur wenige ähnliche Objekte sind nach Europa gelangt[2].

Zur Zeit der Frankfurter Expedition war die Insel Buton ein Sultanat. Das Volk war eingeteilt in Freie, Leibeigene und Sklaven (Sklaverei war in jener Zeit von der holländischen Regierung schon verboten worden, aber es gab immer noch Menschen, die als Besitz betrachtet wurden). Die Einwohner Butons waren Fischer und Händler, die mit den benachbarten Inseln ihren Handel trieben[3].

Auf Buton bestanden die Gräber aus 1 m hohen Hügeln aus Korallenblöcken oder aus Kalk und Sand aufgemauerten Kästen. Die Grabpfeiler (einige erreichten 2 m

10 Hölzerne Grabdenkmäler mit Haus- und Schiffsdarstellungen (Insel Buton, Indonesien). Der außen links stehende Grabpfeiler ist in der Ausstellung zu sehen (Elbert I, 1911, Taf. XXI).

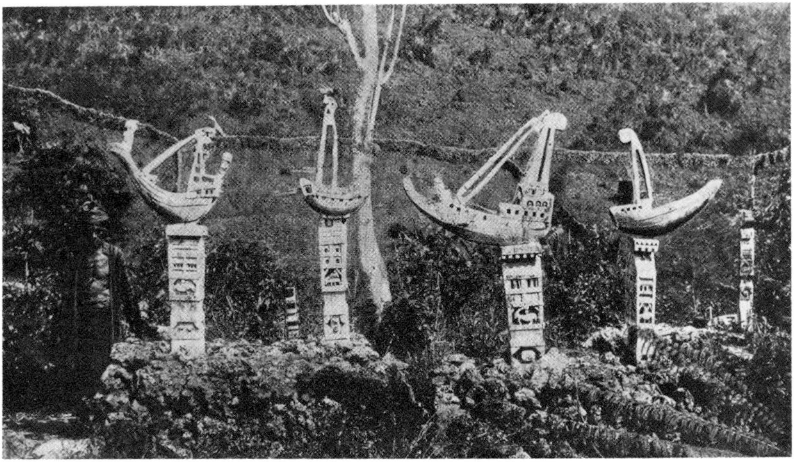

Höhe und mehr) wurden nach dem Tod eines Menschen geschnitzt und später auf sein Grab gestellt. Die Seele des Toten (über ihre Beschaffenheit erfuhr der Sammler nichts) blieb zunächst noch im Haus, wo der Tote zu Lebzeiten gelebt hatte, danach nahm sie ihren Aufenthalt im Grabpfeiler [4].

Die sogenannten Seelenhäuschen – oft kleine Dächer, nicht immer so künstlerisch gestaltet wie auf Buton – sind in der religiösen Praxis der Bewohner der Inseln Ost-Indonesiens weit verbreitet [5].

Durch die Art und Weise wie der Sammler in den Besitz des Objektes kam, wird klar, daß die Seele des Verstorbenen in dem Grabpfeiler weilt. Der Sammler wollte unbedingt einige Pfeiler nach Frankfurt mitnehmen. Der Sohn des Verstorbenen weigerte sich aber, sie wegzugeben, da sich die Seele seines Vaters darin befinde. Der Sammler hat ihm nicht nur Geld für das Objekt geboten, sondern auch noch Geld, um ein neues Totenfest zu veranstalten. Um ihn umzustimmen, sagte der Sammler, daß der Grabpfeiler schon verwittert sei und dementsprechend keine gute Behausung für die Totenseele darstelle. Außerdem, wenn er einen neuen Grabpfeiler herstelle und ein Totenfest veranstalte, würde die Totenseele sicher erleichtert in ihre neue Behausung einziehen [6].

Die Schiffe auf dem Grabpfeiler sind kleine Abbildungen butonesischer Schiffe. Sie sind wahrscheinlich sowohl Symbol für die alltägliche Aktivität, das Segeln, der Bewohner der Insel, als auch für die Schiffsreise der Totenseele – eine Vorstellung, die in zahlreichen Kulturen Indonesiens Bestandteil des religiösen Denkens ist.

11–14 Der Grabpfosten besteht aus einem beschnitzten Vierkantholz, dem oben ein Seelenboot aufgesetzt ist. Das Schiff hat zwei unterschiedlich große Masten und einen weitausladenden Bug. An Bug und Heck stehen menschliche Figuren; auf den Mastspitzen sitzen vogelähnliche Figuren. Der Grabpfeiler selbst bildet all jene Wesen und Dinge ab, die den Verstorbenen im Leben umgaben. Jeweils zwei gegenüberliegende Seiten des Vierkantholzes zeigen weitgehende Übereinstimmung in der Darstellung. Nur die Ornamentik variiert geringfügig.

Abgebildet sind die vier Ansichten eines Wohnhauses:

11/12 Dach, seitliche Fensterfronten sowie zwei Hauspfosten, zwischen denen ein Wasserbüffel und ein Mensch zu erkennen sind.

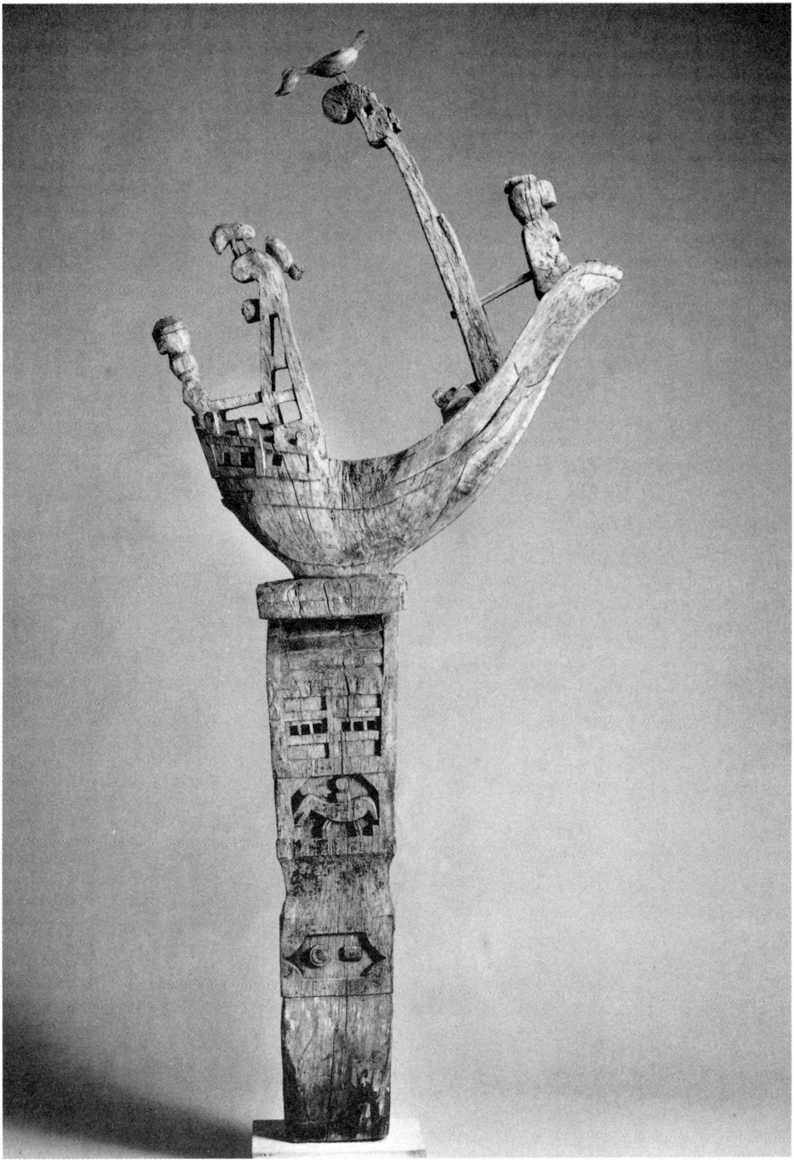

11

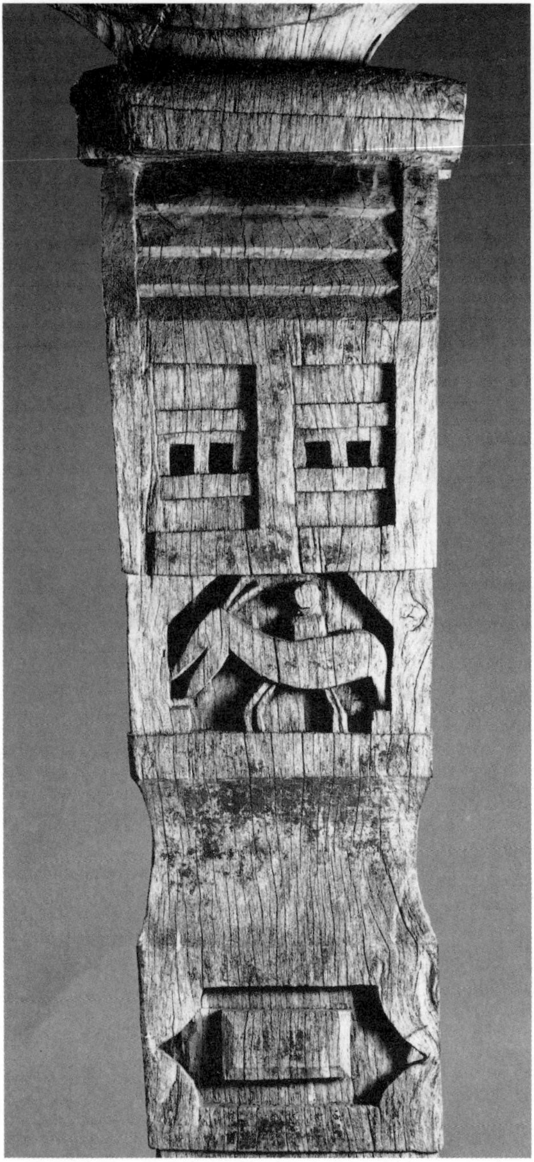

12

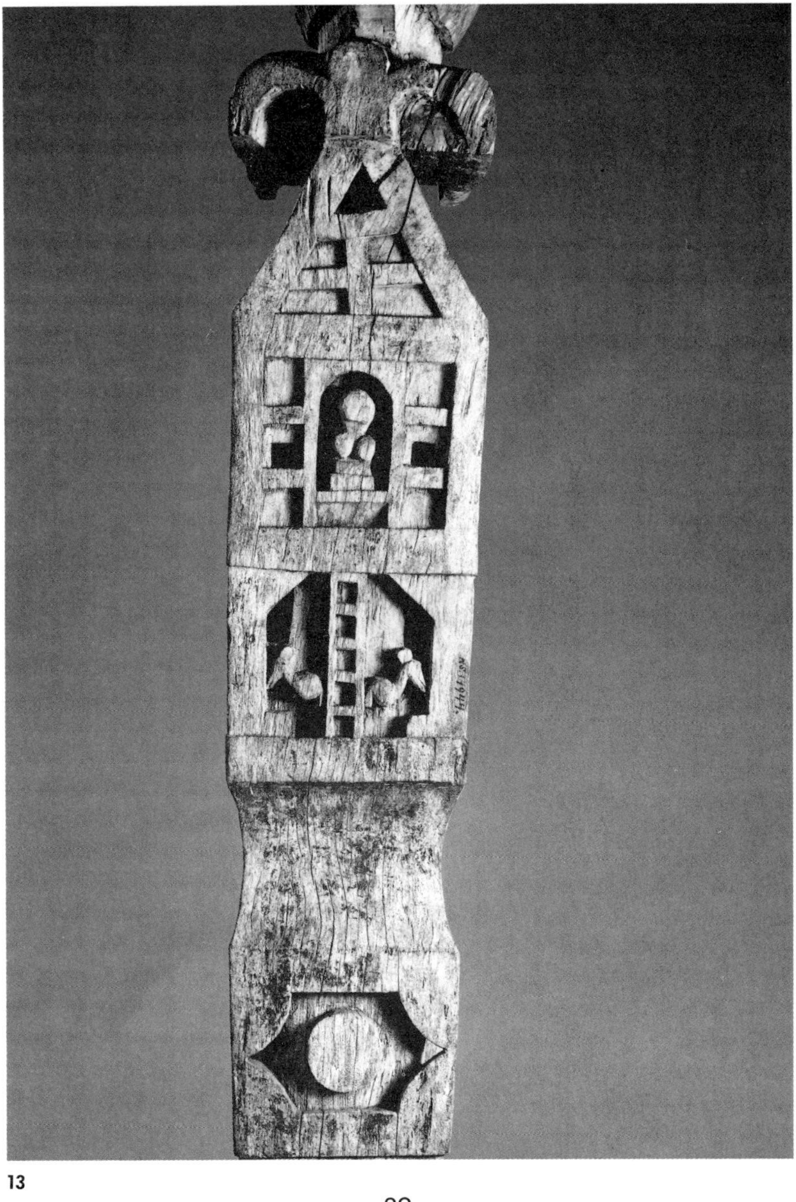

13

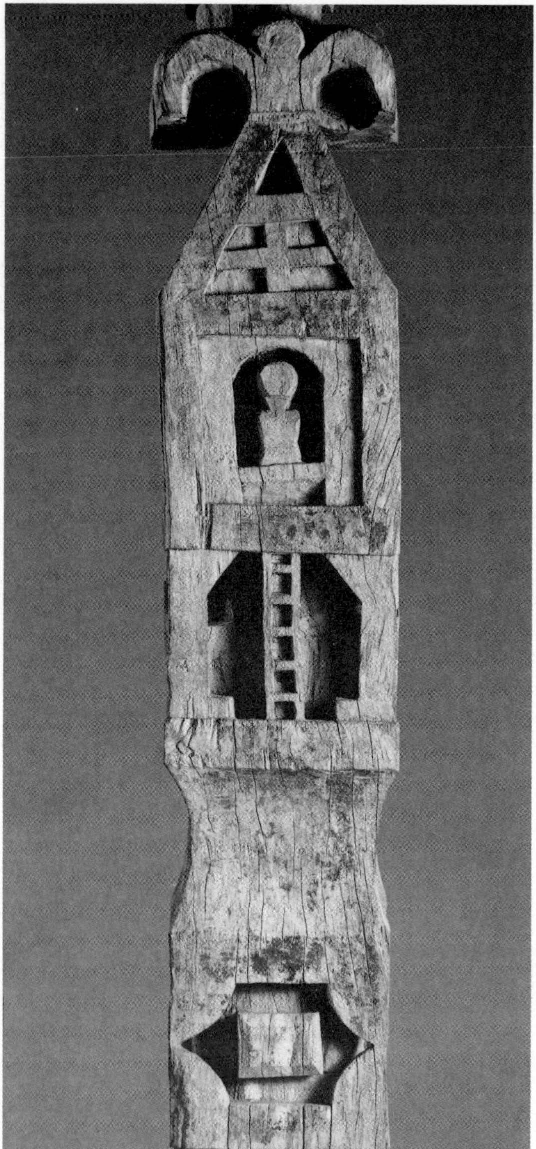

13/14 zeigen das Haus von vorne. Abgebildet ist eine Leiter zwischen den Hauspfosten, die hinein führt. Im Hauseingang sitzt ein Mensch (Seite b weiblich, Seite b1 männlich), der nach draußen blickt. Nur auf Seite b 1 stehen neben der Leiter zwei menschliche Figuren. Fotos M. Obermaier 1989

14

15–18 Auch der zweite Grabpfeiler trägt oben ein Seelenboot, das in seiner Form sehr kompakt ist und am Heck einen massiven Aufbau hat. Der Mast des Schiffes fehlt. Aus den seitlichen Kajütenfenstern blickt jeweils ein menschliches Gesicht. Darunter zeigt auch dieser Pfeiler die verschiedenen Seiten eines traditionellen Wohnhauses. Aus zwei Fenstern blicken menschliche Figuren. Der untere Teil des Pfeilers ist mit Ornamenten (Blättern, Blumen, Rosetten) reich verziert.

15

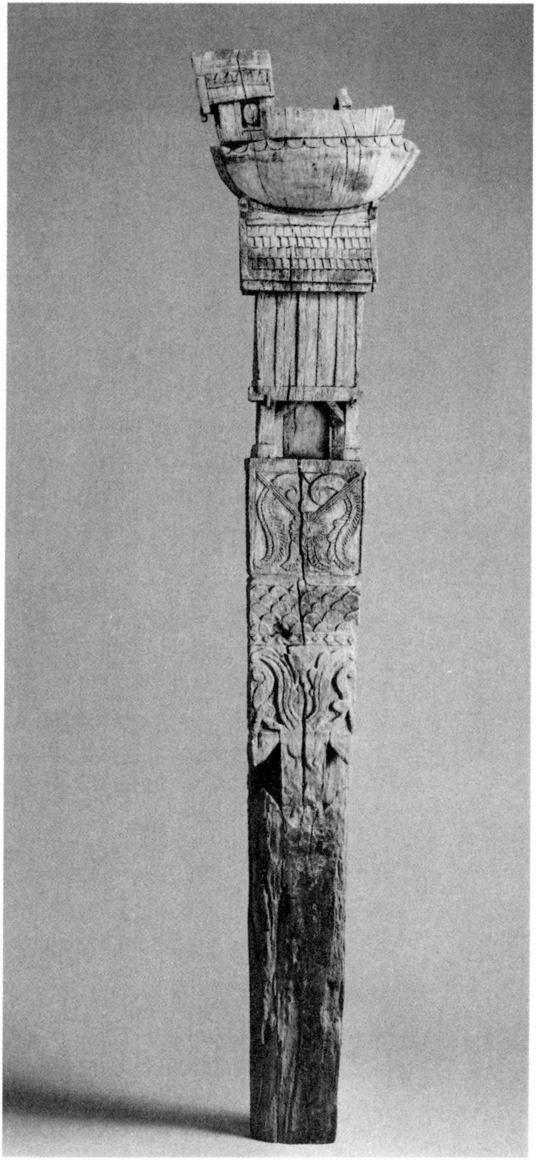

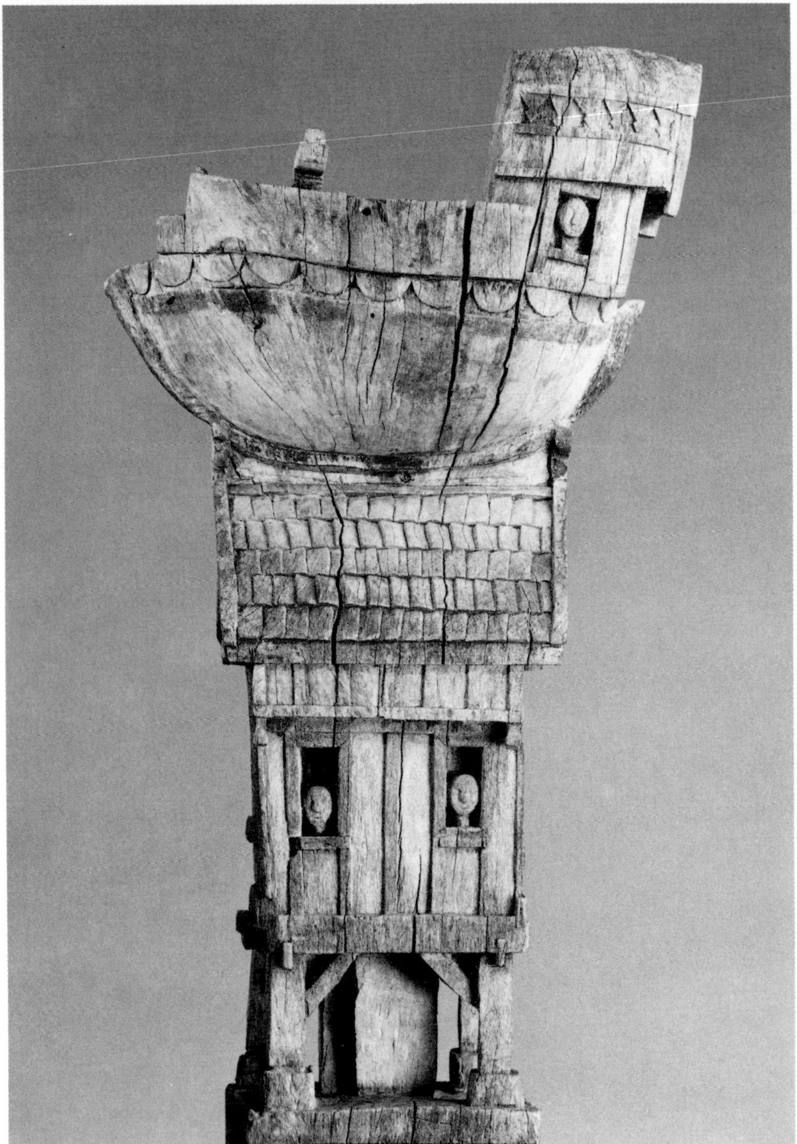

16

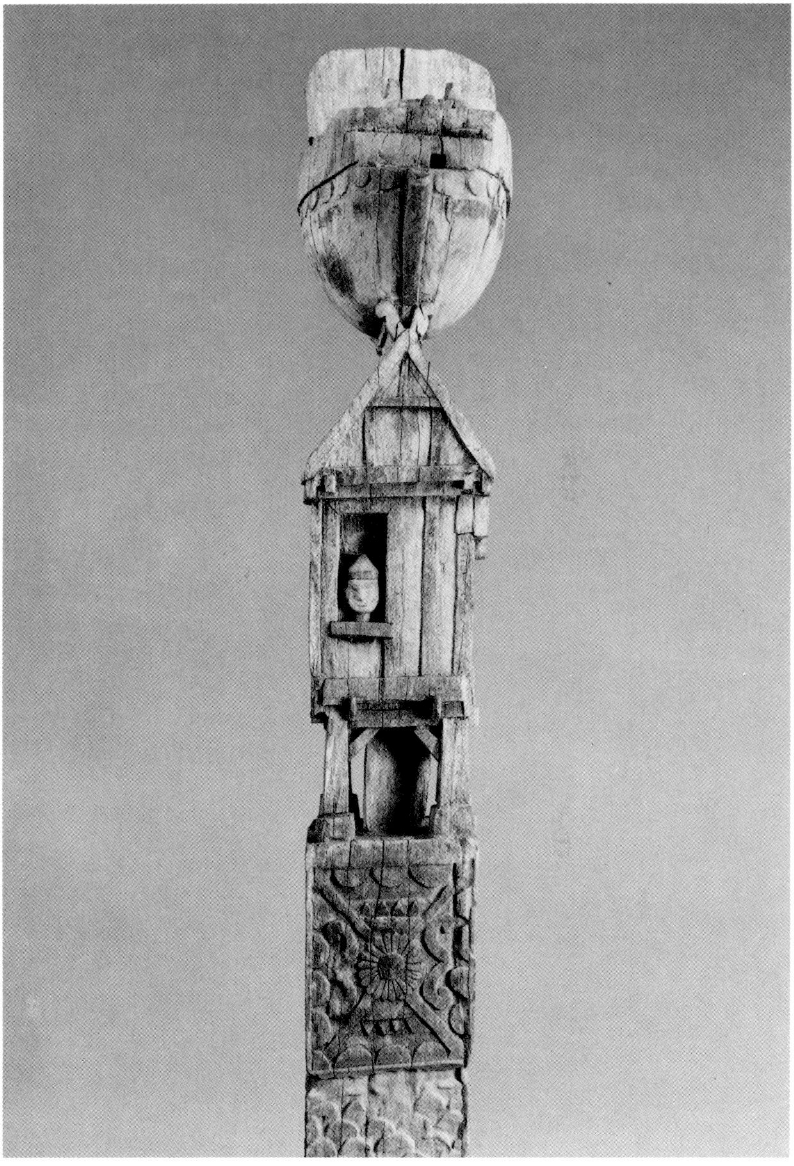

17

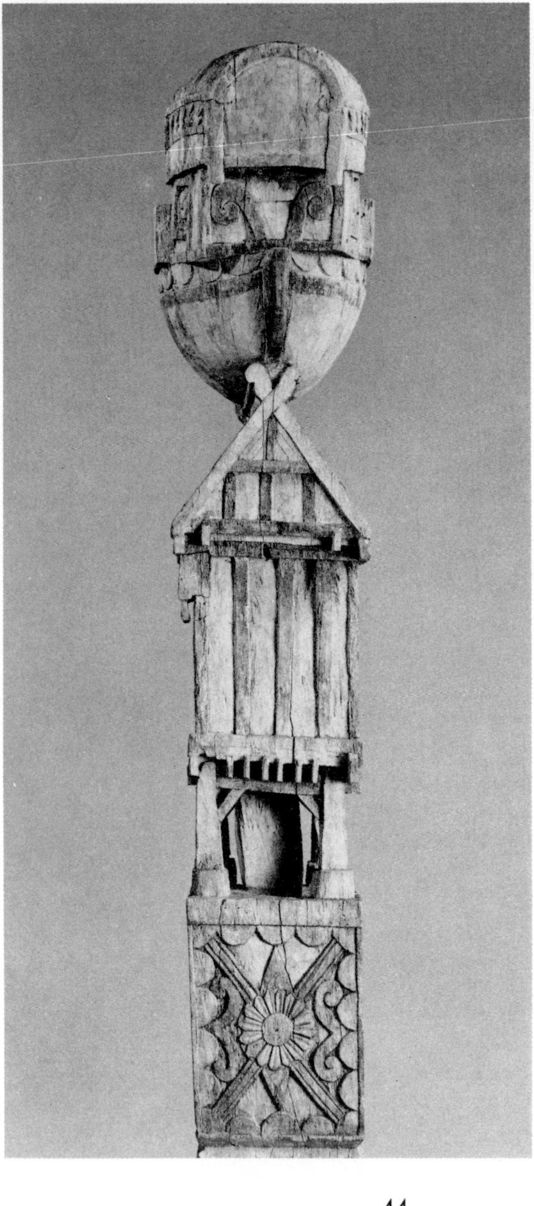

18

Anmerkungen

1) Vgl. Elbert I, 1911. Zwei weitere Grabpfeiler wurden nach Frankfurt am Main mitgebracht: der eine für eine verstorbene Frau (aus einer hölzernen Planke bestehend) und ein anderer, einfacher und kaum beschnitzt, der als Pendant am Fußende des Grabes aufgestellt war (Elbert I, 1911: 197, Abb. 95 a und 96). Beide Objekte sind als Kriegsverlust verzeichnet. Über die Frankfurter Expedition s. Friedrich 1987: 51-56.
2) Von den mir in Europa bekannten, befindet sich ein ähnlicher Grabpfeiler im Museum für Völkerkunde in Leiden, Niederlande); ein Schiff steht auf dem Dach eines Häuschens (Juynboll XVIII 1925: 89f. Inv. 1926/683). Ein kleiner Grabpfeiler aus Buton (ohne Schiff) befindet sich im Tropenmuseum in Amsterdam (Inv. Nr. 671-1). Beide Objekte sind schwarz und rot bemalt.
3) Elbert I, 1911: 178f.
4) Ebd.: 198.
5) Vgl. Körner 1940.
6) Elbert I, 191: 196.

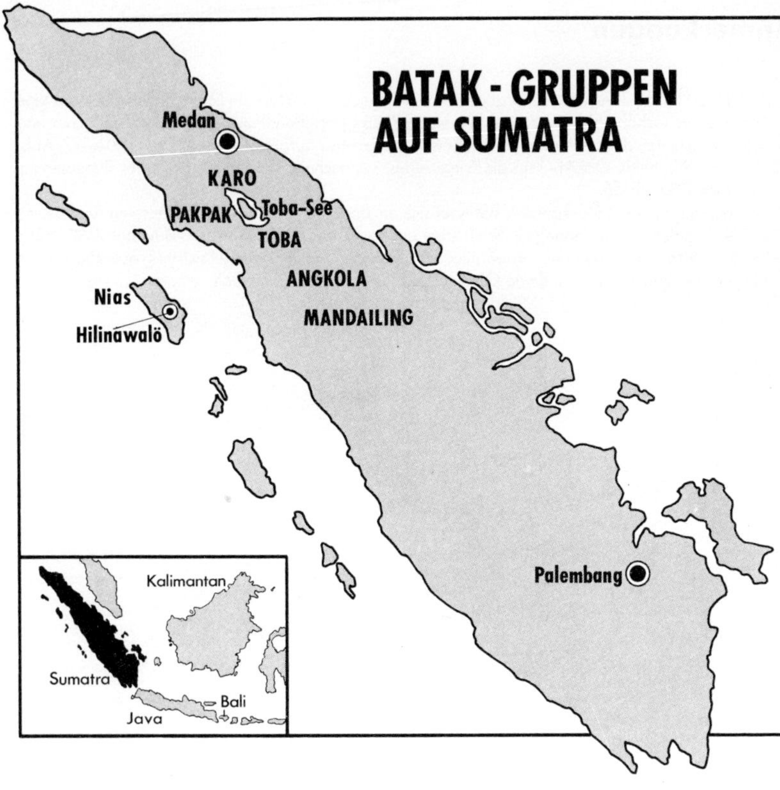
BATAK - GRUPPEN
AUF SUMATRA
Medan
KARO
PAKPAK
Toba-See
TOBA
ANGKOLA
MANDAILING
Nias
Hilinawalö
Palembang
Kalimantan
Sumatra
Bali
Java

Die Batak Sumatras

„Sieh jetzt die Sonne noch einmal an, dann sei stille und verlange nicht mehr nach uns, sondern nur nach deinen toten Kameraden."
(Rede eines Batak zum Leichnam, bevor der Sarg verschlossen wird)
(Von Brenner 1894: 235)

Die Batak-Völker

Die Batak-Völker – insgesamt ca. 3 Millionen Menschen – bewohnen den Norden der Insel Sumatra. Sumatra, die größte Insel Indonesiens, ist mit 525 564 km^2 etwas mehr als doppelt so groß wie die Bundesrepublik [1].

Die Batak [2] bewohnen die Bergländer rings um den Toba-See; insbesondere die Insel Samosir wird als Zentrum ihres Territoriums angesehen. Sie bilden keine einheitliche Gruppe, so weichen z. B. die Batak-Sprachen, die nördlich und südlich des Toba-Sees gesprochen werden, stark voneinander ab. Im Süden und Westen des Toba-Sees leben die Toba, im Süden auch die Angkola- und Mandailing-Batak, im Norden und Osten die Karo und Pakpak. Die Karo-Batak – insbesondere eine ihrer Gruppierungen, die Sembiring („Schwarze") – standen unter einem stärkeren Einfluß der hindu-indonesischen Kultur als die anderen Batak. Die Basis der traditionellen Wirtschaft bildet der Reisanbau in bewässerten Feldern.

Die wichtigste politische Einheit ist das Dorf. Früher waren die Dörfer große, befestigte Anlagen. Die Kunst, mit der die Batak-Häuser gebaut, bemalt und mit reicher Ornamentik verziert wurden, hat das Interesse vieler Reisender und Ethnologen hervorgerufen [3].

Der wichtigste soziale Verband ist die *Marga,* eine große sippenähnliche Gruppe, die sich in Sub-*Margas* (patrilineale Klans) unterteilt. Sie sind exogam, d. h., daß unter ihren Mitgliedern Heiratsverbot besteht. Jede *Marga* besteht aus miteinander verwandten Sippen, die sich zusammen auf einen gemeinsamen, meist schon mythischen Ahn zurückführen, der vor 15 bis 20 Generationen gelebt hat.

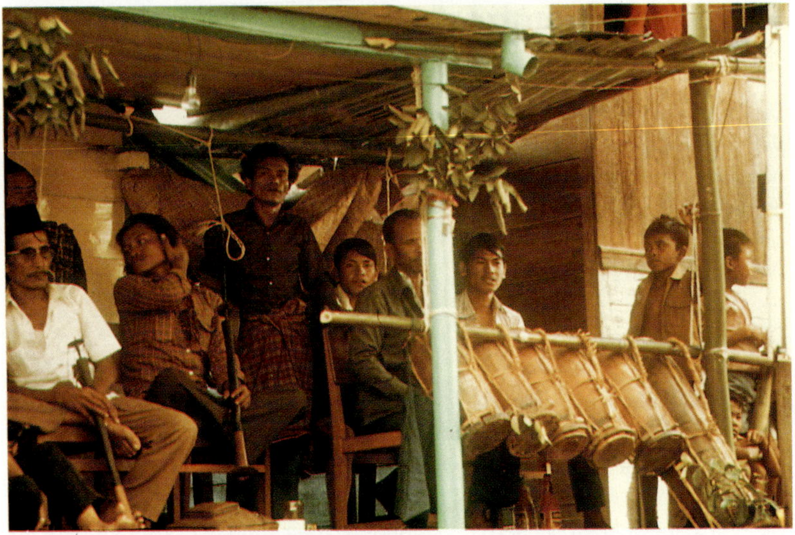

19 Orchester beim Totenfest in Balige (Toba-Batak, Sumatra). Foto J. Agthe 1976.

20 Zuschauer beim Totenfest (Toba-Batak, Sumatra). Foto J. Agthe 1976.

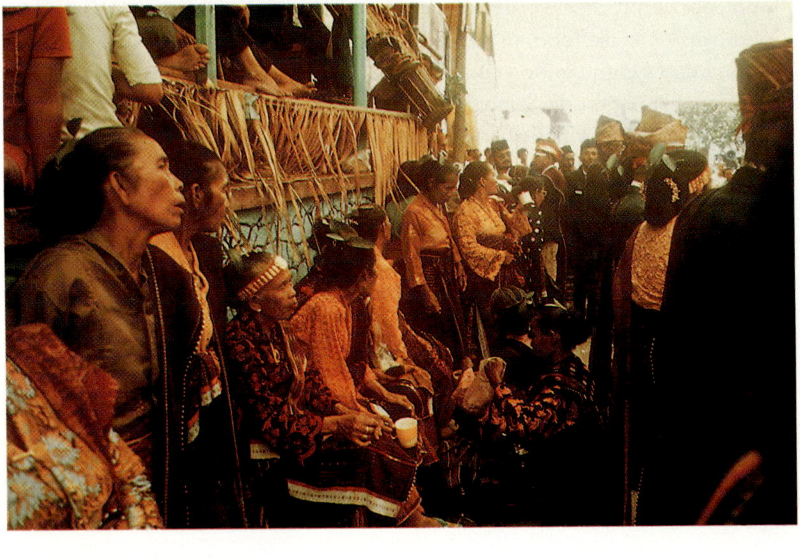

Die Batak gelten als eines der fortschrittlichsten Völker Indonesiens. So sind z. B. viele Batak Ärzte, Rechtsanwälte usw. Mit der Loslösung von der traditionellen Kultur wurden aber viele Sitten – vor allem die Herstellung bestimmter Gegenstände für das Totenritual wie die der Totenschiffe – in den Hintergrund gedrängt und gehören mittlerweile der Vergangenheit an.

Einen Abriß von den vielfältigen und komplexen Erzählungen sowie Schöpfungsmythen der Batak allgemein zu geben (die bereits zwischen den einzelnen Gruppen variierten), ist hier nicht beabsichtigt. Von der reichen oralen Tradition der Batak ist zudem wenig bekannt[4].

Ein zentraler religiöser Begriff ist der des *Tondi,* welcher nur ungenau als „Seele" übersetzt werden kann; es beinhaltet aber auch Lebenskraft, Geschick und Temperament. *Tondi* hat einen eigenen Willen und eigene Wünsche, so daß er nicht als passive Kraft im Menschen verstanden werden darf. *Tondi* befindet sich vor-

21 Tanz während eines Festes zur Erinnerung an einen Toten (Toba-Batak, Balige, Sumatra). Foto J. Agthe 1976.

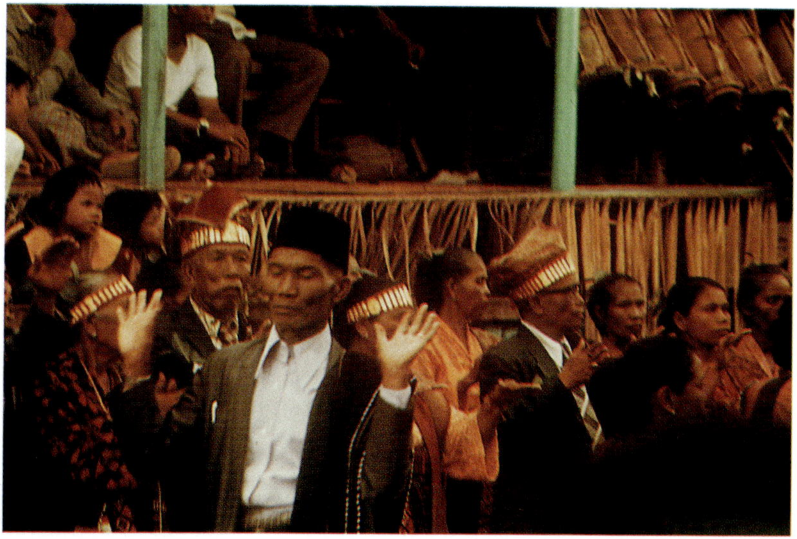

wiegend im Kopf, Blut und in der Leber. Mit dem Tod verläßt er den Menschen, und der Tote wird zum *Begu*[5].

Die *Begu* leben weiter mit der Eigenschaft – charakteristisch auch bei anderen Völkern –, daß sie alles entgegengesetzt zu den Menschen machen. Ein Batak-Medium kann mit ihnen in Kontakt treten und den Lebenden ihre Wünsche und ihr Befinden übermitteln. Dies ist für die Batak von großer Bedeutung, da zum großen Teil das Wohlergehen der Menschen auch vom Wohlergehen ihrer verstorbenen Verwandten abhängt. Aber auch die Toten sind von den Lebenden abhängig: ein *Begu* mit zahlreichen Nachkommen, die für ihn bestimmte Rituale durchführen, kann eine Rangerhöhung erfahren. Nach besonders aufwendigen Ritualen kann er zum *Sumangot* aufsteigen. Weit höher steht der *Sombaon* („Anbetungswürdiger"). Für diesen Anlaß zieht sich das Fest über einen Zeitraum von vier bis sechs Monaten hin.

22 Grabmal der Toba-Batak (Prapat, Sumatra). Foto J. Agthe 1976.

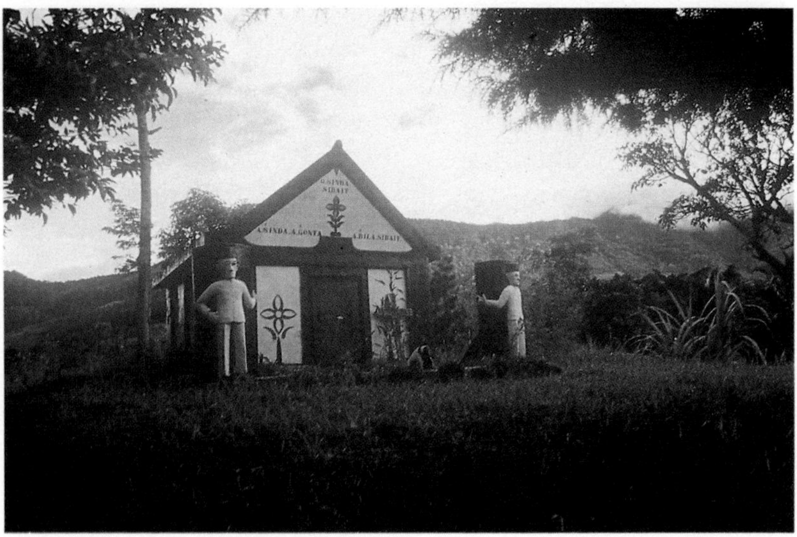

Von einem Totenreich im engeren Sinne kann man bei den Batak nicht sprechen, da es mehrere gibt. Als solche können die verschiedensten Schichten des Kosmos fungieren. Dies ist m. E. kein Zeichen dafür, daß die Vorstellungen vom Totenreich bei den Batak unklar und konfus sind [6], sondern daß sie plastisch sind: Ein genau definierter Ort als Totenreich besteht nicht, er liegt entweder in der Unterwelt oder in den verschiedenen Orten der Mittelwelt (welche von den Menschen bewohnt sind) oder in der Oberwelt. Aus den Quellen gewinnt man den Eindruck, daß für die Batak der ganze Kosmos von den Verstorbenen beseelt ist.

Im folgenden konzentriere ich mich vor allem auf die Gegenstände, die in der Ausstellung zu sehen sind, und auf die Rolle, die sie in den Begräbnisriten spielen bzw. spielten. Die Gegenstände stammen von verschiedenen Batak-Gruppen; einige von ihnen (wie die *Si gale gale*-Figur) wurden nur von *einer* Batak-Gruppe benutzt (den Toba-Batak). Die Masken (Abb. 30), die bei Begräbnissen der wichtigsten Persönlichkeiten benutzt wurden, werden nur bei den Toba- und Simalung-Batak hergestellt. Die Särge in Bootsform waren bei den Karo-Batak in Gebrauch (Abb. 23). Die Totenschiffe wurden ihrerseits nur von den Mitgliedern der Simbaliring, einer der fünf *Marga* der Karo-Batak, hergestellt.

Wenn wir uns auf die Gegenstände des Totenkults konzentrieren, dürfen wir nicht außer acht lassen, daß es oftmals gerade von den einzigartigen kulturellen Erscheinungen des Totenkults keine Zeugnisse gibt. So besteht z. B. bei den Batak-Völkern – wie auch bei allen anderen Kulturen Indonesiens – die Auffassung bzw. die Furcht vor einem „schlimmen Tod." Menschen, die auf eine bestimmte Art gestorben sind, heben sich von den anderen Verstorbenen ab. Für sie sind die Begräbnisarten von den übrigen abweichend. Der schlimmste Tod ist für die Karo-Batak [7] der von einer im Kindbett verstorbenen Frau. Da man annahm, daß die Frau aufgrund eines schweren Verbrechens gestorben war, verweigerte man ihr ein ehrenvolles Begräbnis. Gerade diese Sterbefälle – für die keine Gegenstände hergestellt wurden – waren für die Karo-Batak bedeutend, da man ihre unheilvolle Totenseele fürchtete. Auch die im Krieg Gefallenen, Ermordeten und Selbstmörder wurden in einer abweichenden Art begraben.

Särge

Für wohlhabende Tote wurde bei den Karo-Batak ein Sarg in Gestalt eines Bootes geschnitzt[8], der oft am Bug mit einem geschnitzten Nashornvogelkopf verziert war. Mit Harz wurde der Deckel abgedichtet und der Sarg an der Außenseite des Hauses unterhalb der Dachtraufe aufgestellt. Der Sarg verblieb an diesem Ort, bis die letzte Stufe der Bestattungszeremonie stattfinden konnte. Bis dahin vergingen ein bis zehn Jahre, je nachdem wie stark die Hinterbliebenen von den mit dem Fest verbundenen Kosten beansprucht wurden (Abb. 23). Nach dieser Zeit wurde der Sarg geöffnet und die Überreste wurden herausgenommen; der Schädel und die großen Knochen wurden gereinigt und in einem Schädelhaus (*Gerite*) deponiert (Abb. 24). Manchmal wurden sie auch verbrannt. Das Schädelhaus ist eine Nachbildung des Wohnhauses; neuere Gräber geben die alte, traditionelle Form – jedoch in Beton – wieder (Abb. 25).

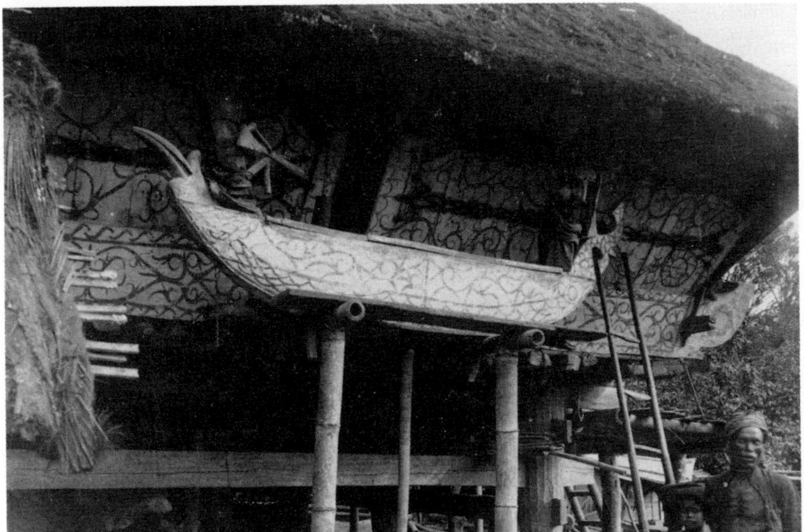

23 Sarg mit Leiche an einem Haus. Bis zur endgültigen Bestattung vergehen ein oder sogar zehn Jahre. Der mittlere Stab leitet die Leichenflüssigkeit aus dem Sarg und in den Boden (Karo-Batak, Sumatra). Foto Historisches Fotoarchiv, Kon. Inst. v. d. Tropen, Amsterdam.
24 Beinhaus (Geriten) der Karo-Batak (Gurusingga bei Berastagi, Sumatra). Foto A. Sibeth 1984.

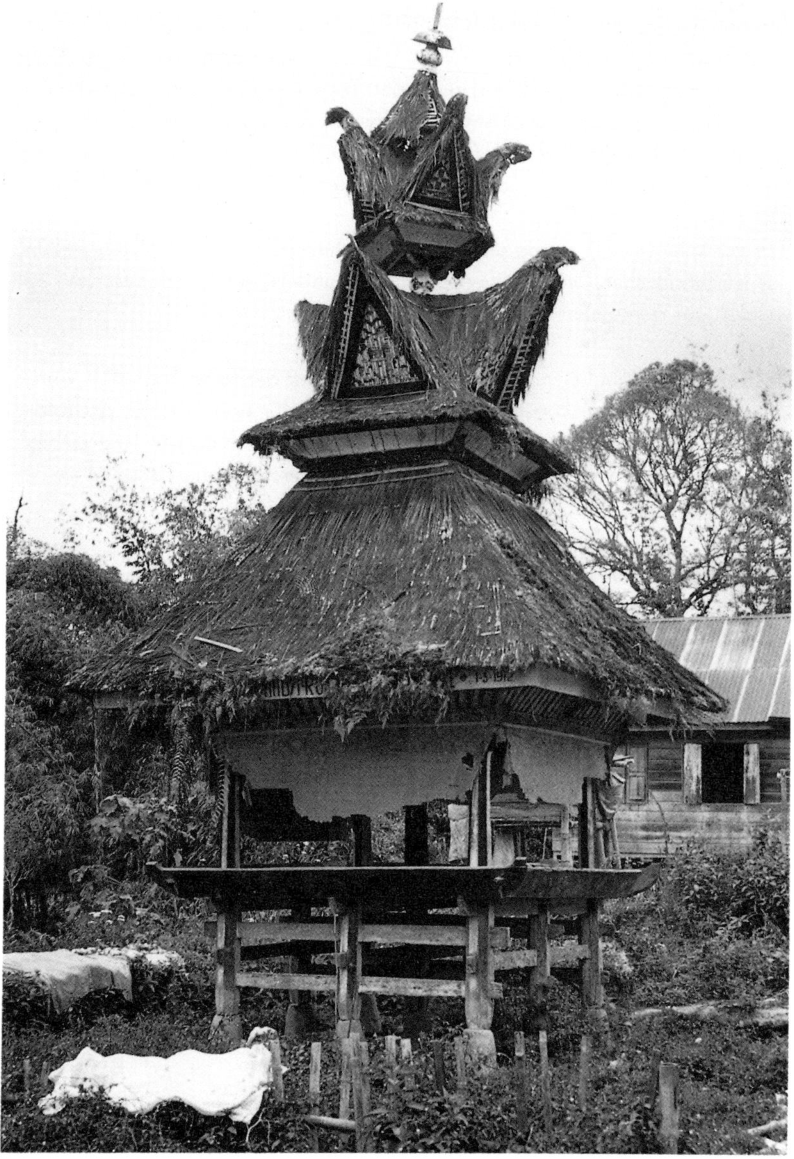

24

Totenschiffe wurden nur von den Sembiring, eine der fünf *Marga* (Patriklan) der Karo-Batak, angefertigt[9] (Abb. 27). Die Sembiring verbrannten den Toten; seine Asche wurde aufgesammelt und in irdenen Töpfen aufbewahrt. Die Asche kam später in ein Totenschiff, welches so als zweiter und endgültiger Bestattungsort diente. Diese Handlung war ein Teil der großen Totenfeste, die der Vergangenheit angehören: Das letzte Totenfest fand anfangs dieses Jahrhunderts statt.

Das kostspielige Fest wurde damals von der holländischen Kolonialverwaltung aus wirtschaftlichen Gründen verboten. Auch andere große indonesische Feste wurden aus denselben Gründen verboten.

Das Totenfest, *Pekualam* oder *Púgu wáluch* („das Fest des Totenschiffes") [10], wurde in unregelmäßigen Zeitabständen veranstaltet. Dafür hob man die Asche der Verstorbenen zwischen einem und zwölf Jahren auf. Das Fest war eine wichtige soziale Angelegenheit für alle Sembiring, da sich verschiedene Gruppen für das

25 Modernes Grab der Toba-Batak, das das traditionelle Batak-Haus darstellt (Tomok, Samosir, Sumatra). Foto A. Sibeth 1984.

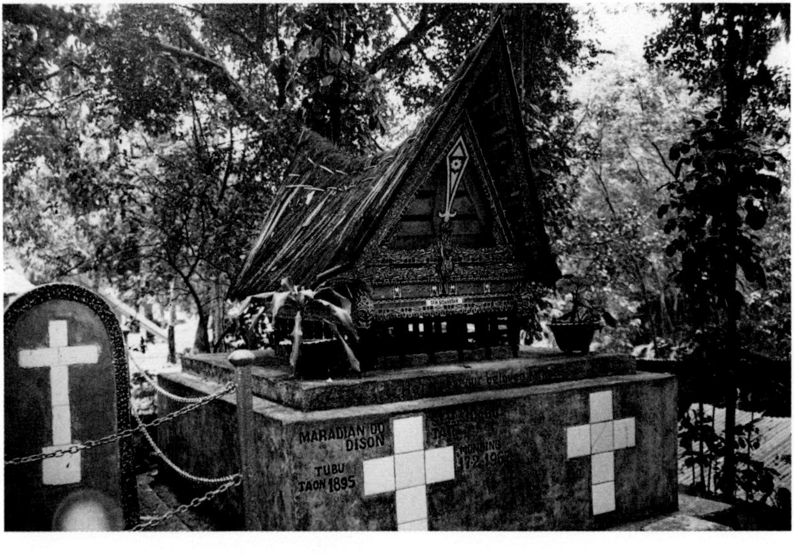

Fest versammelten und die Asche der seit dem letzten Totenfest Verstorbenen mitbrachten.

Einige Tage vor dem Fest wurden Bäume gefällt und die Totenschiffe hergestellt. Die Boote waren ca. zwei Meter lang und mit vier oder acht Figuren besetzt, die jeweils einen Toten darstellten. Die Asche bzw. die Töpfe mit den Aschen wurden auf das Totenschiff gestellt.

Das Fest erstreckte sich über mehrere Tage. Am ersten Tag vollzog sich eine intensive Trauer um die Verstorbenen, die von Musik und dem Abfeuern von Gewehren begleitet wurde. Dies ist insofern interessant, da das Abfeuern von Gewehren auch in anderen Augenblicken der Bestattung eine Rolle spielte. Die Boote haben oft einen Gewehrträger am Bug (Abb. 27), jedoch weiß man nichts Genaues über diese Figuren, da darüber die Informationen fehlen. Man kann aber annehmen, daß sie eine schützende Funktion haben wie z. B. bei den Dayak auf Kalimantan,

26 Frauen mit den exhumierten Schädeln der Vorfahren (Karo-Batak, Sumatra). Foto Historisches Fotoarchiv, Kon. Inst. v. d. Tropen, Amsterdam.

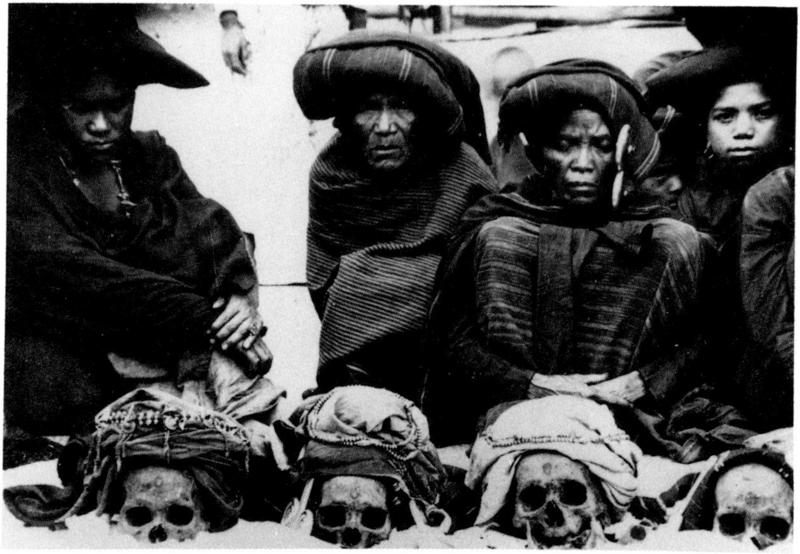

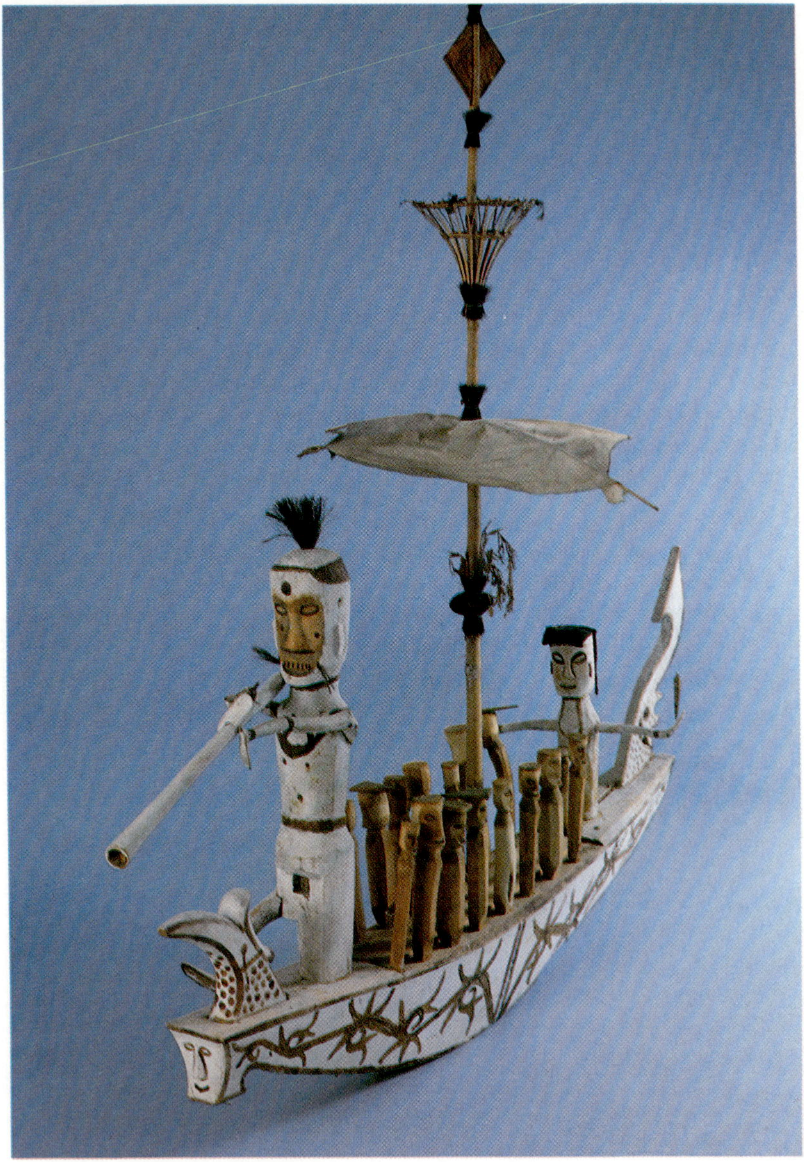

27

bei denen die Figur am Bug des Totenschiffes den schützenden Herrn der Toten darstellt.

Nach mehreren Tagen, in denen sich u. a. orgiastische Szenen abspielten, wurden die Totenschiffe gewöhnlich in den Fluß gehoben. Während sie sich vom Ufer entfernten, versuchten die Zuschauer, die Schiffe mit Stöcken und Steinen zum Kentern zu bringen. Die Quellen liefern keine Erklärung für diese Handlungen, doch wird angenommen, daß man damit die Übergabe der Asche an den Fluß beschleunigen und evtl. auch vermeiden wollte, daß sich jemand weiter flußabwärts unberechtigterweise der Asche bemächtigte. Es ist m. E. auch möglich, daß die Sembiring damit endgültig von den Verstorbenen Abschied nahmen. Die Schiffe mit der Asche der Verstorbenen zum Kentern zu bringen, bedeutete demnach vielleicht das endgültige Aufhören der Trauer.

Si gale gale

Die Toba-Batak fertigen für bestimmte Begräbnisrituale eine hölzerne Figur, die *Si gale gale*, an[11]. Nach dem Ableben eines reichen Mannes oder einer Frau, die ohne Nachkommen gestorben sind, wird eine größere Puppe aus Holz hergestellt. Diese hat Haare aus Roßhaar und bewegliche Arme und Beine. Sie wird auf einen großen Kasten mit Rädern gestellt (Abb. 28, 29). Ein Mann zieht nun mit großer Kunstfertigkeit an den Schnüren der Figur, wodurch diese die typischen Bewegungen eines batakschen Tänzers ausführt und dabei Freunde und Verwandte des Verstorbenen umarmt. Währenddessen besingt eine alte Frau die Tugenden des Verstorbenen. Die Augenlider sind oft beweglich, und manchmal kann sie sogar weinen, wenn in ihren Kopf ein nasser Schwamm gesteckt wurde. Früher wurde bisweilen der *Si gale gale*-Figur ein Ahnenschädel auf den Rumpf gesteckt; ansonsten wurde das Gesicht aus einem Brei aus weißen Baumwollfasern und Reismehl gemacht[12].

27 Modell eines Totenschiffes der Sembiring-Gruppe der Karo-Batak. Die Asche der in den letzten 1 bis 12 Jahren Verstorbenen wurde aufgehoben. Dann veranstaltete man ein aufwendiges Totenfest: Die Töpfe mit der Asche wurden auf Totenschiffen deponiert, die dann dem Fluß übergeben wurden. Foto Tropenmuseum Amsterdam 1989.

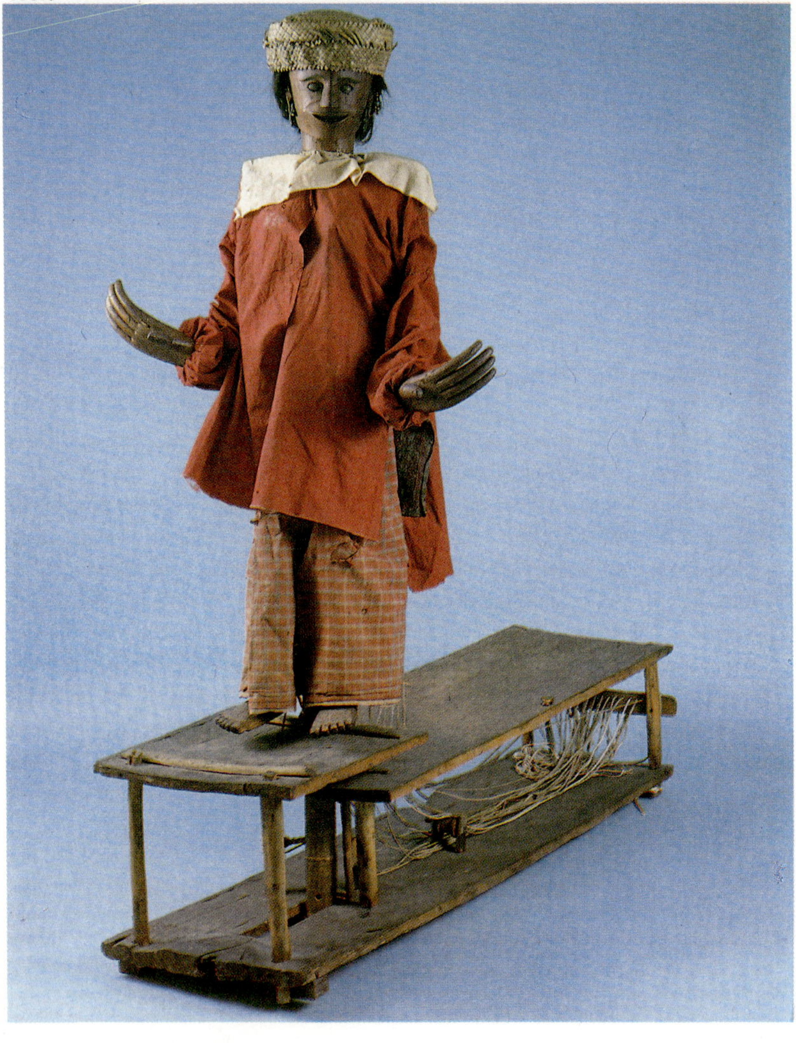

28 SI GALE GALE, als Frau dargestellt. Solche Figuren wurden nach dem Ableben eines Menschen, der ohne Nachkommen gestorben war, geschnitzt. Die dann veranstaltete Zeremonie, zu der das Tanzen so einer beweglichen Figur gehörte, hatte zum Ziel, die Totenseele der oder des Verstorbenen zu besänftigen (Toba-Batak, Sumatra). Foto Tropenmuseum Amsterdam 1989.

Die Anfertigung der *Si gale gale* und die damit verbundenen Zeremonien sollen die Seele des Verstorbenen besänftigen, damit sie keinen bösen Einfluß auf die Lebenden ausüben kann, und ihr die Reise ins Jenseits ermöglichen. Aus diesen Gründen sind m. E. die Zeremonien der *Si gale gale* ein Versuch der Lebenden, die Gefahr des „schlimmen Toten" von den Hinterbliebenen abzuwenden. Als „schlimmer Toter" wird derjenige verstanden, der stirbt, ohne Kinder gezeugt zu haben. Das Sterben ohne Nachkommenschaft ist für die Batak-Völker die Verkörperung des Unheilvollen schlechthin. Dies wird auch aus der Bezeichnung des *Si gale gale*-Tanzes deutlich, welcher in der Batak-Sprache *Papoeropoer sepata* genannt wird und in etwa mit „Abwendung des Fluches" übersetzt werden kann[13].

Aus diesen Ausführungen wird deutlich, daß die *Si gale gale*-Figur einerseits die Funktion hat, den „schlimmen Toten" zu symbolisieren und andererseits die fehlende, trauernde Nachkommenschaft des Verstorbenen zu ersetzen. Über den

29 Fest für die SI GALE GALE (hier eine weibliche und eine männliche Figur). Der sitzende Mann links hält in seinen Händen die Fäden, durch die die Figur zum Tanzen gebracht wird. (Toba-Batak, Sumatra). Foto Historisches Fotoarchiv, Kon. Inst. v. d. Tropen, Amsterdam.

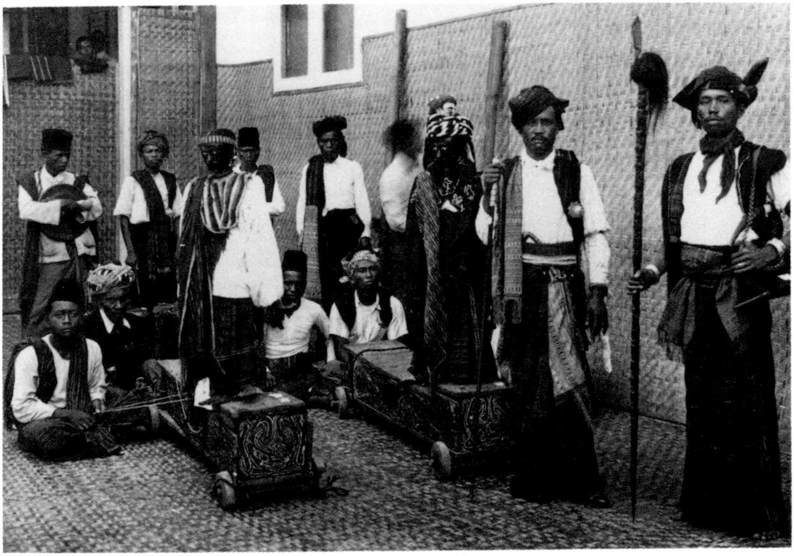

Ursprung der *Si gale gale* gibt eine Erzählung der Toba-Batak Auskunft; sie soll hier wiedergegeben werden:

»Ein Schnitzer sah einmal im Wald einen Baum, der so groß war wie ein Mensch und keine Zweige hatte. „Schnitzte man eine Figur aus diesem Baum, so würde sie gewiß sehr schön," dachte er und begab sich ans Werk. Er schnitzte eine schöne Frauenfigur, und als sie vollendet war, ging er nach Hause.

Nachdem er weggegangen war, kam ein Händler, der mit Kleidung und Goldschmuck handelte, vorbei. Er sah die Figur und schmückte sie. Doch als er am Abend die Figur wieder vom Schmuck befreien wollte, gelang es ihm nicht. So weinte er über seinen Verlust und ging nach Hause.

Dann kam ein Heiler vorbei, der in Besitz einer Medizin war, die das Leben verlängern und die Toten zu neuem Leben erwecken konnte. Überrascht von der Schönheit der Figur, gab er ihr von seiner magischen Medizin. In die Holzfigur kam Leben, und sie wurde zu einem schönen Mädchen, das er mitnahm.

Die Frau des Heilers freute sich über sie sehr, nahm sie als Tochter an und nannte sie Nai Manggale. Sie nahm sie mit zum Markt, wo sie vor den Leuten tanzte, die sie begeistert betrachteten.

Als der Bildhauer und der Händler von dieser Nachricht hörten, gingen beide zum Heiler und beanspruchten jeder Nai Manggale für sich.

„Sie ist meine Tochter, weil ich ihr Bild geschnitzt habe," sagte der Bildhauer.

„Sie ist meine Tochter, weil ich sie kleidete und schmückte," sagte der Händler.

„Sie ist meine Tochter, weil ich sie zum Leben erweckt habe," sagte der Heiler.

Es war unmöglich, eine Lösung zu finden, bis ein Mann folgendes vorschlug: Der Heiler sollte als ihr Vater angesehen werden und würde sie verheiraten dürfen. Der Händler sei ihr Bruder, und als solcher sollte er einen Teil der Mitgift bekommen. Der Bildhauer sei ihr Onkel und sollte ebenfalls einen Teil der Mitgift erhalten.

So kam es nun, daß ein Mann die schöne Nai Manggale heiraten wollte. Doch diese war nicht bereit einzuwilligen, weil er nicht so gut aussah wie sie. Er aber wendete so lange magische Kräfte an, bis sie zusagte. Die Zeit verging, und sie waren schon lange verheiratet, doch noch immer hatte Nai Manggale ihrem Mann keine Kinder geboren. Sie wurde krank, und bevor sie starb, sagte sie zu ihrem Mann, daß der Bildhauer eine Figur von der Größe ihres Körpers schnitzen und sie „Si gale gale" nennen sollte. Vor

30 Maskierte Tänzer des Begräbnisrituals für einen vornehmen Verstorbenen. (Timur-Batak, Sumatra). Foto Historisches Fotoarchiv, Kon. Inst. v. d. Tropen, Amsterdam.

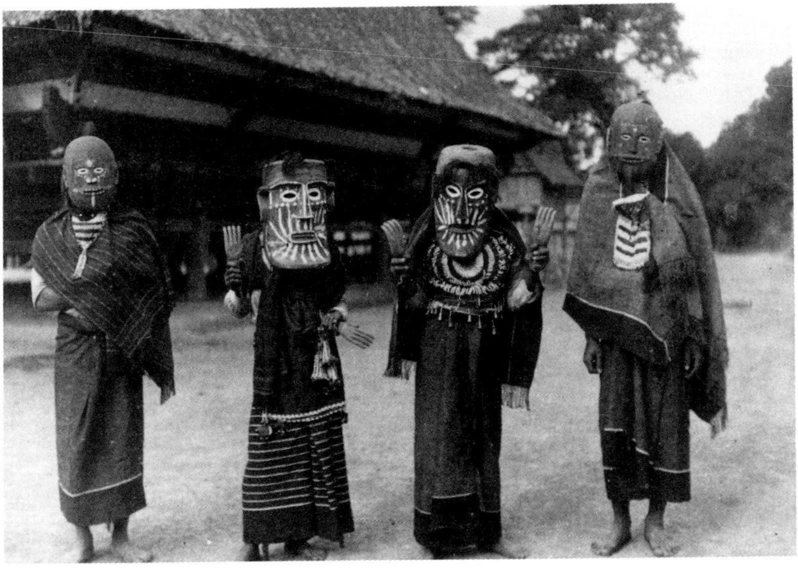

dieser sollten die Leute ein Trauerlied singen. Wenn man dies unterließe, würde ihre Seele nicht ins Land der Toten eingelassen. Dann würde sie keine Ruhe finden und ihren Mann so verzaubern, daß er weiterhin keine Kinder haben könnte«[14].

Maskentänze[15] spielten bei den Toba- und den Timur-Batak während der Begräbnisfeiern eine besondere Rolle. Früher setzte ein Sklave des Verstorbenen die Maske auf und ahmte mit zwei hölzernen Händen die Bewegungen seines Herrn nach. Im Verlauf des Festes wurde er getötet, damit er seinen Herrn ins Jenseits begleiten konnte. Mit der Abschaffung der Sklaverei durch die Holländer hörte auch das Töten der Sklaven auf; die Maskentänze wurden jedoch weiter veranstaltet (Abb. 30). Die hölzernen Masken und die hölzernen Hände mit den charakteristischen langen Fingern, welche die Tänzer trugen, sind in der Ausstellung zu sehen.

Anmerkungen

1) Über Geschichte und Entwicklung Sumatras s. Agthe 1979.
2) Hierzu vgl. Lebar 1972: 20ff., Stöhr 1975: 139ff.
3) U. a. Barbier 1983.
4) Münsterberger 1939: 63-110; Loeb 1935: 74ff., Stöhr 1975: 18-32; Warneck 1899, 1909: 4ff.
5) Über die Begriffe des Tondi und Begu vgl. Stöhr 1965: 9, Tobing 1956: 94ff., Warneck 1909: 8ff.
6) Stöhr 1968: 94ff.; Warneck 1909: 9f.
7) Vgl. Sell 1955: 92ff.
8) Im folgenden stütze ich mich auf Sibeth 1988: 123ff., der die älteren Quellen bearbeitet hat.
9) Dieser Abschnitt basiert auf Sibeth 1988.
10) v. Brenner 1894: 238.
11) De Lorm und Tichelman 1941: 32-41; Loeb 1935: 73; Schnittger 1939: 135.
12) Winkler 1925: 131.
13) Cameron 1985: 85ff., Schnittger 1939: 135.
14) Schnittger 1939: 136-138.
15) S. Cameron 1985: 85; De Lorm und Tichelman 1941: 42-50; Loeb 1935: 74.

Süd-Sumatra – Die Schiffstücher

Es seien hier zwei sogenannte Schiffstücher vorgestellt, die ihr Hauptmotiv von einem Schiff in unterschiedlicher Stilisierung beziehen. Das Schiff und seine Symbolik spielen, wie wir bisher gesehen haben, in den diversen Kulturen der Inseln Indonesiens eine besondere Rolle. Häuser und Särge werden oft als Schiffe dargestellt, Schiffsmotive dominieren bei Begräbnissen und als Grabzeichen[1].

Solche Schiffstücher wurden bis in die 20er Jahre dieses Jahrhunderts in Kröe und Umgebung (Süd-Sumatra) hergestellt. Gemeinsame technische Merkmale sind das

31 TAMPAN-Schiffstuch aus Baumwollgewebe in den Farben rotbraun, dunkelblau, dunkel- und hellgelb. Diese Tücher wurden bis in die 20er Jahre dieses Jahrhunderts in Kröe und Umgebung (Süd-Sumatra) hergestellt. Noch heutzutage spielen sie bei allen Übergangszeremonien – wie Namensgebung, Beschneidung, Heirat und Begräbnis – eine Rolle. Foto M. Obermaier 1989.

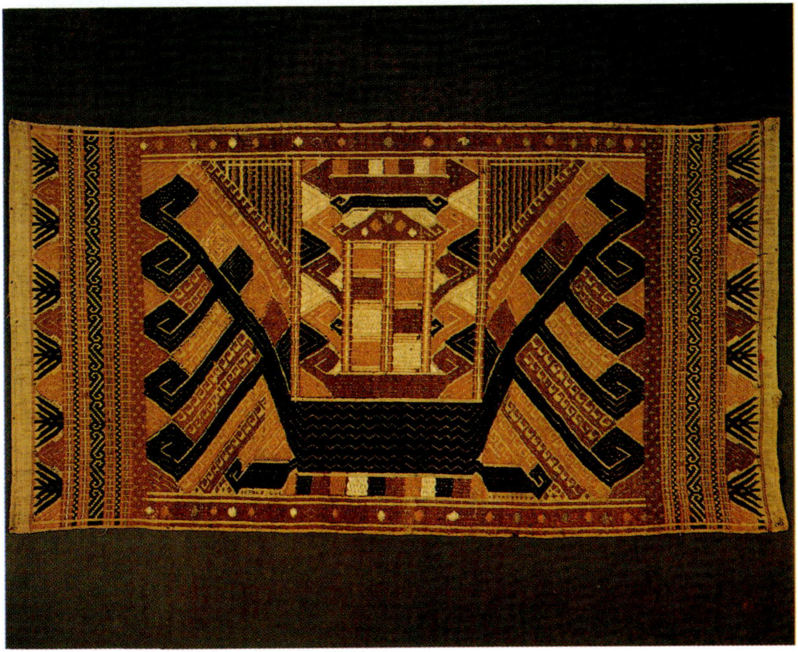

Grundgewebe aus Baumwollfäden und die Farben Rot, Blau und Gelb, hell und dunkel[2]. Als zentrales Motiv erscheint immer ein Schiff mit hochaufragendem Steven, der manchmal ganz eindeutig als Buceros-Vogel dargestellt wird. Manchmal gibt es ein Kajütenfenster, aus dem eine oder mehrere menschliche Figuren blikken. Ein Steuerruder oder Figuren von Tieren (Pferde, Hirsche) gehören vielfach zur Darstellung.

Nach ihrem Maß werden drei Arten von Schiffstüchern unterschieden, von denen zwei in der Ausstellung zu sehen sind. Die *palepai*-Tücher, deren Benutzung dem Adel vorbehalten war, sind groß (die Webbreite beträgt ca. 60 cm, die Länge erreicht bis zu 450 cm). Sie wurden bei Übergangsriten – wie Heirat oder Begräbnis – und Ratsversammlungen an der rechten Seite eines Hauses hinter der Hauptperson des Geschehens aufgehängt[3]. Die *tampan*-Schiffstücher sind fast quadratische Gewebe, deren Länge bzw. Breite zwischen 50 und 100 cm variiert (Abb. 31). Sie wurden von allen Gesellschaftsschichten verwandt und spielten bei Zeremonien eine bedeutsame Rolle: Bei der Namensgebung oder der Beschneidungszeremonie eines Kindes wurden sie ausgestellt, bei der Heirat war das Tuch Sitz der Braut, und außerdem tauschten die Mitglieder beider Familien Zeremonialspeisen und *tampan*-Tücher. Bei der Totenmahlzeit dienten diese Tücher zum Abdecken von Speisen; beim Waschen der Leiche wurden sie als Kopfunterlage benutzt, die Traggriffe der Totenbahre wurden mit den Tüchern umhüllt. Heutzutage werden sie vor allem bei Begräbnissen ausgestellt[4].

Die Deutung, es handle sich bei den Darstellungen um Seelen- oder Totenschiffe[5], wurde vielfach kritisiert: Es handle sich nicht *nur* um Totenschiffe; die Symbolik der Tücher sei weitreichender als nur eine Verknüpfung mit dem Tod. Die Benutzung der Schiffstücher während der Übergangsriten, d. h. während jener Schwellen, in denen ein Mensch seinen Status und seine Position innerhalb der Gesellschaft ändert, zeigt ihre dominante Bedeutung im rituellen Bereich an[6].

Anmerkungen

1) Zu Vorstellungen über das Schiff in Indonesien s. Vroklage 1936. Die Thematik der Schiffstücher wurde u. a. von Barbier 1977, Khan Majlis 1984 und van Dijk und de Jonge 1980 behandelt, s. insbesonders Gittinger 1976.
2) Aus Glasperlen angefertigte Schiffstücher sind selten, vgl. Abbildung in Steinmann 1965. Ein schönes Exemplar dieser Glasperlen-Tücher besitzt das Tropenmuseum, Amsterdam.
3) Gittinger 1976: 217f. Das *palepai*-Schiffstuch der Ausstellung zeigt ein großes Schiff mit je vier mäanderartig verlaufenden Bug- und Heckvorsätzen sowie stark stilisierte Menschenfiguren in den Farben Rotbraun, Dunkelblau und Gelb (60 x 280 cm). Das Tuch ist in Agthe 1979: 256 abgebildet. Die Autorin (ebda.: 255-273) bezieht sich ebenfalls auf die Geschichte und Entwicklung der Provinz Lampung in Süd-Sumatra, wo die Tücher angefertigt wurden.
4) Gittinger 1976: 211-217.
5) Z. B. Steinmann 1965. Ein Beispiel, das Steinmann anführt (1965: 2395), zeigt m. E. jedoch klar die Vorstellung einer „verkehrten Welt": In einigen Tüchern wird dem Schiff ein zweites, spiegelbildlich dargestelltes Fahrzeug entgegengesetzt. Der Autor verknüpft diese Darstellung mit der in Indonesien verbreiteten Aussicht, daß im Jenseits alle irdischen Dinge umgekehrt sind, d. h. daß sie auf dem Kopf stehend erscheinen.
6) Gittinger 1976: 219.

Nias – Die verkörperten Ahnen

„Wo ist der Ort, wo die Menschen nicht sterben?
Wo ist der Ort, wo die vielen nicht verderben?"
(Aus einem Niasser Totenlied. Thomsen 1981: 449)

Land und Gesellschaft

Die kleine Insel Nias (137 km lang und ca. 60 km breit, vgl. Landkarte auf S. 46) liegt 110 km von der Westküste Sumatras entfernt und ist indonesisches Staatsgebiet. Die Bevölkerung umfaßt ca. 300 000 Menschen.

32 Transport eines zentnerschweren Steines mit dem Schlitten (Süd-Nias). Foto Historisches Archiv Kon. Inst. v. d. Tropen, Amsterdam.

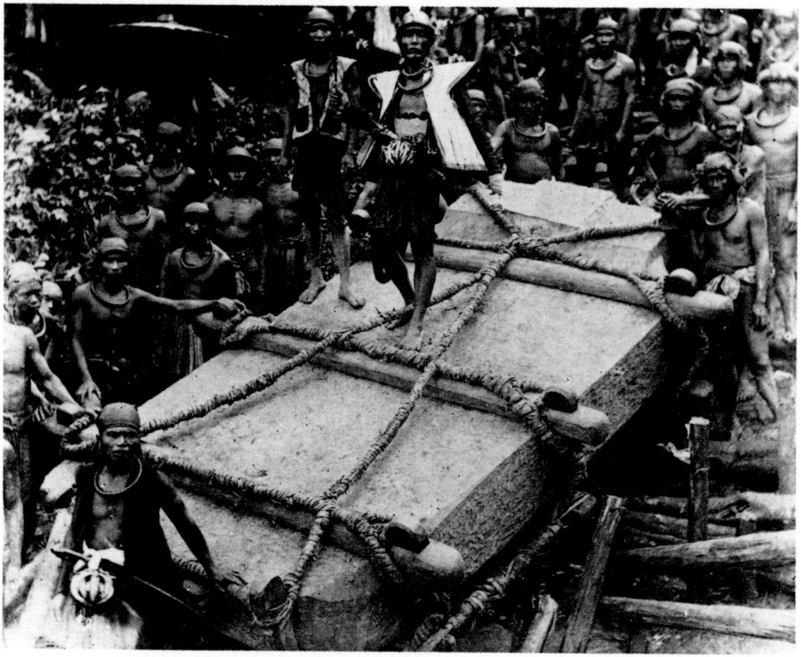

Das Klima der Insel ist tropisch geprägt: es ist heiß und regnerisch. Reis und einige Knollengewächse bilden die Grundlage der traditionellen Wirtschaft [1]. Das wichtigste Haustier ist das Schwein. Ansehen und Prestige eines Mannes richten sich nach der Anzahl der Schweine, die er besitzt. Charakteristisch sind auf Nias imponierende Dorfanlagen und bis zu 20 m hohe Häuptlingshäuser sowie Steinsetzungen, die bis in die 20er Jahre hinein beobachtet werden konnten (Abb. 32). Der Dorfplatz ist mit schweren Steinen gepflastert und mit Mauern, steinernen Treppen und Toren versehen (Abb. 33).

Das Zusammengehörigkeitsgefühl der Dorfbewohner ist stark entwickelt und übertrifft alle anderen sozialen Bündnisse, denn das Dorf steht stellvertretend für die Welt [2]. Daß das Dorf im Mittelpunkt steht, wird auch linguistisch ausgedrückt: „*Banua*" heißt nämlich „Dorf", „Land" und „Himmel". Das Dorf ist der Himmel und die Welt im Kleinen [3]. Diese Entsprechung zwischen Makro- und Mikrokosmos geht noch weiter: Die Häuptlingshäuser versinnbildlichen die Ahnen; jedes Haus ist

33 Dorfplatz mit Steinsetzungen und Steinobelisk (Hilinawalö, Süd-Nias). Foto W. Marschall 1973.

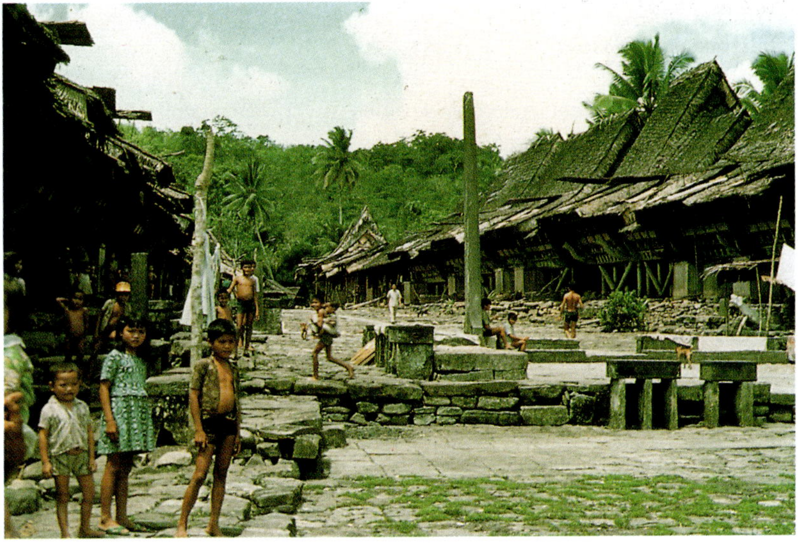

eigentlich ein abstraktes Abbild eines Ahnen mit Gesicht, Armen, Beinen und Diadem[4].

Die niassische Gesellschaft teilte sich früher in Gruppen: Adlige, Gemeine oder Freie und Sklaven. Der Adel steht in enger Beziehung zur Oberwelt und den Gottheiten.

Diese Teilung spiegelt sich sowohl im Alltagsleben wie in der Mythologie wieder, Sklaven z. B. werden in den Schöpfungsmythen nicht genannt. Nach ihrem Tod wurden sie entweder verscharrt oder einfach in den Busch geworfen. Für sie gab es keine Hoffnung auf ein jenseitiges Leben[5].

Heutzutage gibt es zwei soziale Schichten auf Nias: den Adel *(Si'ulu)* und die Gemeinen (*Sato*). Sklaven gibt es nicht mehr, jedoch wissen die Leute im Dorf noch, wer ursprünglich aus einer Sklavenfamilie stammt[6].
Seit den 20er Jahren sind christliche Missionare auf Nias tätig. Die meisten Inselbewohner gehören heute zur evangelischen Volkskirche, jedoch hat in den letzten Jahren die Zahl der Katholiken zugenommen.

Diesseits und Jenseits

Die Bestattungsriten beginnen auf Nias bereits vor dem eigentlichen Tod eines Menschen. Häuptlinge waren oft bei Riten zum eigenen Begräbnis anwesend (Abb. 34). Das heißt: die Verwandten des Sterbenden versammeln sich. In einigen Teilen der Insel gibt ein dem Tod geweihter Häuptling (oder ein Mitglied des Adels) seinen Atem an den Sohn weiter[7]. Das Wort *Noso* bedeutet soviel wie „Lebensatem". *Noso* wird dem ungeborenen Kind vom Gott *Lowalangi,* der in der Oberwelt lebt, zugeteilt. Nach dem Tod kehrt dieser Lebensatem zu *Lowalangi* zurück. Im Tod trennt sich vom Menschen auch sein Schatten (*Bechu*). Ihn begleiten die Sterbe- und Bestattungsriten ins Totenland. Gegenüber anderen haben Häuptlinge einen zusätzlichen Atem, *Eheha* genannt. *Eheha* ist als „Geist der Häuptlinge mit hervorragenden Eigenschaften" zu übersetzen. Diesen Atem nimmt der Sohn eines sterbenden Dorfherrn mit seinem Mund auf, damit er in ihm weiterlebe. Sein letzter Bestimmungsort ist jedoch *Tete Holi Ana'a,* die mythische goldene Stadt in der Oberwelt.

Nach dem Ableben wird der Leichnam gewaschen[8] und seiner sozialen Schicht entsprechend gekleidet: Goldene oder weiße Gewänder für den Adel, rote oder dunkle für das Volk. Die Leiche bleibt entweder zu Hause oder in einem Sarg auf dem Dorfplatz, bis die Bestattungsriten, die sich über mehrere Tage erstrecken, zu Ende sind. Hier spielen Zeremonialkleidung und verschiedene Tänze, Gongs und Trommelschläge eine wichtige Rolle. Die weiblichen Verwandten des Toten versuchen zu verhindern, daß der Sarg aus dem Haus geschafft wird, bzw. daß der Tote beerdigt wird. Für die Handlung gibt es m. E. keine Erklärung in der Literatur, jedoch findet die rituelle Negation des Todes auch bei anderen Völkern statt. Der Priester *(Ere)* hat jetzt eine wichtige Aufgabe zu vollbringen: er „füttert" nämlich die Totenseele mit Wasser und Fleisch, um sie auf diese Weise von Familie und Dorf entfernt zu halten.

34 Die Begräbnisrituale begannen oft vor dem eigentlichen Sterben eines Dorfherren oder Mitglied des Adels. Hier wird ein sterbender Niasser zu seinem eigenen Begräbnisfest getragen. Foto Historisches Archiv. Kon. Inst. v. d. Tropen, Amsterdam.

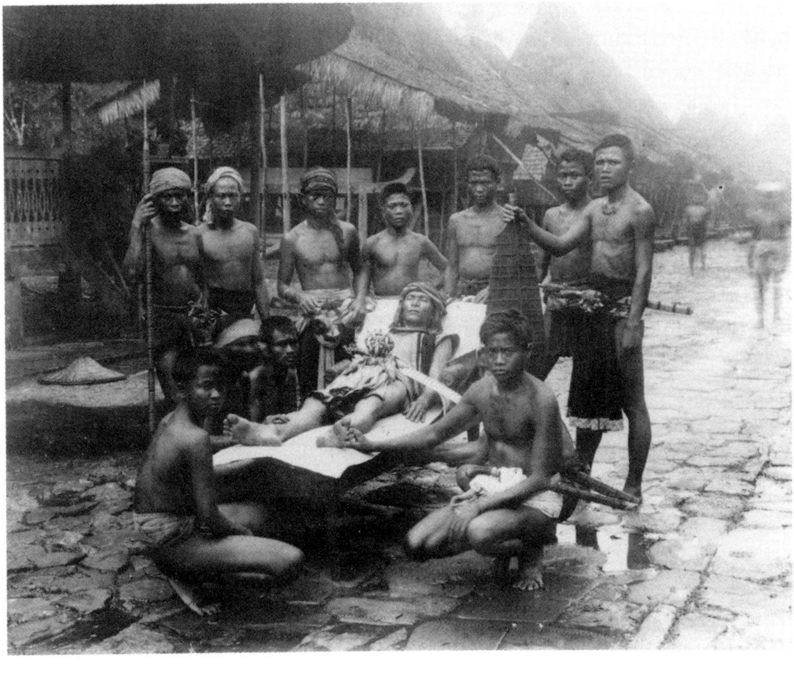

Auf Nias wurden früher für Häuptlinge prächtige Steinsärge angefertigt: für die Gemeinen war der Sarg schlichter. Für die Sklaven wurde kein Begräbnis veranstaltet. Die in Indonesien verbreitete Auffassung des „schlimmen Todes" bezieht sich für Nias insbesondere auf gewaltsam Verstorbene, die eine Gefahr für die Lebenden darstellen, da ihre Seelen nach dem Tod zu *Bechu*, zu bösartigen Totenseelen, werden [9].

Die *Adu zatua*

Adu zatua, kleine, hölzerne Figuren aus Nias, die einen sitzenden oder stehenden Menschen darstellen (Abb. 35 und 36), sind zahlreich in Museen vertreten. Wenn man sie in der Ausstellung einzeln sieht, sollte man daran denken, daß sie auf Nias ganz anders plaziert waren. In Reihen dicht beieinander standen die hölzernen Figuren an den Wänden der Adels- und Häuptlingshäuser. Bis in die 50er Jahre hinein sollen die christlichen Missionare auf Nias die *Adu zatua* aus den Wänden gerissen haben [10]. Sie waren ja aus ihrer Sicht Götzenbilder, die ein Hindernis für die Christianisierung der Niasser bildeten. Diese Auffassung war nicht falsch, da die Missionare die Ausrottung des religiösen Glaubens der Niasser anstrebten, um ihn durch den christlichen Glauben zu ersetzen. Für die Niasser waren die *Adu zatua* in der Tat ein Glied in der Kette, das die Menschen mit den Gottheiten verknüpfte. Das Verbot, den *Adu zatua* zu opfern und zu ihnen zu beten, war sicherlich ein schwerer Schock für die Niasser. Das religiöse System der Niasser kann hier nicht im Detail behandelt werden. Doch einige der wichtigsten Gottheiten seien hier genannt. Vordergründig stehen sich zwei männliche Gottheiten antagonistisch gegenüber, gleichzeitig aber ergänzen sie sich [11].

Lowalangi	*Lature*
Oberwelt	Unterwelt
das Gute, Leben	das Böse, Tod
Farben Gelb oder Gold	Schwarz oder rote Farbe
Hahn, Nashornvogel und Adler	Schlange
Sonne	Mond
Licht	Dunkelheit
Weltenherrscher, der den Kosmos regiert	Welterhalter, der die Erde trägt

35 Holzfigur eines Vorfahren. Das Diadem, die flache Kette und der einzelne Ohrring sind Attribute der Adligen (Insel Nias). Foto M. Obermaier 1989.

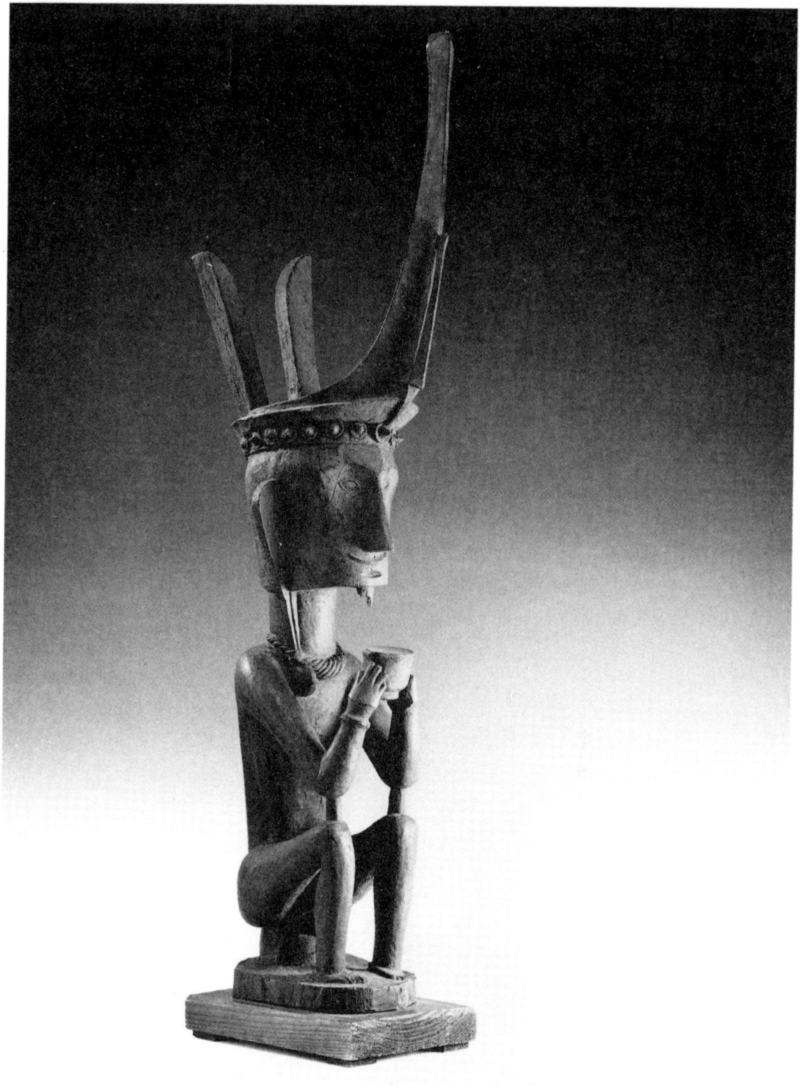

36 Holzfigur eines Vorfahren mit künstlichem Bart, Attribute der Adligen (Insel Nias). Foto M. Obermaier 1989.

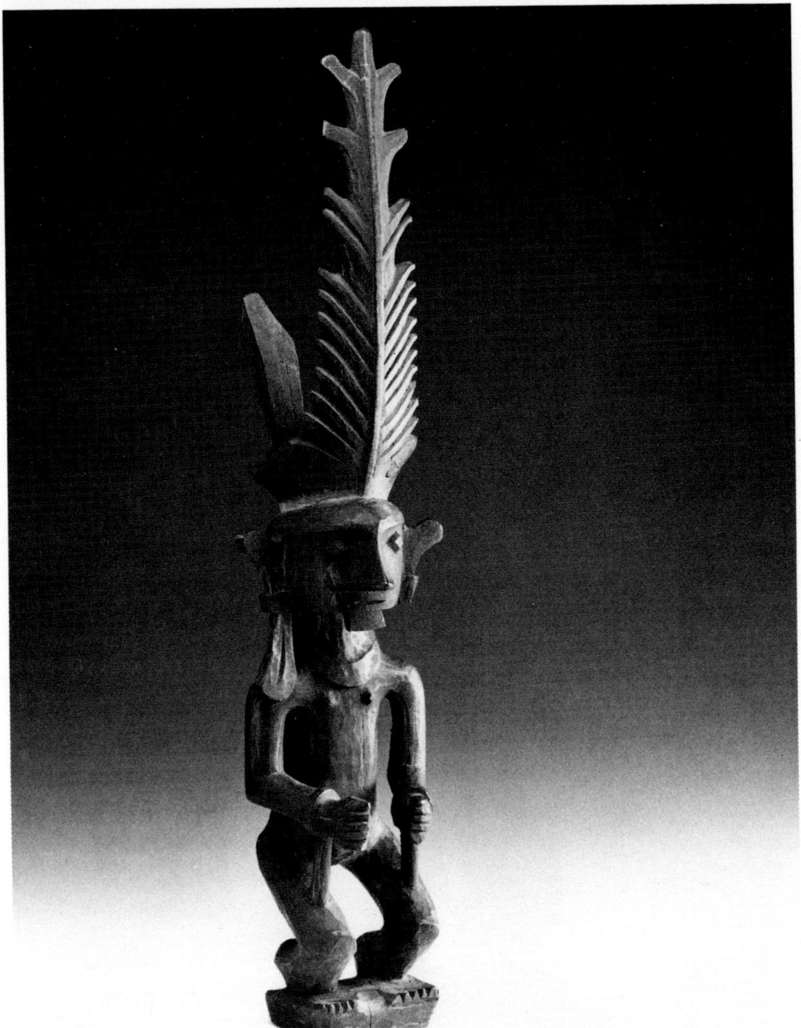

Eine kosmische und sexuelle Ambivalenz besitzt[12] *Silewe Nazarata,* die weibliche Gottheit. Sie ist das Vorbild der niassischen Priester und hat in der mythischen Zeit die Sitte eingeführt, aus bestimmten Gründen oder zu bestimmten Anlässen eine hölzerne Figur anzufertigen.

Ein Gesang aus Mittel-Nias gibt eine andere Darstellung über den Ursprung der *Adu zatua*[13]. Die Taten des Stammvaters *Hija* werden in dem längeren Lied besungen: Er kam aus der Oberwelt und gründete ein Dorf. Kurz vor seinem Tod institutionalisierte er die Herstellung der *Adu zatua.*

Beim Abschied sagte er zu seinen Nachfahren, sie sollten Ahnenbilder schnitzen und diese in das Gebälk des Hauses (als Stellvertreter der verstorbenen Ahnen) bringen:

> Holt euch Mausö lölö waöhö-Holz,
> holt euch Mausö a'dulo-Holz,
>
> bildet es wie eine Menschengestalt,
> bildet es wie eine Kindergestalt.
>
> Wenn ihr ihm ein Gesicht gegeben habt,
> wenn es wie ein Kind aussieht,
>
> dann gebt es nach oben hinauf,
> oben in den großen Raum,
>
> in das Gebälk des Ledawa-Hauses,
> in das Gebälk des Tuho-Hauses;
>
> macht es hell mit weißen Blättern,
> schmückt es mit Verzierungen am
> Kopftuch.
>
> Ladet die Seele des Vaters als
> Mitbewohner ein,
> ruft sie zum Gespräch herein,

bringt Opfer beim Ertönen der Fondrahi
Trommel,
opfert beim Krähen der Hähne.

Da es nun (das Ahnenbild) hingesetzt
ist wie ein Mensch
da der Opfergesang zu Ende ist,

nennt man es Adu Zatua,
nennt man es Adu Zaho,

er ist der Stellvertreter eures alten
Vaters,
der Stellvertreter eures sorgenden
Vaters

auf ihn wird die Seele (des Hija)
übertragen,
ihm gilt der Lobgesang[14].

Die ältesten Quellen[15] beschreiben die *Adu zatua* als verkörperte Seelen der verstorbenen Verwandten; es verstrich kaum ein Tag, ohne daß den Skulpturen Opfer und Gebete dargebracht wurden. Nicht nur im Falle von Geburt, Schwangerschaft und Begräbnis opferte man den Figuren, sondern auch bei Alpträumen, vor einem Jagdzug oder beim Hausbau; d. h. die *Adu zatua* waren die Beschützer in allen Lebenssituationen.

Die *Adu zatua* sind mit den Zeichen der Ahnen und der Dorfherren geschmückt: ein goldenes Diadem, eine flache Halskette, ein einzelner Ohrring, der das Ohrläppchen ausweitet (Abb. 35, 36). Manchmal tragen sie auch einen Schnurrbart. Diadem, Halskette und ein künstlicher Schnurrbart sind auch die Merkmale des Häuptlings (Abb. 37, der einzelne Ohrring ist auf dem Foto nicht zu sehen, vgl. die Abb. 38. Frauen des Adels trugen zwei Ohrringe)[16].

Die *Adu zatua,* Verkörperungen früherer Ahnen oder verstorbener Männer des Adels, waren Vermittler zwischen den lebenden Niassern und der mythischen

37 Dorfherr bei einem Festmahl. Er trägt die Zeichen seines Standes: ein goldenes Diadem (als mythischer Lebensbaum interpretiert), eine flache Halskette und einen künstlichen, aus Metall gefertigten Schnurrbart. Der einzige Ohrring – ein weiteres Merkmal der Dorfherren – ist auf dem Foto nicht sichtbar (vgl. Abb. 38). Die Teller sind wahrscheinlich chinesisches Porzellan, das über Sumatra nach Nias kam und hier sehr begehrt war (Hilisatora, Nias). Samml. A. Møller. Aufnahme eines unbek. chinesischen Fotografen 1925-27. The National Museum of Denmark, Kopenhagen.

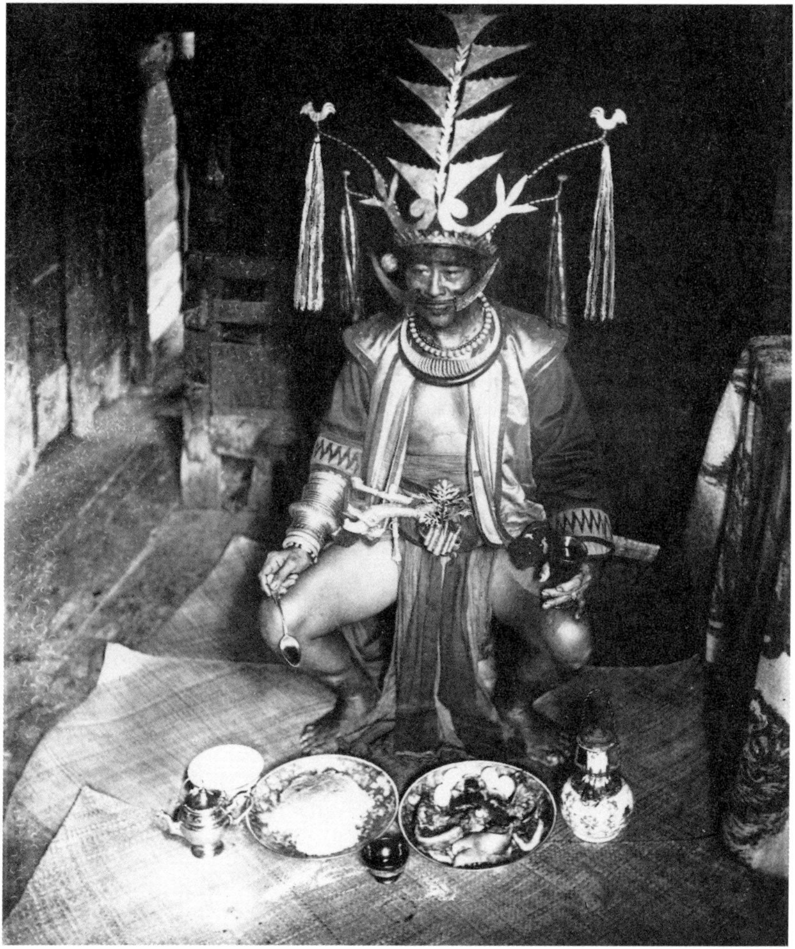

38 Nias: Adlige mit den Zeichen ihres Standes. Samml. A. Møller. Aufnahme eines unbek. chinesischen Fotografen 1925-27. The National Museum of Denmark, Kopenhagen.

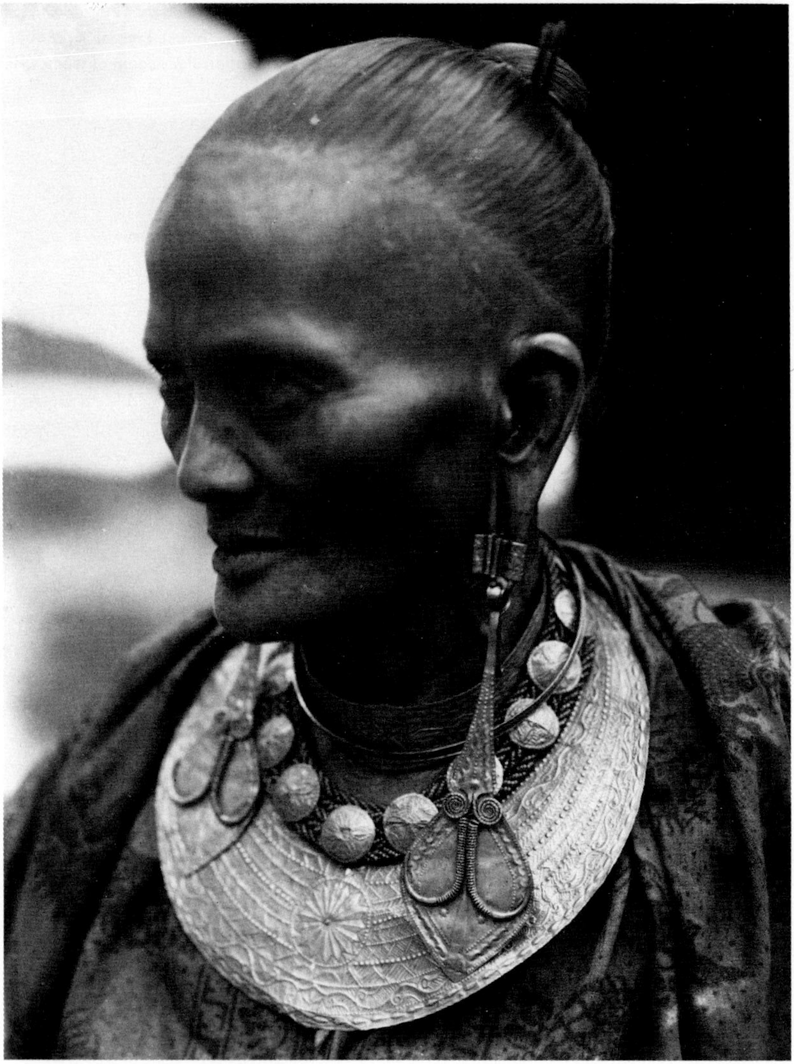

Urzeit. Die Zerstörung der *Adu zatua* durch die christliche Missionierung konnte jedoch nicht die Niasser von ihren Ahnen trennen. Auch in der Gegenwart spielen die *Adu zatua* eine wichtige Rolle für die Identität der Niasser[17].

Anmerkungen

1) Über Kulturpflanzen und Anbaumethoden auf Nias s. Marschall 1976; 163-182.
2) Stöhr 1965: 83.
3) Marschall 1976: 55.
4) Feldman 1984: 46.
5) Stöhr 1975: 83.
6) Feldman 1984: 45; Marschall 1976: 60.
7) Thomsen 1981: 452; seine Aufzeichnungen aus den 30er Jahren stammen aus Mittel-Nias.
8) Suzuki 1959: 116ff., Schröder 1917: 282ff.
9) Über den „schlimmen Tod" vgl. Sell 1955.
10) Marschall 1976.
11) Stöhr 1965: 79f., 1976: 34-42. Über die Schöpfungsmythen s. Modigliani 1890: 615ff., Münsterberger 1939: 5-50.
12) Suzuki 1959: 10.
13) Thomsen 1979: 209. Jedes niassische Dorf hatte bis in dieses Jahrhundert hinein seine eigenen Schöpfungsmythen, Totengesänge usw. (ebda.: 211).
14) Ebda.: 1979: 259.
15) U. a. Modigliani 1890: 614.
16) Über die verschiedenen Kategorien von *Adu* vgl. Modigliani 1890: 631ff. Über die *Adu* allgemein vgl. Barbier 1978, Feldman 1984, Fischer 1909, Marschall 1979: 19-28.
17) Die Relevanz der Genealogien drückt sich in der Bitte aus, die der Dorfherr einer Siedlung auf Süd-Nias an den Ethnologen Marschall in den 70er Jahren richtete: Er solle die Ahnenreihe an niemanden auf der Insel weitergeben, damit niemand sich das Ansehen verschaffen könne, er gehöre zur Oberschicht. Vor allem aber sollte der Ethnologe die Genealogie nicht dem Bruder des Dorfherren mitteilen. Da dieser im Hafenort lebte und die Dorfgemeinschaft verlassen hatte, war es ihm verboten, sich mit Hilfe der Genealogie Ansehen zu verschaffen (Marschall 1976: 70f.).

DAJAK–GRUPPEN AUF KALIMANTAN (BORNEO)

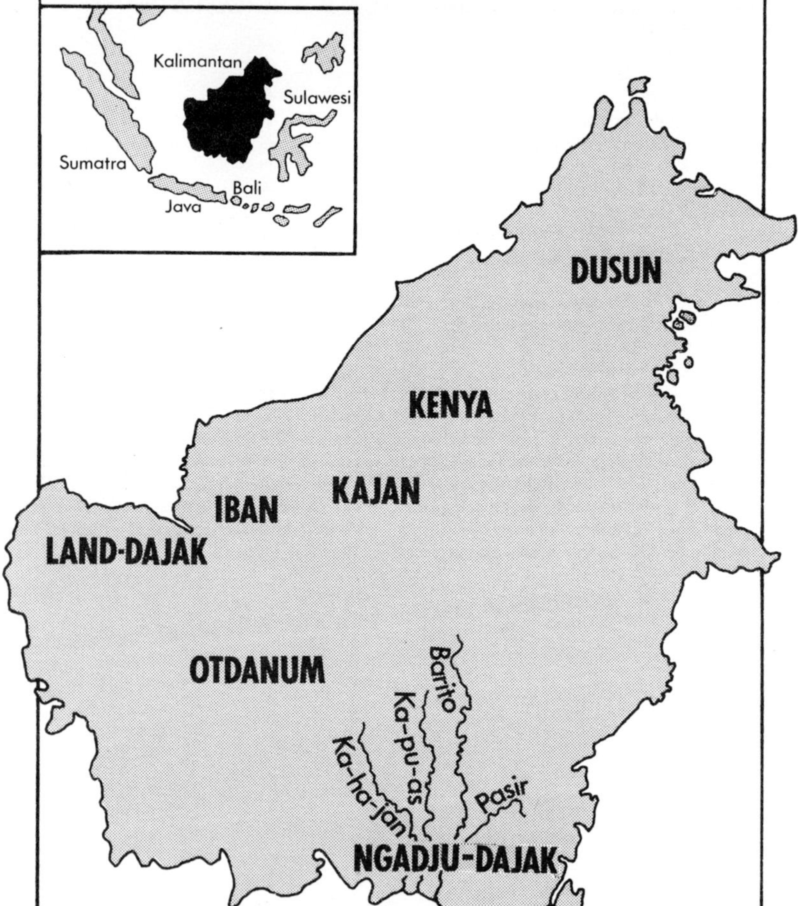

Das Schiff im Totenreich – Die Dayak Kalimantans

„Ich nehme Abschied von dir, oh Gehölz, du heiliger
Hain des Falken, ich grüße dich noch einmal, oh Wald,
wo man Vorzeichen erbittet."
(Abschied des verstorbenen Sayak, in: Schärer 1966: 735)

Allgemeines

Die Insel Kalimantan (früher Borneo) ist mit einer Landfläche von 550 000 km^2 etwa doppelt so groß wie die Bundesrepulik. Politisch geteilt, gehört der größte Teil der Insel zur Republik Indonesien. Sarawak und Sawah im Norden sind malaiische Bundesstaaten. Das kleine Brunei an der Nordküste bildet ein politisch autonomes Sultanat.

Kalimantan, unmittelbar am Äquator gelegen, wird durch ein tropisches Klima geprägt, das sich durch hohe Temperaturen und jährliche Niederschlagsmessungen von 2500 mm an der Küste und 4500 mm im Binnenland auszeichnet. Ein weitverzweigtes Flußnetz durchzieht den dichten Regenwald im Landesinneren. Flüsse bilden die wichtigsten Verkehrswege, an deren Ufern die meisten Dayak-Dörfer liegen. Die Dayak betreiben Brandrodungsfeldbau und bauen Reis an.

Das Wort Dayak bedeutet so viel wie Binnenland und ist eine von den Holländern übernommene Sammelbezeichnung für die im Landesinneren lebenden Bevölkerungsgruppen. Sprachlich und auch kulturell bilden die Dayak keine Einheit. Man unterscheidet einige Dutzend Dayak-Völker, die wiederum in ca. 300 eigenständigen Gruppen aufgesplittert sind. Nach jüngsten Schätzungen beträgt die Zahl der Dayak ca. drei Millionen[1].

Man unterscheidet nach den geographischen Regionen fünf Dayak-Gruppen:
- die Ngadju-Dayak im Südosten
- die Dayak in West-Kalimantan und West-Sarawak (die sog. Land-Dayak oder Kandayan)

- die Iban oder See-Dayak in Nordwest-Kalimantan (Sarawak)
- die Dayak-Völker Zentral-Kalimantans
- die Dayak im Gebiet von Sawah [2]

Es ist nicht möglich, auf die Geschichte der Insel Kalimantan und ihre Bewohner in diesem Rahmen näher einzugehen. Doch einige Informationen sind wichtig.

An der Küste der Insel leben überwiegend Malaien, Araber, Chinesen und Buginesen, die relativ spät nach Kalimantan kamen und – so vermutet man – die autochthone Bevölkerung ins Landesinnere abdrängten.

Neben dem Einfluß des Islams, der die Dayak-Gruppen in unterschiedlichem Maße berührte, gibt es seit Anfang dieses Jahrhunderts den Einfluß christlicher Missionen.

Die Mehrheit der Dayak lebt im indonesisch verwalteten Teil Kalimantans. Der indonesische Staat respektiert jedoch die Dayak nicht in ihren Traditionen. So wird die Dayak-Bevölkerung von staatlicher Seite dazu gedrängt, eine der großen Religionen zu übernehmen. Religion wird dabei als ein Glaubenssystem mit einem Gott und einer Heiligen Schrift verstanden. Die religiösen Systeme der Dayak zählen nicht zu den vier akzeptierten Religionen (Islam, Christentum, Hinduismus und Buddhismus) [3]. Sie werden als solche nicht einmal anerkannt. Dies erscheint um so absurder, je tiefer man in das komplexe Denksystem der Dayak eindringt.

Im Folgenden werden wir uns auf die Ngadju, einer der größten Dayak-Gruppen im Südosten Kalimantans, konzentrieren. Die Ngadju leben an den großen Flüssen Kapuas, Kahajan, Katingan und Sampit.

Das Sterben

Das Sterben beginnt bei den Ngadju-Dayak bereits vor dem Tod. Einige Zeit vor seinem tatsächlichen Tod bekommt jeder Mensch ein Zeichen seines baldigen Endes: Eine völlige Wandlung seines Charakters setzt ein. Wer gutherzig und freundlich war, wird nun hartherzig, der Tapfere wird zum Feigling und umgekehrt. Sobald die Angehörigen eine derartige Charakterveränderung bemerken, opfern sie dem mächtigsten *sangiang*[4], *Tempon Telon,* um das Geschick abzuwenden. In aller Stille trifft man jedoch Vorkehrungen für den Todesfall, um nicht davon überrascht zu werden[5]. Hier zeigt sich m. E. klar, daß das Sterben nicht ein plötzliches Ereignis darstellt, sondern als ein Prozeß aufgefaßt wird, dessen Vorzeichen bereits vor dem eigentlichen Tod sichtbar werden.

Die Tatsache, daß sich bei dem Todeskandidaten eine totale Umkehrung seines Charakters vollzieht, ist bemerkenswert. Sie steht in enger Beziehung zu den Jenseitsvorstellungen der Dayak: die Toten machen nämlich alles anders als die Lebenden. In der Charakterveränderung des noch lebenden Menschen zeigt sich schon sein langsamer Übergang in eine andere Seinsweise. Wir werden später auf diese Idee zurückkommen.

39 Sarglegung einer verstorbenen Priesterin. Der Sarg besteht aus einem ausgehöhlten Baumstamm. Kleinere Gegenstände werden der Toten auf die Augen gelegt, wahrscheinlich um zu vermeiden, daß die Tote ihre Verwandten anblickt und ihnen Schaden zufügt (Maanyan-Dayak, Dorf Dorong, Kalimantan). Foto S. Balbach 1987.

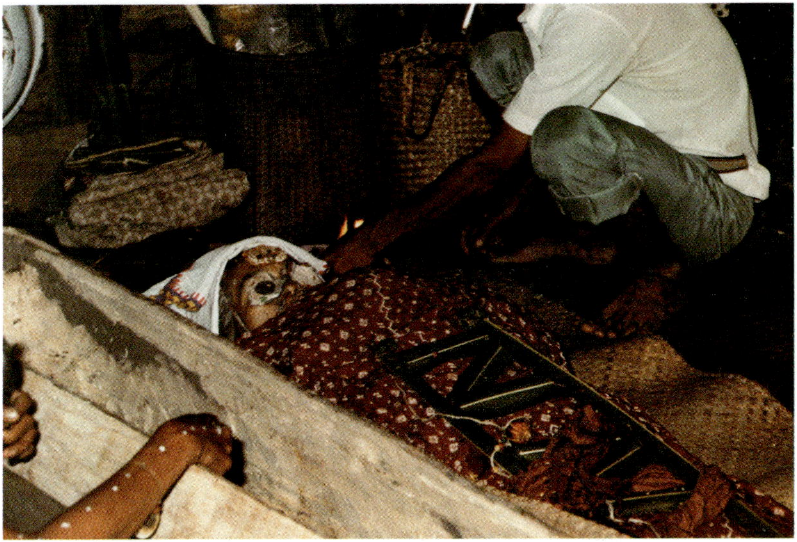

Bei der nun folgenden Beschreibung der Handlungen, die im Falle eines Todes durchgeführt werden, darf nicht vergessen werden, daß es sich hier um einen idealtypischen Ablauf handelt. Abweichungen sind – je nach Zeit und Ort – durchaus üblich[6].

Stirbt jemand, wird die Leiche von den nächsten Verwandten mitten im Haus auf eine schöne Matte gelegt. Die Augen bedeckt man mit Goldmünzen, damit der Tote „verschlossene Augen bekommt" und so seine Angehörigen nicht mehr sehen und ihnen nicht schaden kann (Abb. 39). Um den Leichnam herum werden Gegenstände aus dem Besitz des Toten aufgestellt (Abb. 40). Kurz nach Eintritt des Todes fällt man eine Kokospalme, damit der Tote auch im Totenreich eine Palme vorfindet[7].

40 Der Verstorbene lag zum Zeitpunkt der Aufnahme bereits seit zwei Monaten aufgebahrt im Haus und sollte in etwa zwei Wochen bestattet werden. Um ihn herum ist sein Besitz (Bronzegong, Schwert, Schild, Radio) aufgestellt (Ngadju-Dayak, Dorf Sebabi, Kalimantan). Foto S. Balbach, 1987.

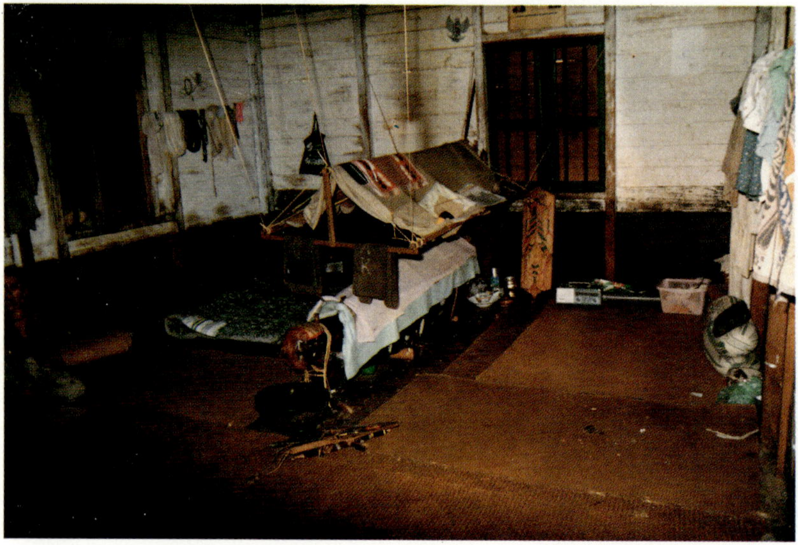

Man streut Reis auf die Leiche, damit die Reisseele (*Gana*) der Seele des Verstorbenen folgt und ihr im Jenseits als Nahrung dient. Man versucht, die Kleidung des Toten möglichst kostbar und schön zu gestalten.

Der Ausdruck von Trauer ist zum Teil sehr heftig; in der Vergangenheit sollen Witwen sogar Selbstmord begangen haben. Die Angehörigen des Toten sind mehrere Tage *pali* (unrein). Es besteht für sie ein Speisenverbot, und sie dürfen keine Besuche abstatten. Das Haus und alles, was mit dem Toten in Kontakt stand, ist ebenfalls *pali*. Die Trauerkleidung ist zuerst weiß, später schwarz.

Die Ngadju-Dayak praktizieren die sekundäre Bestattung, d. h. die Leiche wird zuerst bestattet, später werden die Gebeine herausgenommen und endgültig bestattet.

41 Während eines Totenfestes leitet die Priesterin (mit dem Schwert in der Hand) die Totenseele ins Jenseits. Im Vordergrund sitzt die Tocher des Verstorbenen (Maanyan-Dayak, Dorf Dorong, Kalimantan). Foto S. Balbach 1987.

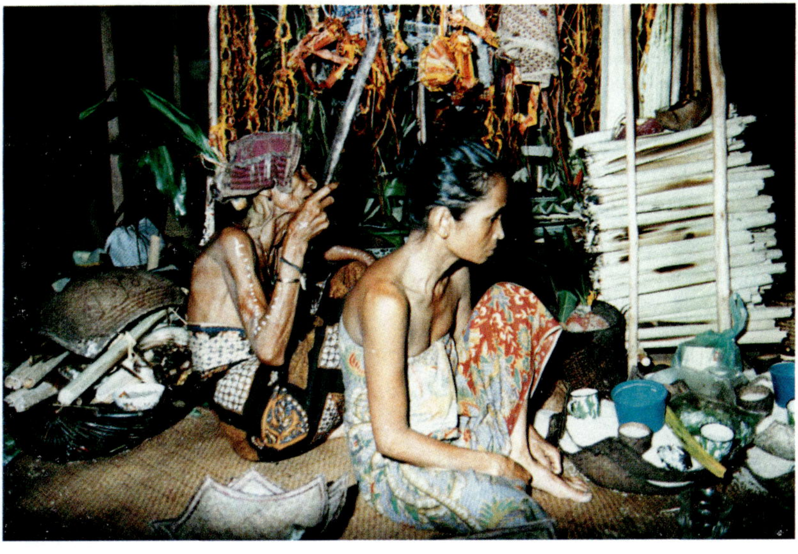

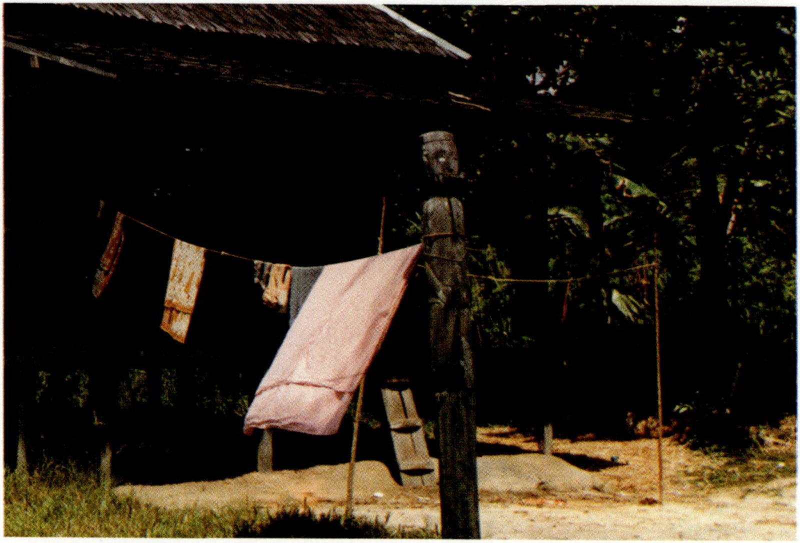

42 HAMPATONG, eine aus Eisenholz geschnitzte Figur, die beim Tiwah-Fest (Totenfest) angefertigt und aufgestellt wird. HAMPATONG sollen ursprünglich als Stellvertreter für getötete Sklaven beim Tod ihres Herrn entstanden sein (Ngadju-Dayak, Dorf Sebabi, Südost-Kalimantan). Foto S. Balbach 1987.

43 Eine Gruppe von HAMPATONG (hölzerne Skulpturen); in der Mitte ein Beinhaus (SANDONG), in dem die Gebeine des Toten endgültig bestattet wurden (Ngadju-Dayak, Dorf Palangan, Südost-Kalimantan). Foto S. Balbach 1987.

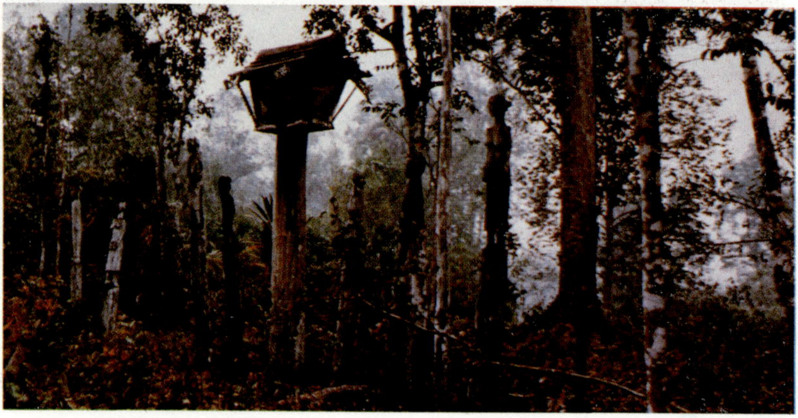

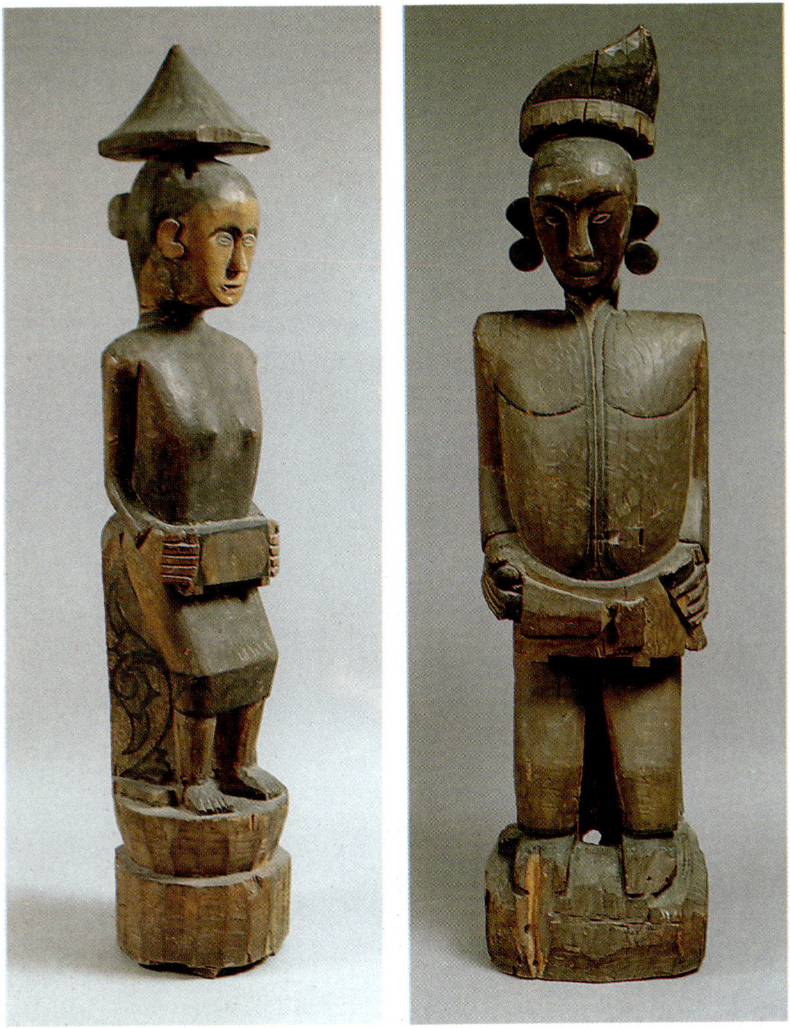

44 a, b Weibliche und männliche HAMPATONG-Figur, die beim TIWAH-Fest der Ngadju-Dayak aufgestellt wurden. Sie ersetzen die bis Ende des 19. Jhs. getöteten Sklaven eines vornehmen Verstorbenen (Kalimantan). Fotos Rautenstrauch-Joest-Museum für Völkerkunde, Köln 1989.

Die männlichen Angehörigen stellen bald nach dem Tod den Sarg her. Früher wurden Särge bootsartig gestaltet. Frauensärge trugen die Figur der Wasserschlange, Männersärge die des Nashornvogels (Abb. 45-47), wodurch das Sterben symbolisch mit der mythischen Urzeit verknüpft wurde. Die Särge wurden mit jenen Booten gleichgesetzt, mit denen die ersten Menschen aus dem Himmel zur Erde kamen, und wurden auch gleich bezeichnet[8].

45 Dayak-Sarg mit Darstellung der Wasserschlange (Ost-Kalimantan). Foto K. Helbig 1983.

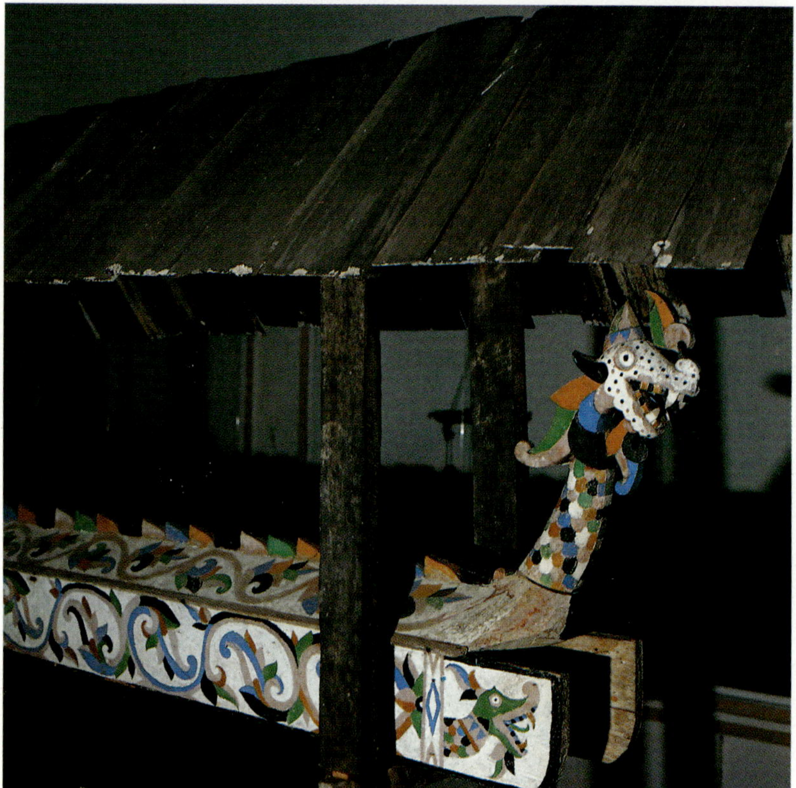

Der Sarg wird bis zum Totenfest *(Tiwah)* auf einer Plattform im Friedhof aufbewahrt. Nur wenn man damit rechnet, daß bis zum Totenfest einige Jahre verstreichen werden, begräbt man den Toten sofort, denn sollte der Sarg umstürzen oder zerfallen, wäre das ein schlechtes Omen.

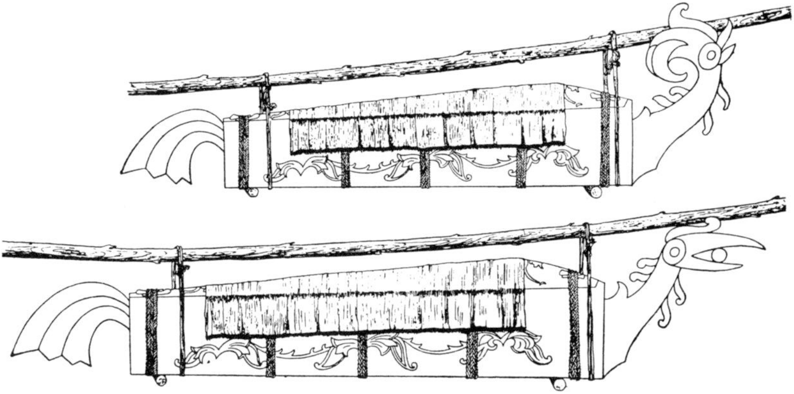

46 Frauen-Särge der Ngadju-Dayak (Kalimantan) mit Darstellungen der Wasserschlange. Diese Särge sind materielle Manifestationen des Schöpfungsmythos der Dayak. Die einem Boot ähnliche Sargform stellt ein wesentliches Element des Mythos dar, demzufolge das erste menschliche Paar auf einem Boot die irdischen Flüsse befuhr. Auf beiden Seiten des Sarges ist eine Liane dargestellt, die den Lebensbaum symbolisiert (aus Schärer 1963: 91f., Abb. 8).

47 Männer-Sarg der Ngadju-Dayak (Kalimantan) mit Darstellung des Nashornvogels (vgl. auch Abb. 45) (aus Schärer 1963: 91f., Abb. 9).

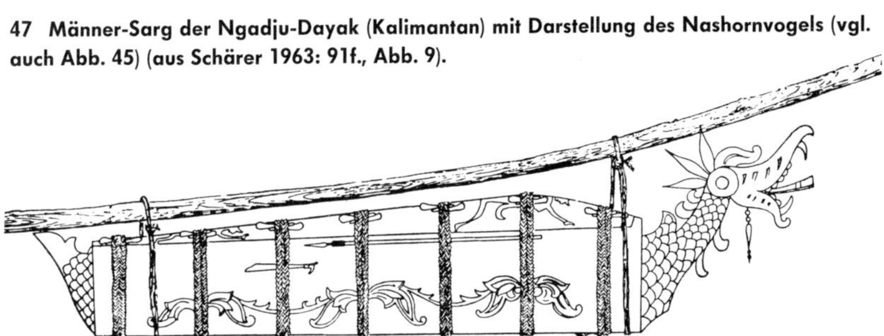

Die Zeremonien des Todes

Zwei Zeremonien sind bei den Ngadju-Dayak sowohl für das Heil des Toten als auch für das der Hinterbliebenen wichtig: das *Tantolak-matei* („Wegschieben des Toten") und das *Tiwah*-Fest.

1. Das *Tantolak-matei*

Am intensivsten setzte sich der Missionar Schärer mit Dayak-Religion und Priestertum auseinander. Aus seinen Arbeiten geht die Bedeutung hervor, die er der Dayak-Lehre beigemessen hat, zumal er auch die esoterischen Aspekte der Dayak-Traditionen eingehend untersuchte.

Schärer betonte ausdrücklich, daß weder ein einzelner Dayak das ganze religiöse Leben kennt, noch jeder Priester das äußerst komplizierte religiöse Denken in seinem ganzen Umfang beherrscht[9]. Das Ergebnis seiner Arbeiten sind Tausende von Textseiten, meist zweisprachig ausgearbeitet.

Viele religiöse Texte wurden nicht in der normalen Dayaksprache rezitiert, sondern in der sogenannten *Basa sangiang*, einer heiligen Kultsprache mit alten Sprachelementen (*Basa* = Sprache, *Sangiang* = mythisches Wesen).

Diese Kultsprache wenden Priester oder Priesterinnen an, wenn sie mit den mythischen Wesen in Kontakt treten. Die Dayak unterscheiden zwischen dieser „Himmelssprache" und dem normalen Dayak oder der „Erdsprache." Die umfangreichen Texte müssen von den Priesterlehrlingen auswendig gelernt werden; erst mit ihrer Beherrschung gilt die Priesterlehre als abgeschlossen.

Um die Zeremonie des *Tantolak matei*[10] („Wegschieben des Toten") zu verstehen, sind die Einflüsse zu berücksichtigen, die ein Todesfall verursacht. Die Einflüsse des Todes – der Tod selbst? – wölben sich wie eine Glocke über Häuser und Dorf. Sie verhüllen das Dorf wie Nebel. Vor allem die Verwandten des Toten, aber auch alle anderen Dorfbewohner sind diesen Einflüssen ausgesetzt.

Am dritten oder siebten Tag nach der Beisetzung des Toten treten Priesterinnen auf, um Menschen und Dorf vom Unheil des Todes zu befreien. Sie können dies nur mit Hilfe der *Sangiang,* verschiedener mythischer Wesen der Oberwelt, vollbringen. Dafür ergreifen die *Sangiang* Besitz vom Körper der Priester oder Priesterinnen.

Um zu zeigen, daß sie das Recht besitzen, die *Sangiang* um Hilfe zu rufen, müssen die Priester die langen Mythen von der Schöpfung der Welt und der Menschen und die verschiedenen Genealogien lückenlos rezitieren[11].

Ein wichtiger Teil des Rituals besteht darin, die Reisseelen[12] in die Oberwelt zu schicken, damit sich diese dort in Regen verwandeln, der Haus und Dorf von den schädlichen Einwirkungen des Todes befreit. Durch Ausstreuen von Reiskörnern versuchen die Priesterinnen den befreienden Regen herbeizulocken.

Die mit dem Ausschicken der Reisseelen verknüpften Texte sind extrem lang und metaphorisch. Hier sei nur ein kurzes Beispiel zitiert:

> „Beregnet alle Abteilungen des Hauses des Getragenen,
> beklopft und betropft die Schwelle der Wohnung.
> Um zu lösen die Wolken, die unreinen des Todes,
> um zu befreien von dem Tau, dem verderblichen der Verlorenen."

Wichtig ist dabei die Reinigung der Verwandten des Toten; Männer werden mit Hühnerblut gereinigt, über den Köpfen der Frauen schwingt man Blätter, um das Unheil zu vertreiben.

Die Texte handeln oft von den wichtigsten religiösen Erscheinungen, dem Nashornvogel und der Wasserschlange, die in der Dayak-Religion eine sehr wichtige Rolle spielen. Ausführlich sind auch jene Texte, in denen der Verstorbene von seinem früheren Leben, seinem Haus und seiner Familie, von allem was ihm einst teuer war, Abschied nimmt. Diese kunstvollen, oft melancholischen Texte haben ein besonderes Merkmal: indem der Tote sich von den Lebenden verabschiedet, akzeptiert er seinen neuen Status als Toter. Er wird den Lebenden nicht mehr schaden.

Hier noch ein weiteres Beispiel, wie und mit welchen Worten – klagend vorgetragen – man von dem Verstorbenen Abschied nimmt:

Ich nehme nun Abschied von dem Fuß des hohen Berges, ich grüße dich noch einmal, du steilaufragender Fels.
Damals, in früheren Zeiten, warst du der Ort, wo ich ausgewaschen habe das Gold, das zähe, wo ich gesammelt habe das Gold, das klebende ...
So war es früher, aber nun steht es ja so: weggeworfen habe ich das Dorf, das geliehene der Tingang [eine Bezeichnung für den Nashornvogel], so wie man wegwirft einen leeren Teller; von mir weggeschoben habe ich den Ort, in dem weit herum verstreut die Nashornvögel leben, fortgeschleudert habe ich es, wie man fortschleudert einen unbrauchbaren Teller.
Und nun bin ich selbst ein weggeworfener Stein, der nie mehr zurückkehren wird, und nun bin ich selber ein weggeschleudertes Stück Erde, das nie mehr heimkommt.
Ich nehme Abschied von dir, du breites Reisfeld, ich grüße dich nochmals, du ausgestreckter Acker ...
Ich nehme nun Abschied von dir, o mein Boot, ich grüße dich noch einmal, du Sitzplatz, vor dem Aufstieg das Gezwitscher der Monde,
und dich, du dünnes Ruder, das festgehalten wird durch die Tingang, und dich, du rundes Ruder, das dem Rande des Mondes gleicht ..."

[Hinterläßt der Tote Frau und Kinder, lautet die Fortsetzung des Gesanges:]

„Ich nehme Abschied von dir, du Kunok, mit dem ich zusammenlebte, ich grüße dich noch einmal, du Wassertiefe, bei der ich mich aufhielt, und euch, meine elfenbeinfarbenen Kinder, meine elfenbeinernen Nachkommen ..."[13]

Sinn dieser Zeremonie ist das Wegschieben des Toten, der jedoch noch nicht im Totenreich ankommen kann. Erst während der Durchführung des *Tiwah*-Festes erreicht der Verstorbene das Totenreich. Bis dahin nimmt die Totenseele ihren Aufenthaltsort in einem Holzbrett, auf das Totenschiffe gemalt sind, und das man am Haus des Verstorbenen aufhängt (Abb. 48, 49).

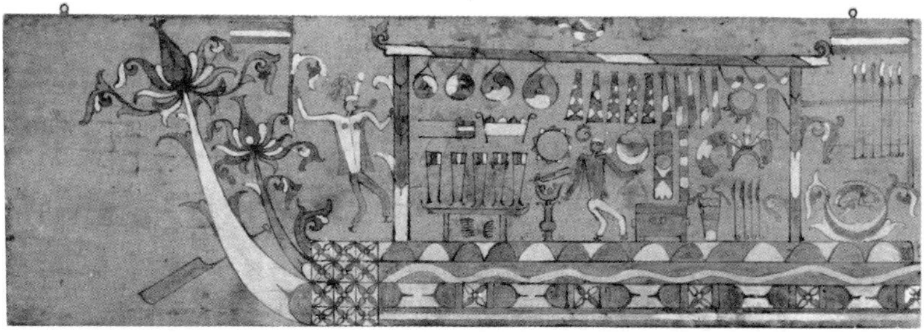

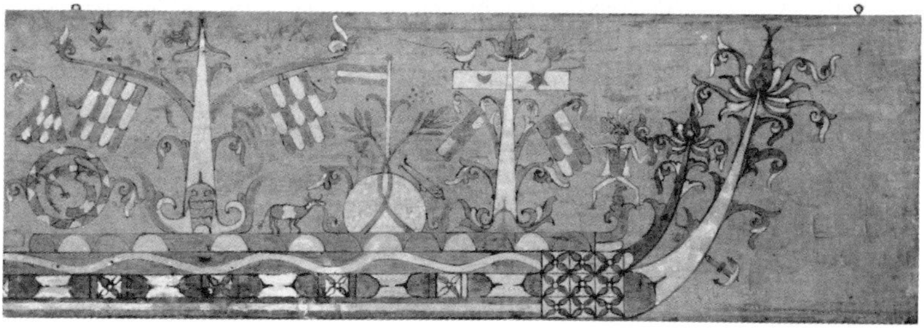

48/49 Zwei bemalte Holzbretter mit Darstellung eines Totenschiffes. U. a. sind Waffen, Bronzegongs und Opfergaben sowie stilisierte Lebensbäume abgebildet. Bis zur Veranstaltung des Tiwah-Festes galten solche Bretter als vorübergehende Aufenthaltsorte der Totenseelen (Ngadju-Dayak, Kalimantan). Foto Museum für Völkerkunde, Basel 1989.

2. Das *Tiwah*-Fest

Einige Monate, manchmal auch Jahre nach dem Tod eines Menschen, wird das *Tiwah*-Fest veranstaltet. Dieses Fest, vor allem die Überführung der Totenseele ins Jenseits als wichtiger Teil desselben, gilt als eines der faszinierendsten Phänomene der altindonesischen Religionen[14]. Zum *Tiwah*-Fest existiert eine umfangreiche Literatur mit mehr als 100 Titeln[15].

Die Ausführlichkeit des Festes – manchmal zog es sich über mehr als einen Monat hin – erlaubt uns hier nur, auf seine wichtigsten Züge einzugehen.

Tiwah kann mit „erlöst" oder „frei" übersetzt werden, d. h. das Fest der Erlösung oder Befreiung – sowohl die Erlösung des Toten, der sich von seinem früheren, irdischen Leben endgültig verabschiedet, wie auch die Befreiung der Lebenden, da die Gefahr und Unsicherheit, die jeder Sterbefall für die Familie des Toten wie auch für die ganze Gesellschaft darstellt, gebannt wurden.

Das Fest wird von der Familie des Verstorbenen veranstaltet und bezahlt. Die damit verbundenen Kosten, z. B. die Bewirtung der zahlreichen Gäste, sind so hoch, daß man heute dazu übergeht, ein gemeinsames *Tiwah*-Fest für mehrere Verstorbene zu veranstalten. Die Kosten teilen sich die daran beteiligten Familien [16]. Das Fest wurde daher oft nur für reiche Verstorbene veranstaltet – ein unlogischer Zug in den Begräbnisritualen von ähnlich stratifizierten Gesellschaften: Kamen denn die Armen nicht im Totenreich an? Ärmere Familien sollen daher versucht haben, den *Tempon Telon* (den Totenführer) durch kleine Opfergaben zu bewegen, sich der Totenseele des armen Mannes zu erbarmen und diese ins Totenreich hineinzuschmuggeln. Tut er dies aber nicht, muß die Totenseele auf dieser Welt ziellos umherirren [17].

Ein wichtiger Teil des *Tiwah*-Festes ist die Herstellung des *Sandong* oder Beinhauses, in dem die Leiche sekundär bestattet wird, d. h. die Gebeine werden aus dem vorläufigen Sarg herausgenommen und im Beinhaus endgültig bestattet (Abb. 43).

Außerdem werden größere hölzerne Figuren geschnitzt, deren Seelen im Totenreich die Sklaven des Verstorbenen darstellen sollen. Diese sogenannten *Hampatong*, was mit Stellvertreter übersetzt werden kann, bilden seit Mitte des 19. Jahrhunderts den Ersatz der Sklaven, da die holländische Kolonialregierung die Tötung von Sklaven beim Tod des Herrn verbot (Abb. 44). Die *Hampatong* sind ein üblicher Anblick in Dayak-Dörfern (Abb. 42).

Die Vorbereitungen für das *Tiwah*-Fest, an dem manchmal bis zu 1 000 Gäste teilnehmen, sind sehr aufwendig und oft auch mit großen Mühen verbunden, denn alle Gäste müssen während der gesamten Dauer des Festes mit ausreichender Nahrung versorgt werden. Der Sarg wird mit geschmückten Booten zurückgeholt und mit allen Zeichen des Reichtums (Perlenketten, kostbare Federn, Silbermünzen) behängt.

Der vor dem Haus fließende Fluß wird für unrein erklärt, d. h. kein Fahrzeug darf während der Dauer des *Tiwah*-Festes vorbeifahren.
Daß die Totenseele noch nicht im Jenseits angekommen ist, verdeutlichen die Worte des Witwers oder der Witwe, die sie an den Verstorbenen richten:

„Du bist nur noch kurze Zeit bei uns, dann gehst du hinüber zu dem angenehmen Ort, wo unsere Ahnen sind; wir aber bleiben noch hier, wo Schmerz und Not ist, und werden noch fortgequält."

Das Hinüberleiten der Totenseelen ins Jenseits ist eine der wichtigsten Aufgaben der Dayak-Priester und Priesterinnen. Hier entsprechen die Dayak-Vorstellungen einer Symphonie, in der bestimmte Themen sich wiederholen. Texte werden rezitiert, die sich auf die Reise des Toten beziehen; wichtig ist dabei die Benutzung eines kurzen, zweischneidigen Dolches mit Elfenbeingriff, der nur während des *Tiwah*-Festes benutzt wird (Abb. 50). Manchmal gebraucht man auch eine Lanze. Beide Waffen sind Attribute des *Tempon Telon*, des Totenführers, der auf Abbildungen oft mit diesen Waffen in der Hand dargestellt wird. Mit dem Dolch bannt der Totenführer die Gefahren, die auf der Totenreise lauern, was offensichtlich ein Pendant im Verhalten des Priesters findet, der ja auch die Totenseele leiten soll. Die Totenreise wird vom Priester, der inzwischen in Trance gefallen ist, den Anwesenden beschrieben. Durch ihn erfahren die Teilnehmer, ob das Unternehmen erfolgreich ist.

An einem anderen Tag wird der Sarg geöffnet, die Gebeine werden herausgenommen und in ein Tuch gewickelt. – Ein Höhepunkt des Festes stellt die Grablegung dar, d. h. die Gebeine werden in die Familiengruft gelegt. Während dieser Zeremonie tanzen die Priesterinnen und singen Loblieder zu Ehren des Verstorbenen.

Der 5. oder 7. Tag, an dem ein Festmahl für bis zu 1 000 Personen ausgerichtet wird, gilt als eigentlicher Höhepunkt des Festes. Am nächsten Tag werden die *Hampatong*, die hölzernen Skulpturen, aufgestellt. Am letzten Tag wird alles, was dem Toten gehörte, gereinigt und ebenfalls alle Menschen, die mit ihm in Kontakt waren, z. B. die Besitzer der Äxte, mit denen man den Sarg herstellte oder die Schnitzer der *Hampatongs*. Außerdem steigt die ganze Familie in den Fluß, um sich zu reinigen[18].

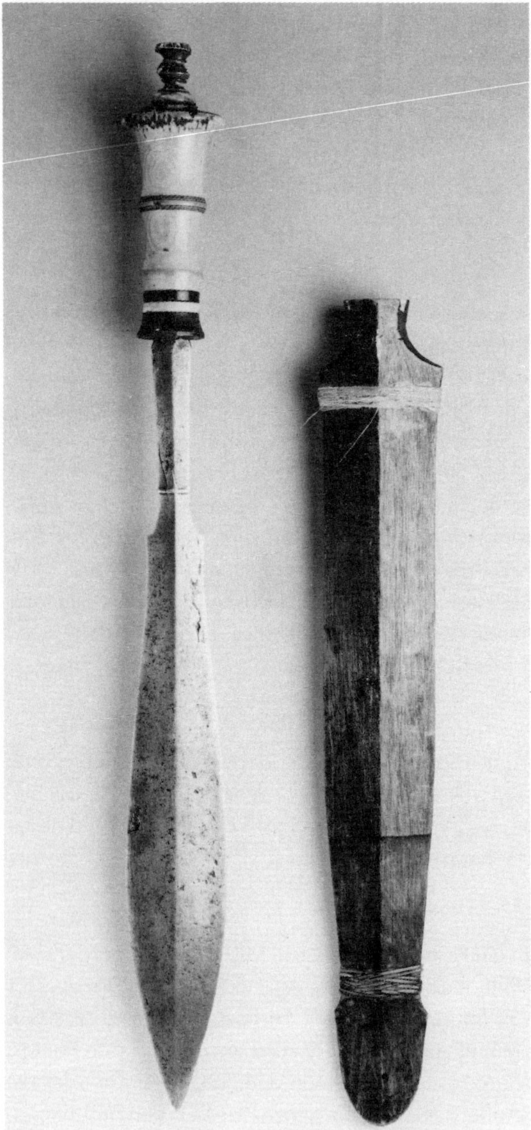

50 Dolch mit Scheide. Beim TIWAH-Fest der Ngadju-Dayak vom Priester verwendet, um damit die Totenseele ins Jenseits zu geleiten (Kalimantan). Foto M. Obermaier 1989.

Die Interpretation der sekundären Bestattung – und damit des *Tiwah*-Festes – als eine Notwendigkeit für die Gesellschaft, sich vom Schock-Erlebnis des Todes eines ihrer Mitglieder zu erholen[19], wurde anhand sozio-ökonomischer Überlegungen heftig kritisiert[20]. Für ärmere Dayak wird das Fest aufgrund der hohen Kosten nicht veranstaltet. Daß bis zum Fest einige Zeit vergeht, geschieht nicht, weil die Gesellschaft den Schock des Todes überwinden muß, sondern aus wirtschaftlichen Gründen. Vielleicht handelt es sich hier um eine falsche Alternativinterpretation: jede Gesellschaft besitzt bestimmte Idealwerte, die nicht immer in die Praxis umgesetzt werden können, jedoch als anzustrebendes Ziel angesehen werden.

3. Die Fahrt ins Jenseits

Die folgenden Ausführungen befassen sich mit den Vorstellungen der Ngadju-Dayak über das, was während des *Tiwah*-Festes mit der Totenseele[21] geschieht.

Bis zu Beginn des Festes hatte sich diese in dem bemalten Brett aufgehalten, auf dem die Totenschiffe abgebildt sind. Das Wirken des *Tempon Telon* wird nun unentbehrlich. Er gilt als Bote des höchsten Gottes *Marhalla* und als derjenige, der den ersten Menschen gelehrt hat, das *Tiwah*-Fest zu veranstalten. Nur die Totenseelen sollen zu ihm in den Himmel gelangen, für die ein *Tiwah*-Fest ausgerichtet worden ist[22].

Der Name *Tempon Telon* ist mit „Herr des *Telon*" zu übersetzen. Er wurde von ihm angenommen, als er *Telon*, den mächtigsten *Sangiang* (= mythisches Wesen der Oberwelt), besiegt hatte. Er wird auch *Panarusan Langit*, der „Dahintreibende des Himmels" genannt[23]. Die wichtigste Aufgabe der Priester und Priesterinnen besteht darin, die Totenseelen während des *Tiwah*-Festes ins Jenseits zu führen. Das Totenreich, *Lewu liau* („Ort der Totenseelen"), liegt auf einer Insel im Wolken-See des Himmels. Die Totenseele fährt auf einem Schiff, das von *Tempon Telon* und seinen Helfern gesteuert wird. Der Fluß ist zuerst ein breiter, klarer Strom, wird dann immer schmaler und reißender, bis man zu einem Feuerstrudel gelangt.

Bevor das Totenreich erreicht ist, passiert man verschiedene Totenreiche, die für diejenigen bestimmt sind, die gegen die Stammessitten verstoßen oder einen „schlimmen Tod" erlitten haben. So gibt es ein Totenreich für Diebe, in dem die

Häuser keine Dächer haben und die Toten stets dem Regen und Wind ausgesetzt sind. Zwei weitere Dörfer sind für Selbstmörder bestimmt, die sich mit Gift das Leben nahmen: dieses Dorf ist von giftigen Pflanzen umgeben. Wenn *Tempon Telon* hier vorbeikommt, macht er Schnitte in die Rinde der Bäume, damit die Totenseelen durch die Ausdünstungen leiden. Weiter gibt es ein Dorf für Ertrunkene. Sie müssen stets bis zum Bauch im Wasser stehen. Erst danach kommt man zum eigentlichen Totenreich.

Das Totenreich sieht wie die Erde aus, nur viel schöner. Man pflanzt Reis, und es gibt keinen Krieg mehr. Eine Besonderheit ist die Sprache der Toten. Sie ist zwar dieselbe Sprache wie die der Lebenden, doch jedes Wort hat im Totenreich eine umgekehrte Bedeutung: Statt süß sagt man bitter, statt groß klein usw.

Alle Haare, Finger- und Fußnägel, die der Tote zu Lebzeiten verloren hat, werden vom *Tempon Telon* gesammelt. Nachdem er all diese Teile und die Seelenteile mit Lebenswasser begossen hat, findet eine Vereinigung zwischen diesen Teilen statt.

Allerdings leben die Toten nicht für ewig. Wenn sie spüren, daß ihre Kraft nachläßt, trinken sie von dem Lebenswasser und verjüngen sich. Diesselbe Eigenschaft hat das Wasser eines großen Sees, der den Mittelpunkt des Totenreiches bildet und „Freude des Lebens" genannt wird. Häufig bestand die Auffassung, daß die Totenseelen, die im Totenreich wieder sterben, in eine Frucht oder in ein Blatt übergehen. Ißt ein Mensch davon, nimmt er die Seele in sich auf, und später wird ihm ein Kind geboren[24].

Das Sterben und das Leben nach dem Tod nehmen bei den Ngadju-Dayak nicht nur in Ritualen und Zeremonien einen zentralen Platz ein. Mit dem Thema Tod sind auch zahlreiche Erzählungen verknüpft. Sie behandeln u. a. den Ursprung des Todes, das Scheitern des Versuchs, einen Toten zum Leben zu erwecken, und das erfolgreiche Unternehmen, einen Verstorbenen aus dem Jenseits zurückzuholen.

Die Mythologie des Ngadju-Dayak findet sich von Anbeginn der Zeit mit der Sterblichkeit des Menschen ab. Bevor die Menschen erschaffen wurden, überzeugte ein mythisches Wesen (*Radja Peres,* „König der Krankheiten") die Götter, die Menschen sterblich zu machen, da sonst die Welt schon bald zu klein für alle wäre[25].

In einer anderen Erzählung gelingt es einem Mann, das Lebenswasser zu erlangen. Obwohl er den Verwandten verboten hatte, seine verstorbene Frau zu berühren, verbrannten diese ihre Leiche. Nach langer Suche kommt er mit dem Lebenswasser zurück; ein Bad bringt die Frau ins Leben zurück, aber sie ist schwarz wie Kohle und kann weder sprechen noch hören. Darauf befiehlt der Mann ihr, zu Asche zu werden. Aus Wut auf die Verwandten sät er Samen, die schnell zu Bäumen heranwachsen und den Weg zur Quelle des Lebenswassers für immer versperren[26].

In einer anderen Erzählung tötet eine Frau ihren Mann aus Rache wegen begangener Taten. Reuevoll macht sie sich auf den Weg ins Totenreich, um ihn zu suchen. Dort trifft sie Tote, die die gleiche Arbeit wie zu Lebzeiten verrichten, aber immer umgekehrt. Obwohl sie von den Toten verfolgt wird, gelingt es ihr durch eine List, ihren Mann wieder als lebendigen Menschen in die Welt der Lebenden mitzubringen[27].

Protagonisten zahlreicher Erzählungen sind Tote, die ihren Verwandten erscheinen und diese oft zu Tode erschrecken. Vor allem vor dem *Tiwah*-Fest sind die Toten gefährlich, denn sie schweifen umher und versuchen sich zu rächen. In einigen Geschichten erscheint das Motiv der „verkehrten Welt." Eine verstorbene Frau pflanzt z. B. Reis wie die Dayak-Frauen, aber statt Reiswurzeln einzupflanzen, steckt sie die Blätter in die Erde. Der Korb, den die Frauen auf dem Rücken tragen, hat nun die Öffnung nach unten[28].

Zum Abschluß seien hier einige Dayak-Gegenstände genannt, die in der Ausstellung zu sehen sind:

Der Dolch (*Dohong*) (Abb. 50) wird beim *Tiwah*-Fest vom Priester oder der Priesterin benutzt, um die Totenseele ins Totenreich zu geleiten. Dieser Dolch ist zugleich ein Attribut des Totenführers *Tempon Telon:* mit dem Dolch in der Hand wird er figürlich auf den Totenschiffen oder auf den Totenbrettern dargestellt. Im Dolch vereinigen sich zwei Sphären: die des Priesters, der im Kreis der Verwandten die Seele des Verstorbenen ins Jenseits leitet, wie auch die des Totenführers, der die gleichen Handlungen unsichtbar für die Verwandten durchführt.

Der Nashornvogel und die Wasserschlange erscheinen in den religiösen Vorstellungen der Ngadju-Dayak sowie in ihrer Kunst und in ihrer gesamten Existenz als zwei Einheiten, die das Leben der Menschen und das Bestehen des Kosmos bestimmen. Die beiden höchsten Götter *Mahatala* und *Djata* werden mit dem Nashornvogel bzw. mit der Wasserschlange assoziiert. Weiterhin stehen sie für Ober- und Unterwelt, für männlich und für weiblich[29]. Traditionell wurde ein Frauensarg mit Darstellungen der Wasserschlange verziert (Abb. 46), ein Männersarg mit denen des Nashornvogels (Abb. 47). Die Holzskulptur eines Nashornvogels (Abb. 51) stand einmal am Grab einer reichen Dayak.

Totenschiffe bzw. das Schiff des Totenführers *Tempon Telon*, welches die Verstorbenen ins Jenseits bringt, wurden von den Ngadju-Dayak in den verschiedensten Formen hergestellt: Sie wurden auf Bretter oder Papier gemalt (Abb. 48, 49,

51 Aus gelblichem Holz geschnitzer Nashornvogel, der vermutlich am Grab einer vornehmen Dayak stand (Kalimantan). Foto M. Obermaier 1989.

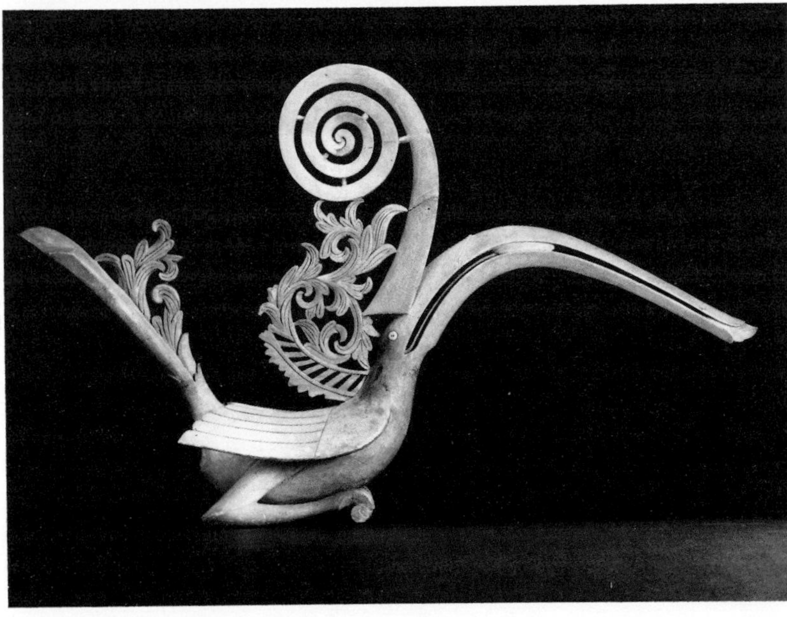

54–56) oder aus Holz geschnitzt (Abb. 57). Das Schiff hatte oft einen Wasserschlangen- oder Nashornvogelkopf. Manchmal stellt der Schiffskörper den Leib der Schlange dar. Auf dem Schiff sind zahlreiche Objekte zu erkennen, die dem Verstorbenen zu Lebzeiten vertraut waren und die er weiter gebrauchen wird: verschiedene Pflanzen, Nahrungsmittel, Gongs, Schwerter. Auch Nashornvogel, Sonne und Mond sind abgebildet. Der Lebensbaum wird oft stilisiert als Lanze oder Fahnenmast mit Flagge dargestellt[30].

Die sog. „Priesterkarten" sind die Erfindung eines berühmten Dayak-Priesters. Gegen Ende des 19. Jahrhunderts hatte er diese Karten entworfen, um seinen Schülern den Unterricht zu erleichtern. Die Priester schicken nämlich bei den Kulthandlungen (u. a. in dem vorher besprochenen *Mantolak matei* und *Tiwah*-Fest)

52 Aus Holz geschnitzes Sarg-Modell für einen vornehmen Dayak: weiß, rot und schwarz bemalt. Den Deckel kann man entfernen, darunter befindet sich die Leiche (Abb. 53). Die Inschrift lautet: „Das ist die Leiche und die Totenkiste eines Fürsten." Das Modell wurde von einem Dayak-Häftling im Gefängnis hergestellt (Dayak, Kalimantan). Foto Tropenmuseum Amsterdam.

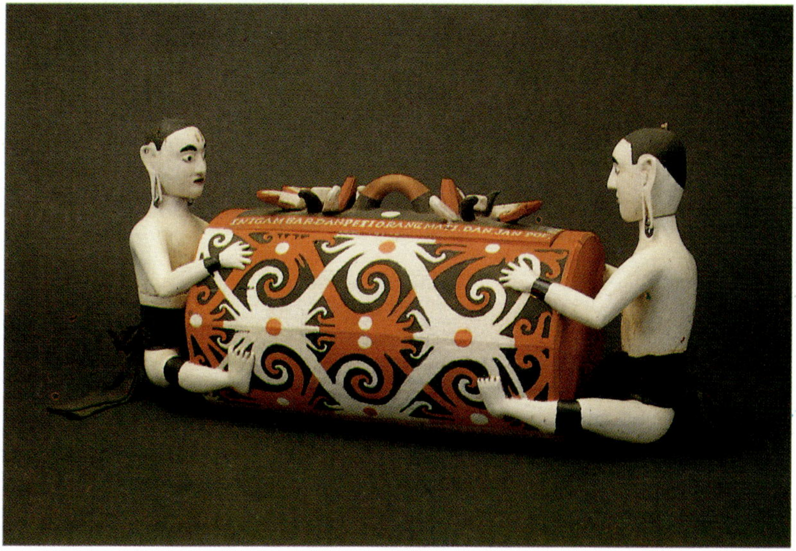

53 Aus Holz geschnitztes Sarg-Modell. Ansicht von oben mit geöffnetem Deckel (s. Abb. 52) (Dayak, Kalimantan). Foto Tropenmuseum Amsterdam.

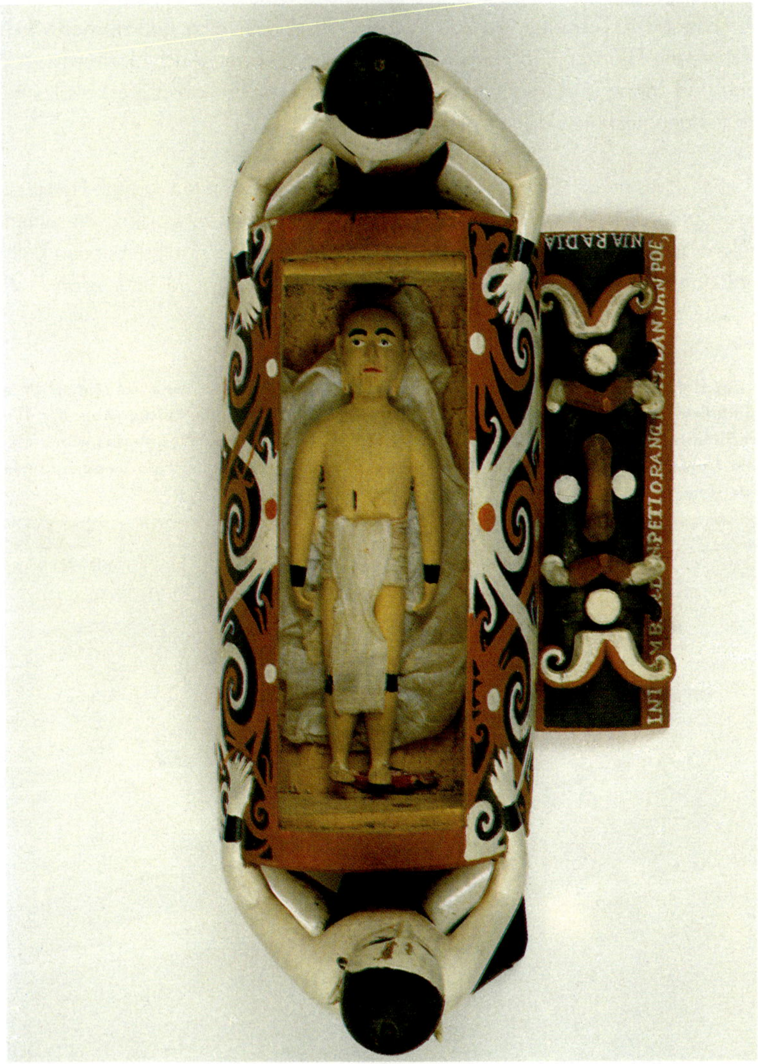

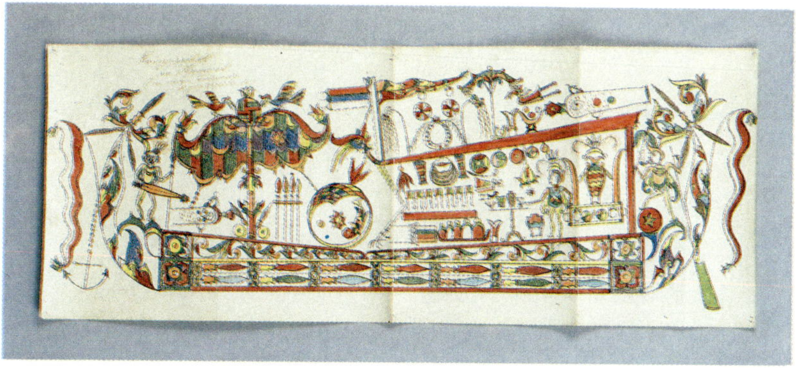

54 BANAMA ROHONG („Kriegsschiff im Himmel"). Mit dem Schiff werden die Seelen der Knochen, Haare und Nägel ins Jenseits überführt. Am Bug steht als Mast ein Lebensbaum sowie eine Figur mit einem Schwert, die vermutlich TEMPON TELON, den Totenführer, darstellt. Das Schiff trägt die – farblich modifizierte – niederländische Flagge (vgl. dazu auch Abb. 55 und 56). Farbige Zeichnung, auf Bitte des Missionars Ph. Zimmermann von einem Ngadju-Dayak zwischen 1904-1914 angefertigt (Kalimantan). Foto Rautenstrauch-Joest-Museum für Völkerkunde, Köln 1989.

55 „Segensschiff, das zum 3. Himmel fährt." Dieses Schiff hat die Aufgabe, die Seelen der Priestergesänge, die die Gestalt von Menschen annehmen, in die Oberwelt zu führen. Bemalte Zeichnung auf Papier, von einem Dayak auf Bitte des Missionars Ph. Zimmermann angefertigt. Das Schiff ist hier klar als Wasserschlange dargestellt (Ngadju-Dayak, Kalimantan). Foto Rautenstrauch-Joest-Museum für Völkerkunde, Köln 1989.

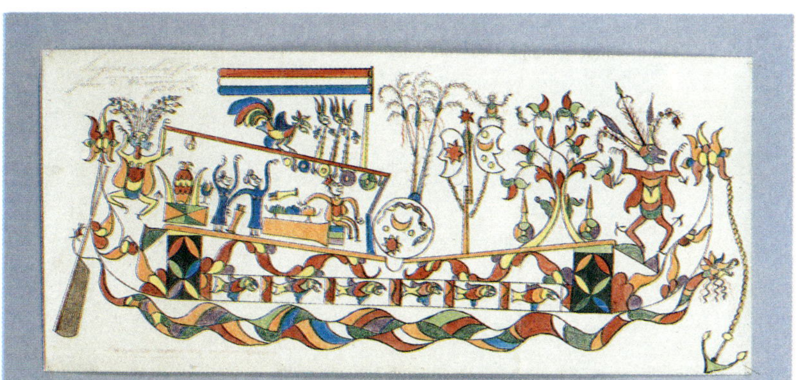

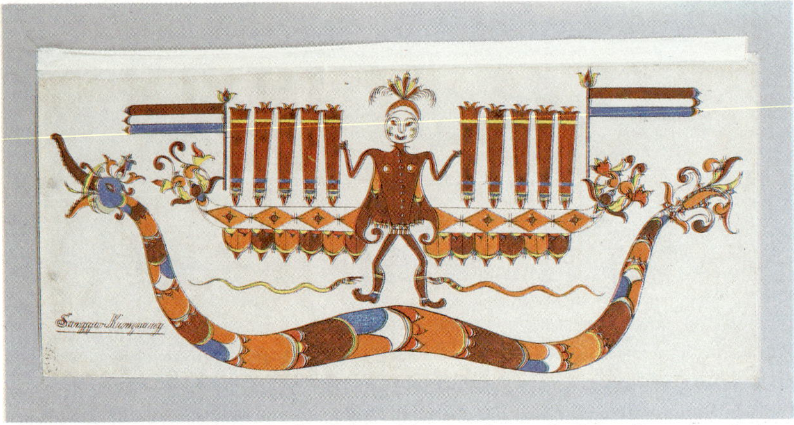

56 SANGGAR KUMPANG. Hier handelt es sich entweder um die Darstellung eines Seelenschiffes oder eines Schiffes, mit dem die SANGIANG (mythische Himmelswesen) zur Erde fahren. Farbige Zeichnung, auf Bitte des Missionars Ph. Zimmermann von einem Ngadju-Dayak zwischen 1904-1914 angefertigt (Kalimantan). Foto Rautenstrauch-Joest-Museum für Völkerkunde, Köln 1989.

57 Hölzernes Modell eines Seelenschiffes, das die Totenseele während des Tiwah-Festes ins Jenseits bringt. Die Figur stellt entweder den Totenführer TEMPON TELON oder einen seiner Helfer dar. Foto Tropenmuseum, Amsterdam 1989.

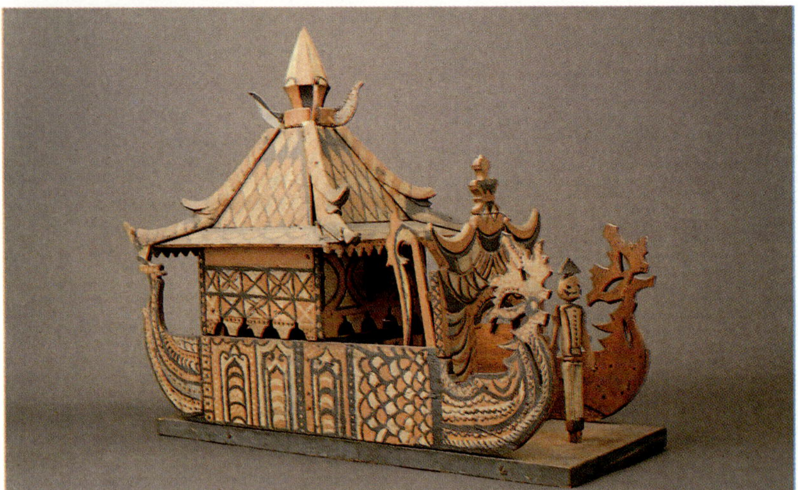

ihre Seelen in die Oberwelt und beschreiben deren Wege und Erlebnisse in ihren Gesängen. Die Wegkarten sollen helfen, Fehler zu vermeiden, die sehr gefährlich sein könnten. Offensichtlich haben europäische Landkarten als Vorbilder gedient. Beeindruckend an diesen Karten ist, daß sie auch das kleinste geographische Detail der Oberwelt (Abb. 58) und der Unterwelt (Abb. 59) erfassen[31].

58 Karte der Oberwelt, von einem Ngadju-Dayak Priester gezeichnet. Sie trägt die Bezeichnung „Der Weg der Totenseele" (DJALAN LIAU). Unten erkennt man die Erde oder Mittelwelt, die nach den Dayak-Vorstellungen von einer Wasserschlange getragen wird. Darüber wölbt sich das 31-schichtige Firmament (TILAP AMBON), durch das der Weg ins Nebelmeer führt, welches bereits zur Oberwelt gehört. Im Bereich der drei unteren Meere findet man u. a. den Fluß RADJA SIAL. Auf der Karte oben zeichnet sich ein rechteckiges Meer mit zwei mächtigen Strömen klar von der übrigen Oberwelt ab; ein breiter Kanal stellt die einzige Verbindung dar. Hier ist der Bereich der höchsten Gottheit MAHATARA. Sein prächtiges Schloß steht auf einem hohen Berg an dem Strom,der den Namen „Fahrwasser des Mondes" (RAHUSAN KABANTERAN BULAN) trägt. Rechts neben dem Haus des Gottes sprießt der Lebensbaum (BATANG GARING) und links die elfenbeinfarbene Kokospalme (ENJOH GARING). Weit komplizierter ist der mittlere Bereich der Oberwelt; auf der rechten Seite scheinen Wohngebäude der SANGIANG und anderen Halbgöttern zu sein. Der breite grüne Streifen, der parallel zur Kette der Meere verläuft, trägt die Bezeichnung „Der Hauptweg" (DJALAN RAJA); damit ist die Route gemeint, die die Totenseele zurücklegen muß, um ins Totenreich zu gelangen. Der Hauptweg führt an zahlreichen Bergen vorbei, wo für die Totenseele viele Zauber-und Stärkungsmittel zu finden sind. Er endet an einem kleinen Fluß, wo der Feuerstrudel (KIHAM API) liegt, den das Totenschiff mit seiner Besatzung passieren muß. Von hier ist es nicht mehr weit bis zu dem Ort, wo die Wohnstätten der Toten liegen (aus Stöhr 1958: 415f.). Foto Rautenstrauch-Joest-Museum für Völkerkunde, Köln 1989.

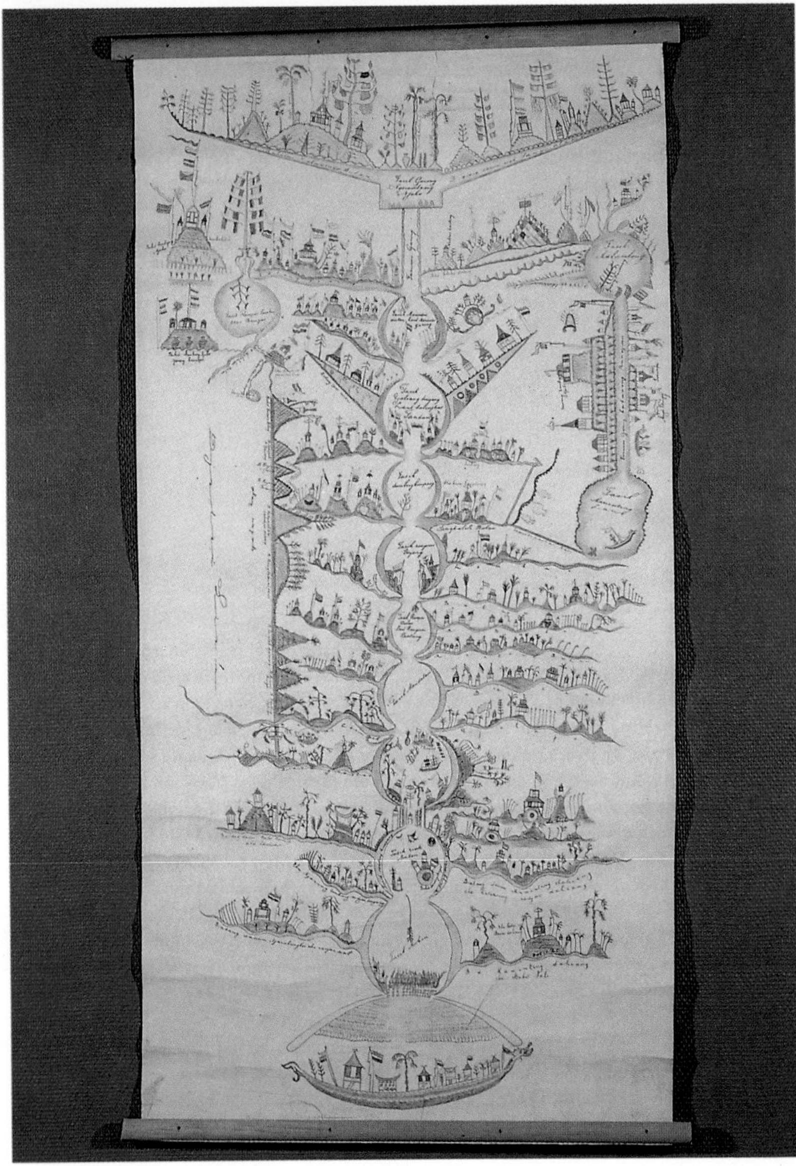

58

59 **Zeichnung auf Papier mit Darstellung der Unterwelt als verkehrte Welt; vgl. dazu den Horizont mit Bäumen. Sowohl die wirklichen, den Dayak bekannten Fische, als auch die mythologischen sind abgebildet (Ngadju-Dayak, Kalimantan; aus Schärer 1983). Foto M. Obermaier 1989.**

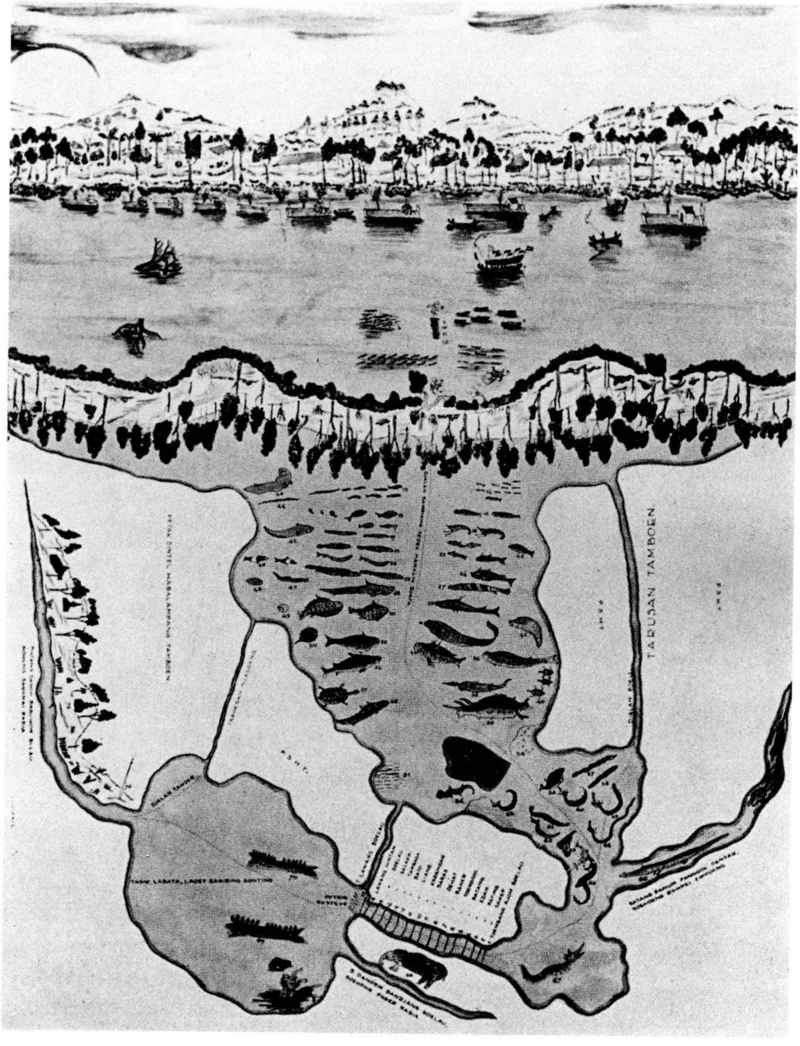

Anmerkungen

1) Avé und King 1986: 9.
2) Stöhr 1976: 159-164.
3) Avé und King 1986: 105f.
4) *Sangiang* werden manchmal als Halbgötter bezeichnet; sie leben im Himmel. Oft bewahren sie die Menschen vor Gefahren, können sich auch rächen, wenn ein Gelübde nicht gehalten wird. Vgl. Stöhr 1976: 27f.
5) Grabowski 1889: 178 nach Hardeland 1859.
6) Im folgenden Stöhr 1959, der die ausführlichste zusammenfassende Untersuchung über das Totenritual der Dayak geliefert hat. Werke über andere Dayak-Gruppen werden hier nicht behandelt, s. u. a. Harrisson 1962, Massing 1983, Metcalf 1976.
7) Diese Handlung ist – wie auch andernorts – m. E. mit der Idee verknüpft, daß im Jenseits das erscheint, was auf der Erde zerbrochen oder zerrissen wird.
8) Schärer 1946: 105f.
9) Schärer 1966, Bd. 1: 3-9; über die Dayak-Priester vgl. Stöhr 1976: 128.
10) Schärer 1966, Bd. 2: 416-827.
11) Vgl. Münsterberger 1939: 219ff.
12) Sowohl der Reis wie auch einige Tiere besitzen eine – von der menschlichen verschiedene – Seele.
13) Schärer: 1966, Bd. 2: 731ff.
14) Stöhr 1976: 123.
15) Miles 1964.
16) Avé und King 1986.
17) Grabowski 1889: 181.
18) Ebda.: 196-204.
19) Hertz 1907.
20) Miles 1965, vgl. Metcalf 1976.
21) Hier wird der Ausdruck „Totenseele" benutzt, um den Sachverhalt nicht zu komplizieren, jedoch sind einige Verfeinerungen nötig. Die Seele (*Hambarung)* des Menschen wird mit seinem Tod zum *Liau*, zur Totenseele. Die Zahl der Menschenseelen wird außerdem zwischen drei und sieben geschätzt. Die *Liau* sei für die Ngadju-Dayak der Tote selbst; deshalb sie „Totenseele" oder „-Geist" zu nennen, sei falsch und europäisch gedacht (Schärer 1946: 160; 1966, Bd. 2: 842).
22) Schärer 1966, Bd.1: 232.
23) Vgl. Laubscher 1977: 237.
24) Grabowski 1889: 185-188, der ältere Quellen zusammenfaßt; Schärer 1963: 142f.
25) Schärer 1966, Bd. 1: 144f.
26) Ebda.: 146-149.
27) Ebda.: 151-188.
28) Ebda: 220ff, insbesondere 223.
29) Stöhr 1958: 27, Zimmermann 1968: 317ff.
30) Die ausführlichsten Untersuchungen über diese Darstellungen wurden von Stöhr 1968, 1985 gemacht. Vgl. dazu Schärer 1946: 30, Schärer 1966. Über Bretter s. Grabowski1889, Avé und King 1986: 59.
31) Schärer 1966: 441f., Stöhr 1968, 1985.

Literaturverzeichnis

AGTHE, Johanna

1979 Arm durch Reichtum. Sumatra. Eine Insel am Äquator. Roter Faden zur Ausstellung, 5. Museum für Völkerkunde. Frankfurt am Main.

AVÈ, Jan B. und Victor T. KING

1986 Borneo: The People of the Weeping Forest; Tradition and Change in Borneo. National Museum of Ethnology. Leiden.

BARBIER, Jean Paul

1977 Indonésie et Mélanésie. Art tribal et cultures archaiques des Mers du Sud. Musée Barbier-Müller. Genève.

1978 Symbolique et Motifs du Sud de Nias. A propos d'un Panneau Sculpté: Contribution á la Connaissance de la Civilisation tribale du Sud de l'île. Musée Barbier-Müller. Genève.

1983 Tobaland: The Shreds of Tradition. Musée Barbier-Müller, Genf.

BODROGI, Tibor

1970 Beiträge zu den Bestattungsbräuchen der Sadang-Toradja (Zentral-Celebes). In: Acta Ethnographica. Academiae Scient. Hungaricae, 19: 21-38. Budapest.

BRENNER, Joachim Freiherr von

1894 Besuch bei den Kannibalen Sumatras. Würzburg

BRISBOIS, Eléonore und Francine DOUVIER

1980 Les Toradja de Célèbes. Paris.

CAMERON, Elisabeth L.

1985 Ancestors and Living Men among the Batak. In: Feldman (Hrsg.) 1985: 79-100.

CRYSTAL, Eric

1985 The Soul that is Seen: The Tau Tau as Shadow of Death. Reflection of Life in Toraja Tradition. In: Feldman (Hrsg.) 1985: 129-146.

DIJK, Toos van und Nico de JONGE

1980 Ship Cloths of the Lampung, South Sumatra. A Research of their Design, Meaning and Use in their Cultural Context. Amsterdam.

ELBERT, Johannes

1911 Die Sunda-Expedition des Vereins für Geographie und Statistik zu Frankfurt am Main. Festschrift zur Feier des 75jährigen Bestehens des Vereins. Bd. 1. Frankfurt/Main.

FELDMAN, Jerome (Hrsg.)

1985 The Eloquent Dead. Ancestral Sculpture of Indonesia and Southeast Asia. UCLA Museum of Cultural History. Los Angeles.

1985 Ancestral Manifestations in the Art of Nias Island. In: Feldman (Hrsg.) 1985: 45-78.

FISCHER, H. W.
1909 Katalog des Ethnographischen Reichsmuseums. Bd. 4: Die Inseln ringsum Sumatra. Leiden.

FRIEDRICH, Magdalene
1987 Die Sunda-Expedition der Frankfurter Geographischen Gesellschaft 1909/1910. In: Fuchs, Friderun und Magdalene Friedrich: Frankfurt am Main zwischen 1836 und 1986. 150 Jahre Frankfurter Geographische Gesellschaft. Frankfurter Geographische Hefte, 56: 51-56.

GITTINGER, Mattiebelle
1976 The Ship Textiles of South Sumatra: Functions and Design System. In: Bijdragen tot de Taal-, Land- en Volkenkunde, 132: 207-227. 'S-Gravenhage.

GRABOWSKI, F.
1889 Der Tod, das Begräbnis, das Tiwah oder Todtenfest und Ideen über das Jenseits bei den Dajaken. In: Internationales Archiv für Ethnogr., II, V: 177-203. Leiden

HAGEN, Bernhard
1883 Beiträge zur Kenntniss der Battareligion. Tijdschrift voor Taal-, Land- en Volkenkunde. 28. Batavia.

HARDELAND, A.
1858 Versuch einer Grammatik der Dajakischen Sprache. Amsterdam.

HARRISSON, Tom
1962 Borneo Death. In: Bijdragen tot de Taal-, Land- en Volkenkunde, 118: 1-41, 'S-Gravenhage.

HELBIG, Karl
1934 „Sichtbare" Religion im Batakland auf Sumatra. In: Zeitschrift für Ethnologie, 75: 231-241. Berlin.

HERTZ, Robert
1907 Contribution à une Etude sur la Représentation Collective de la Mort. In: L'Année Sociologique. 10: 48-137. Paris.

JUYNBOLL, H. H.
1910 Katalog des Ethnographischen Reichsmuseums. Leiden. Bd. 2: Borneo

1914 Bd. 8: Batakländer.

KHAN MAJLIS, Brigitte
1984 Indonesische Textilien. Wege zu Göttern und Ahnen. Rautenstrauch-Joest-Museum für Völkerkunde. Köln.

KIS JOVAK, Jowa Imre u. a.
1988 Banua Toraja. Changing Patterns in Architecture and Symbolism among the Sa'dan Toraja, Sulawesi, Indonesia. Royal Tropical Institute. Amsterdam.

KÖRNER, Theo
1940 Ahnenfigur und Seelenhäuschen in Ost-Indonesien. In: Zeitschrift für Ethnologie, 72: 353-361. Berlin.

LAUBSCHER, Matthias
1977 Iban und Ngaju. Kognitive Studien zu Konvergenzen in Weltbild und Mythos. In: Paideuma, 23: 221-254. Wiesbaden.

LEBAR, Frank M. (Hrsg.)
1972 Ethnic Groups of Insular Southeast Asia. New Hagen. Bd. 1: Indonesia, Andaman Islands und Madagascar.

LOEB, Edwin Meyer
1935 Sumatra. Its History and People. Wiener Beiträge zur Kulturgeschichte und Linguistik, 3.Wien.

LOEMBANTOBING, Arsenius
1920 Pinkiran ni Halak Batak Sipelebegu taringot toe Tondi ni Djolma doeng mate. Leiden.

LORM, Abraham Johannes de und Gerardus Louwrens TICHELMAN
1941 Beeldende Kunst der Bataks. Verdwijnend Culturbezit, 1.Leiden.

MARSCHALL, Wolfgang
1976 Der Berg des Herrn der Erde. Alte Ordnung und Kulturkonflikt in einem indonesischen Dorf. München.

1979 Enggano and Nias. In: Stöhr (Hrsg.) 1979: 29-42.

MASSING, Andreas
1983 The Journey to Paradise. Funerary Rites of the Benuaq Dayak of East Kalimantan. In: Tribus, 32. Linden-Museum. Stuttgart.

METCALF, Peter
1976 The Berawan Afterlife: A Critique of Hertz. In: Appell, Georg N. (Hrsg.): Studies in Borneo Societies. Social Process and Anthropological Explanation. Center for Southeast Asia Studies, Northern Illinois University. Special Report, 12: 72-91.

MILES, Douglas
1965 Socio-Economic Aspects of Secondary Burial. In: Oceania, 35. 3: 161-174. Sydney.

MODIGLIANI, Elio
1890 Un Viaggio a Nias. Mailand.

MÜLLER, F. W. K.
1893 Beschreibung einer von G. Meissner zusammengestellten Batak-Sammlung. Veröffentl. aus dem Königlichen Museum für Völkerkunde, 3. Berlin.

MÜNSTERBERGER, W.
1939 Ethnologische Studien an indonesischen Schöpfungsmythen. Ein Beitrag zur Kulturanalyse Südostasiens. Den Haag.

NOOY-PALM, Hetty
1979 The Sa'dan-Toraja. A Study of their Social Life and Religion. Verhandelingen van het Koninklijk Instituut voor Taal-, Land- en Volkenkunde.
Bd. 1: Organization, Symbols and Beliefs. The Hague.

1986 Bd. 2: Rituals of the East and West. Dordrecht.

1988a The World of the Toraja. In: Kis-Jovak: 12-19.

1988b The House as a Microcosm. In: Kis-Jovak: 34-43.

1988c From Rice and Gold to the House without Smoke. In: Kis-Jovak: 44-65.

SCHÄRER, Hans
1946 Die Gottesidee der Ngadju-Dayak in Süd-Borneo. Diss. Leiden.

1963 Ngaju Religion. The Conception of God among a South Borneo People. Koninklijk Instituut voor Taal-, Land- en Volkenkunde. Translation Series, 6. The Hague.

1966 Der Totenkult der Ngadju-Dayak in Süd-Borneo. Mythen zum Totenkult und die Texte zum Tantolak Matei. Verhandelingen van het Koninklijk Instituut voor Taal-, Land- en Volkenkunde, 51. 2 Bde. 'S-Gravenhage.

SCHNITGER, Frederic Martin
1939 Forgotten Kingdoms in Sumatra. Leiden.

SCHRÖDER, E. E. W.
1917 Nias, Ethnographische, geographische en historische Aanteekeningen en Studien. 2 Bde. Leiden.

SELL, H. J.
1955 Der schlimme Tod bei den Völkern Indonesiens. Den Haag.

SIBETH, Achim
1988 Seelenboote und bootsförmige Särge. In: Tribus, 37: 119-138. Linden-Museum. Stuttgart.

STEINMANN, A.
1965 Das Seelenschiff in der Textilkunst Indonesiens. In: Ciba-Rundschau, 65: 2391-2402.

STÖHR, Waldemar
1959 Das Totenritual der Dajak. Ethnologica N.F., 1. Köln.

1965 Die Religionen der Altvölker Indonesiens und der Philippinen. In: ders. und Piet Zoetmulder: Die Religionen Indonesiens: 1-222. Die Religionen der Menschheit, 5,1. Stuttgart.

1968 Über einige Kultzeichnungen der Ngadju-Dajak. In: Ethnologica N.F., 4: 394-419. Köln.

1968a Einführung. In: De Batak op Weg. Tentoonstelling Ethn. Museum. Delft.

1976 Die altindonesischen Religionen. Handbuch der Orientalistik, 3. Abt., 2,2. Leiden.

1985 Totenreise und Totendorf in der Kunst der Ngadju-Dajak auf Kalimantan. Ein Beispiel altindonesischer Jenseitsvorstellung. In: Bernhard Mensen SVD (Hrsg.): Jenseitsvorstellungen verschiedener Völker. Akademie Völker und Kulturen. St. Augustin.

SUMNIK-DEKOVICH, Eugenia
1985 The Significance of Ancestors in the Arts of the Sayak of Borneo. In: Feldmann (Hrsg.) 1985: 101-128.

SUZUKI, Peter
1958 Critical Survey of Studies on the Anthropology of Nias, Mentawei and Enggano. Koninklijk Instituut voor Taal-, Land- en Volkenkunde. Bibliographical Series, 3. The Hague.

1959 The Religious System and Culture of Nias, Indonesia. Phil. Diss. The Hague.

THOMSEN, Martin
1979 Die Sage von Hija, ein Gesang aus Mittelnias. in: Zeitschrift für Ethnologie, 104, 2: 209-277.

1981 Ein Totengesang von der Insel Nias. In: Bijdragen tot de Taal-, Land- en Volkenkunde, 137, 4: 443-455. 'S-Gravenhage.

TOBING, Philipp Lumbang
1956 The Structure of the Toba-Batak Belief in the High-God. Amsterdam.

VEEN, Hendrik van der
1965 The Merok Feast of the Sadan Toradja. Verhandelingen van het Koninklijk Instituut voor Taal-, Land- en Volkenkunde, 45. 'S-Gravenhage.

1966 The Sadan Toradja Chant for the Deceased. Verhandelingen van het Koninklijk Instituut voor Taal-, Land- en Volkenkunde, 49. 'S-Gravenhage.

VOLZ, Wilhelm
1909 Nord-Sumatra. Bericht über eine im Auftrag der Humboldt-Stiftung der Königlichen Preußischen Akademie der Wissenschaften zu Berlin in den Jahren 1904-1906 ausgeführte Forschungsreise. Bd. 1: Die Batakländer. Berlin.

VREDENBREGT; Jacob
1981 Hampatong. The Material Culture of the Dayak of Kalimantan. Jakarta.

VROKLAGE, B. A. G.
1936 Das Schiff in den Megalith-Kulturen Südostasiens und der Südsee. In: Anthropos, 31: 712-757. Mödling bei Wien.

WARNECK, Johannes
1899 Studien über die Literatur der Tobabatak. In: Mitteilungen des Orientalischen Seminars: 101-139. Berlin.

1909 Die Religion der Batak. Ein Paradigma für die animistischen Religionen des Indischen Archipels. Leipzig.

WELLENKAMP, Jane Cathleen
1984 A Psychocultural Study of Loss and Death among the Toraja. Phil. Diss. Ann Arbor.

WINKLER, Johannes
1925 Die Toba-Batak auf Sumatra in gesunden und kranken Tagen. Stuttgart.

WYLICK, Carla van
1941 Bestattungsbrauch und Jenseitsglaube auf Celebes. Den Haag.

ZIMMERMANN, Philipp
1968 Studien zur Religion der Ngadju-Dajak in Südborneo. In: Fröhlich, Willy (Hrsg.): Beiträge zur Völkerkunde Südostasiens und Ozeaniens. Ethnologica N. F., 4. Köln.

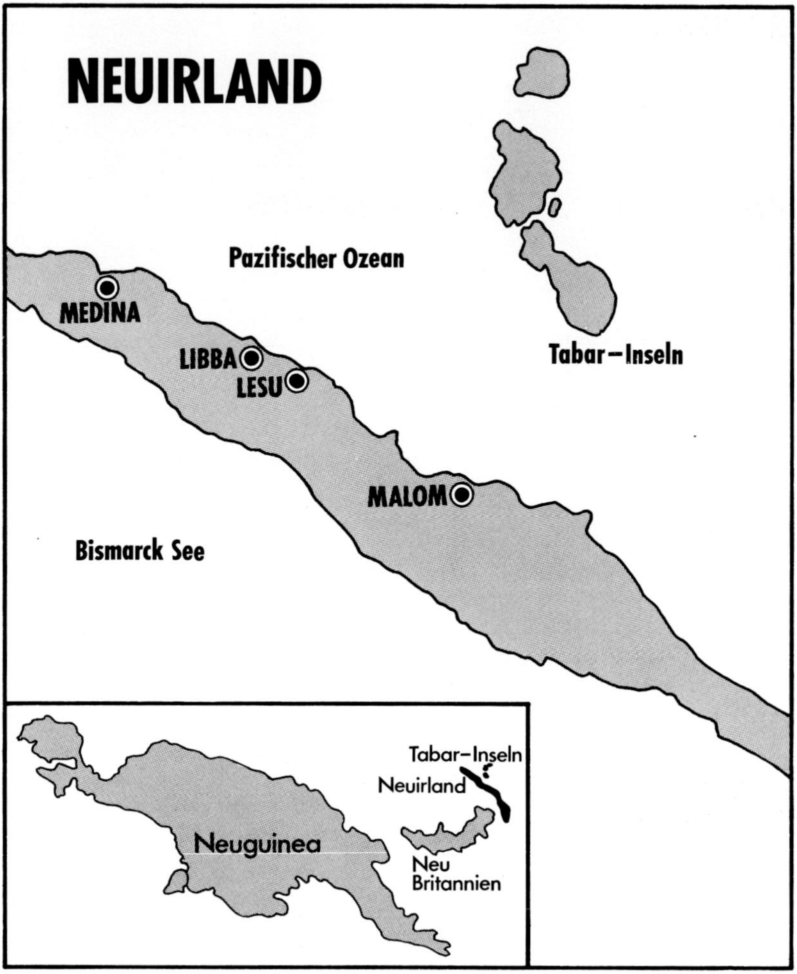
NEUIRLAND
Pazifischer Ozean
MEDINA
LIBBA
LESU
Tabar–Inseln
MALOM
Bismarck See
Tabar–Inseln
Neuirland
Neuguinea
Neu
Britannien

3. Ozeanien

Neuirland – Die Botschaft in Holz

„... die große Taroernte, die vielen Schweine, alle die Sera [Muschelgeldketten], das Kochen für das Fest und andere Bestandteile des Ritus. Das, sagte der alte Mann aus Lesu, sind die wichtigsten Dinge der Malangan..."
(Powdermaker 1933: 319)

Allgemeines

Im Nordosten Melanesiens liegt der Bismarck-Archipel (Papua New Guinea); die zweitgrößte Insel ist Neuirland, von der einige der beeindruckendsten Gegenstände der Ausstellung stammen.

Neuirland liegt zwischen 2° und 5° südlicher Breite und hat eine Länge von 370 km. Die Temperaturen schwanken nur wenig, die Lufttemperatur und die jährlichen Niederschläge sind sehr hoch, was – zusammen mit der Beschaffenheit des Bodens – eine üppige Vegetation hervorbringt. Typisch ist der Laubwald mit Lianen und Orchideen, er ist jedoch arm an Säugetieren. Von Haustieren spielt das Schwein eine hervorragende Rolle, vor allem bei Festen und als Prestigeobjekt: Nach der Zahl der verzehrten Schweine beurteilt man die Bedeutung einer Feier. Die Basis der Ernährung bilden Knollenpflanzen: Taro, Yams, Süßkartoffeln und Maniok.

Neuirland hat eine bewegte Vergangenheit. Zuerst von den Spaniern gesichtet, dann von den Holländern entdeckt, gab es vor dem 19. Jahrhundert wenige Kontakte. Als Walfänger und Handelsschiffe die Insel anliefen und oft plünderten, führte dies zu einer Verschärfung der schon vorher feindlichen Haltung der Insula-

60 Für die Verbrennung vorbereitete Leiche (Neuirland). Foto A. Bühler. Museum für Völkerkunde, Basel Vb 893.

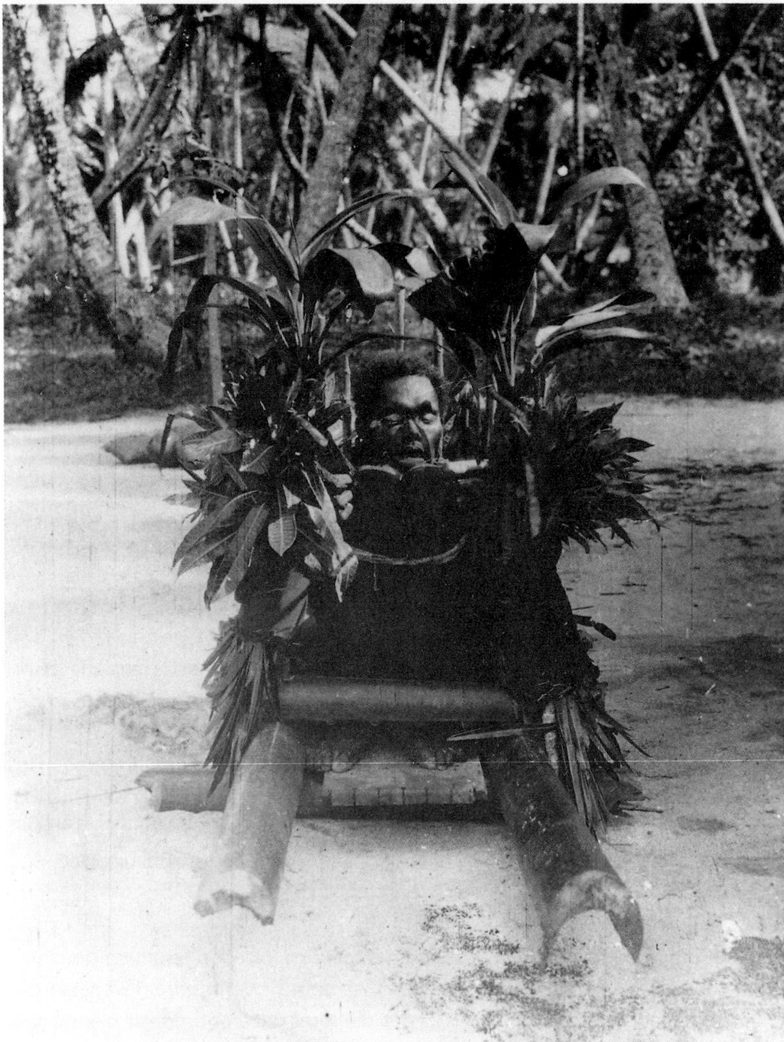

ner. 1885 geschah die offizielle Besitzergreifung durch das Deutsche Reich, was unter anderem dazu führte, daß Neuirland in Neumecklenburg und Neubritannien in Neupommern umbenannt wurde. Ab 1919 waren die Inseln unter australischer Verwaltung.

Es gibt auf Neuirland und den Nachbarinseln etwa ein Dutzend melanesischer Sprachen, jede mit mehreren Dialekten. Die größten sozialen Organisationen sind Dorfschaften mit zahlreichen Wohngruppen, jede aus zwischen zwei und fünf Hütten bestehend, die sich um einen Hof anordnen. Die Gesellschaft ist in Klassen gegliedert, die mit den Namen bestimmter Vogelarten bezeichnet werden, z. B. im mittleren und südlichen Neuirland nach dem Seeadler und dem Fischadler. Innerhalb dieses Systems gibt es eine weitere Gliederung in Klane, die ein bestimmtes Landstück oder Gebiet besitzen [1].

61 Gebet während einer Leichenverbrennung (Medina, Neuirland). Foto A. Bühler. Museum für Völkerkunde, Basel.

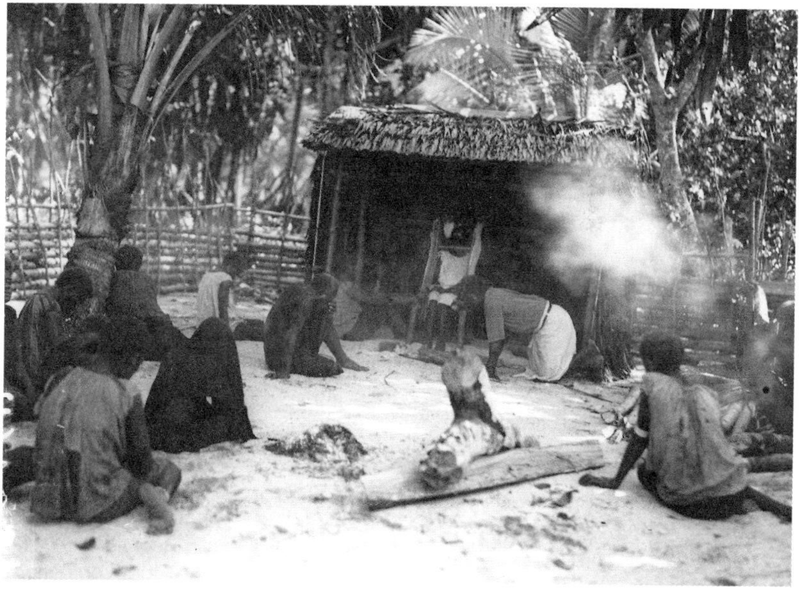

In der Vergangenheit gab es auf Neuirland eine Form des rituellen Kannibalismus. In der Regel waren es die Leichen der im Krieg Erschlagenen, die verzehrt wurden, weil man sich davon eine Vervollkommnung des Individuums erhoffte [2]. Auf Neuirland wurden verschiedene Bestattungsarten praktiziert. Im Norden dominierte die Leichenverbrennung (Abb. 60, 61), in anderen Gegenden setzte man die Toten in Booten auf dem Meer aus oder bestattete sie im Geäst von Bäumen [3].

Über die Vorstellungen der Neuirländer vom Schicksal nach dem Tode ist einiges aufgezeichnet worden. Diesen Aufzeichnungen zufolge lag das Land der Toten in einer unterirdischen Welt, denn einige Höhlen auf Riffinseln wurden als Eingänge betrachtet. Um dorthin zu gelangen, mußten die Totenseelen mit einem von zwei Wesen sexuell verkehren, und zwar die Totenseelen von Frauen mit einem Hund, die von Männern mit einem Schwein. Aber auch ein anderes mythisches Wesen, der Riese *Galau*, entschied, ob die Totenseelen eingelassen wurden. Die Schlechten (die gestohlen oder ihre Eltern schlecht behandelt hatten) wurden ins Feuer geworfen; die Guten dagegen kamen an einen Ort, wo wohlriechende Zierpflanzen, Bananen, Taro und Kokospalmen wuchsen [4]. Wahrscheinlich ist die Feuerstrafe schon ein Echo christlicher Vorstellungen. Jedoch waren diese Vorstellungen nicht allgemein auf den Inseln verbreitet, denn nach anderen Aufzeichnungen wurden den Toten allgemein alle Freuden versagt. Sie mußten sich von Abfällen und Fäkalien ernähren, beneideten und haßten die Lebenden und versuchten, sich an ihnen zu rächen [5].

Wie man es von vielen anderen Völkern kennt, bleiben hier im Totenreich die sozialen Unterschiede bestehen. Der Verstorbene behält nämlich den Rang, den er zu Lebzeiten innehatte [6].

Totenfeste: Die *Malangan*

Malangan nennt man sowohl das Totenfest, das für die seit dem letzten Fest Verstorbenen veranstaltet wird, als auch die Schnitzereien (Friese und Figuren), die aus diesem Anlaß angefertigt werden.

Malangan haben unverkennbare Merkmale: Eine bizarre Fülle von Motiven (Menschen, Pflanzen und Tiere, z. B. Hahn, Nashornvogel, Eule, Fregattvogel) sind

62 Malangan-Schnitzereien werden für Feste mehrerer Verstorbener angefertigt. Die Familie des Toten bestellt die Figur bei einem besonderen Schnitzer. Über die dargestellten Motive gibt es wenige Informationen. – Hier u. a. menschliche Gesichter und ein Fregattvogel. Holz, Ajour-Technik (durchbrochene Arbeit), weiß, rot und schwarz bemalt (Neuirland). Foto M. Obermaier 1989.

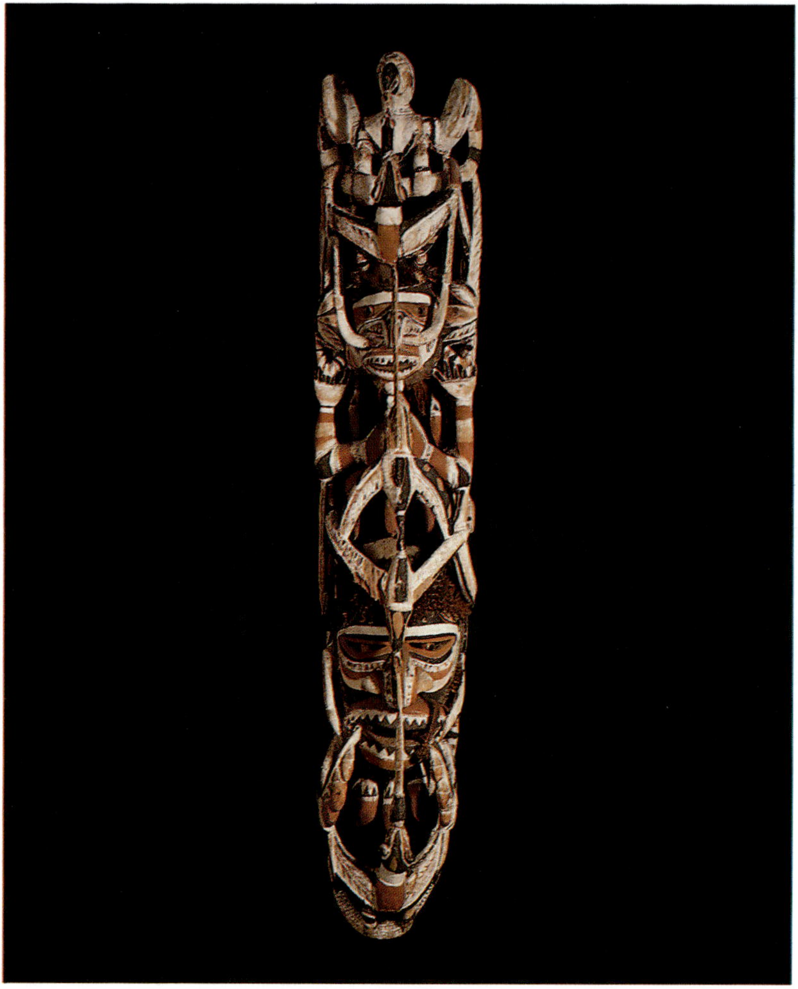

in durchbrochener Arbeit (Ajour-Technik) aus Holz geschnitzt und mit grellen Farben (weiß, rot, gelb und schwarz) bemalt. Für die Schnitzereien wird das Holz einer Apocynacee (Alstonia villosa) benutzt (Abb. 62).

Malangan sind in europäischen und amerikanischen Museen zahlreich vertreten, weil sie nach Gebrauch in den Busch geworfen bzw. als Brennholz benutzt wurden [7]. Es wurde darauf hingewiesen, daß die *Malangan* in Ausstellungen ihrer ursprünglichen Funktion am wenigsten entfremdet sind, denn sie wurden auf Neuirland für eine begrenzte Zeit ausgestellt (Abb. 63) [8].

Die ersten Erforscher Neuirlands, höchst beeindruckt von den Motiven und Formen der *Malangan,* versuchten ziemlich erfolglos, von den Insulanern Erklärungen darüber zu bekommen. Über die dargestellten Motive wisse man sehr wenig, hieß es; die Aussagen der Insulaner begrenzten sich auf Sätze wie: „Das ist alther-

63 Pavillon mit Malangan-Figuren, wie sie während des Totenfestes ausgestellt werden (Medina, Neuirland). Foto A. Bühler. Museum für Völkerkunde, Basel.

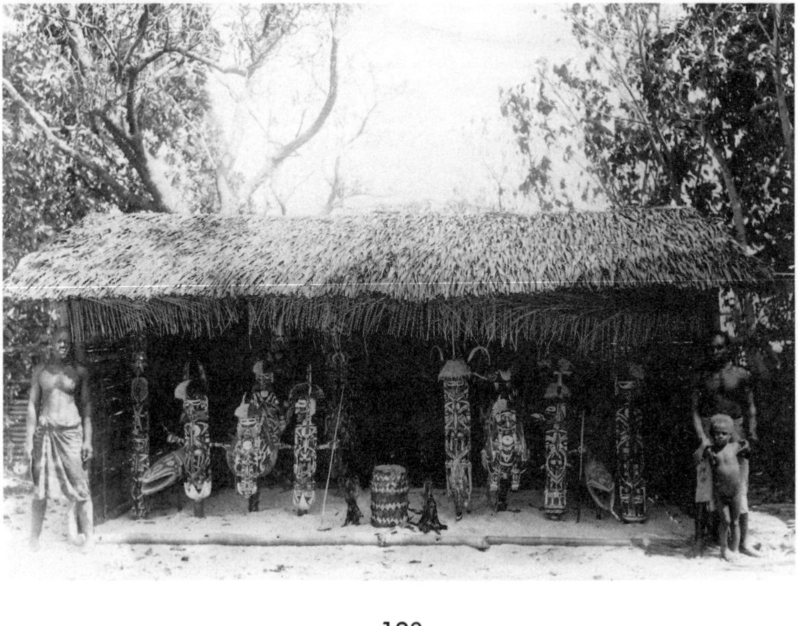

gebrachte Tradition" oder „das ist eine Schlange[9]." Weshalb war es so schwierig, die Bedeutung der künstlerischen Leistungen der Neuirländer zu ergründen? Die meisten Forscher haben offensichtlich versucht, hinter die ikonographische Bedeutung der Einzelmotive zu kommen, die für die Hersteller selbst nur nebensächlich waren.

Richtiger lagen wohl diejenigen, die in den ersten Jahrzehnten dieses Jahrhunderts nach der Bedeutung des Festes an sich und seiner sozialen Relevanz gefragt haben: Die Angaben variierten von Ort zu Ort: „Wir verfertigen die *Mulligan* und feiern das Fest, um mit den Toten fertig zu sein," oder: „Du glaubst gar nicht, wie sehr wir der Toten gedenken und trauern während der ganzen Zeit, da wir die *Mulligan* herstellen. Um die Verstorbenen zu vergessen, und damit sie ins Totenreich eingehen können, veranstalten wir die Feier[10]." Eine Frage einer Ethnologin lautete: „Was würde geschehen, wenn man die *Melangan*-Feier nicht mehr halten

64 Neuirländer, die in einer Plantage arbeiten, zeigen die verschiedenen Malangan-Figuren, Masken und Friese, die beim Totenfest verwendet werden. Foto J. Küppers 1911. Rautenstrauch-Joest-Museum für Völkerkunde, Köln.

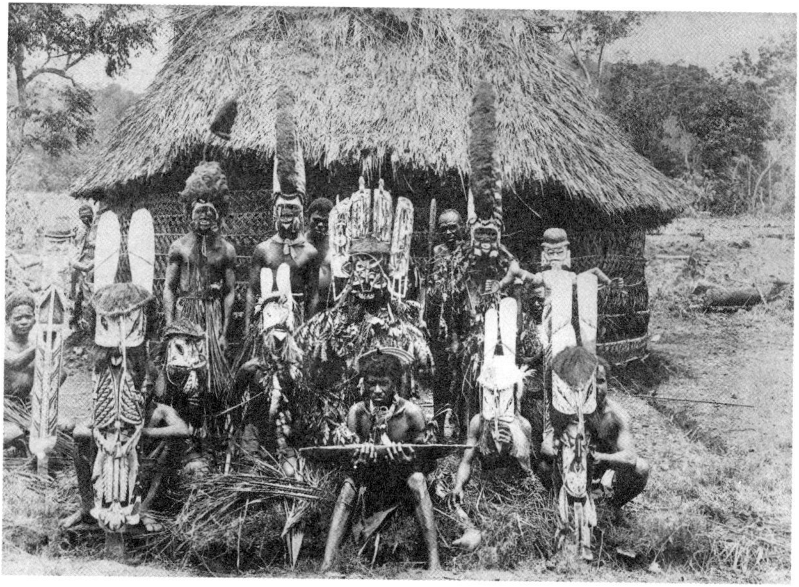

würde?" Nach anfänglicher Überraschung war die Antwort: „Der Taro würde nicht mehr wachsen[11]." Alle diese Antworten zeigen, daß die Bedeutung der *Malangan* nicht so sehr in den einzelnen Motiven liegt als vielmehr im sozialen Kontext. Diese Zusammenhänge werden wir näher betrachten.

Ein Schnitzer arbeitete monatelang gegen Entgelt an der Figur, die von Verwandten des Verstorbenen bei ihm bestellt wurde. Manchmal wird der Schnitzer von entfernten Dörfern geholt. Er lebt im Dorf der Verwandten des Verstorbenen auf deren Kosten. Traditionell gehörten zu seinem Lohn mehrere Schweine, Muschelgeld und Tabak. Bestimmte Motive sind persönliches Eigentum des Schnitzers. Er kann die Rechte verkaufen, muß aber später unter Umständen dann für sich selbst andere kaufen[12].

Die Tatsache, daß in den ersten Jahrzehnten dieses Jahrhunderts nur wenige, meist alte Männer die Kunst der *Malangan*-Anfertigung verstanden[13], legte die Vermutung nahe, daß es sich um eine aussterbende Tradition handele. Doch das Gegenteil scheint wahrscheinlich, denn in der Gegenwart blühen die *Malangan*-Feiern und Schnitzerein. Die Herstellungsrechte bestehen weiter; einige Schnitzer werden „die Quelle der *Malangan*" genannt, was ihnen erlaubt, eine unendliche Anzahl an Formen zu reproduzieren[14].

Die mündliche Überlieferung Neuirlands ist nun ausreichend bekannt. Die mythische Herkunft der *Malangan* bezieht sich auf eine von zwei Gottheiten – *Móroa* und *Sigéragun*. *Moróa* scheint als Kulturheros zu fungieren: Er brachte den Menschen das Feuer, und er scheint der Erste gewesen zu sein, der die großen Taro- und Bananen-Pflanzungen anlegte. Die *Malangan* stehen in Beziehung zu ihm; man erzählt, daß *Moróa* an einer Bucht an der Ostküste der Insel die *Malangan* schuf – als Vögel, Fische, Menschen usw. Dann warf er sie in den Busch, wo die Menschen sie fanden und später nachahmten[15].

Ein besonderer *Malangan*-Typ wurde im Dorf Lesu durch den Traum eines Menschen bekannt: Der *Gas* (eine Art Doppelseele) erschien einem Menschen im Traum und lehrte ihn eine besondere Art der Anfertigung[16].

Die Tabar-Inseln scheinen das Herkunftsgebiet der *Malangan*-Feier zu sein; diese werden auch in Mittel-Neuirland gefeiert. Beschreibungen des Festes wurden von mehreren Autoren, die sie erlebt haben, gemacht[17]. Als erstes fällt auf, daß die Feier, die eigentlich für die seit dem letzten Fest Verstorbenen veranstaltet wird, meistens mit dem Pubertätsfest (Beschneidung) der Jünglinge verbunden ist. Im folgenden fasse ich die *Malangan*-Feier zusammen, wie sie Mitte der 50er Jahre in Libba veranstaltet wurde[18].

Die Vorbereitungsarbeiten dauern zwischen vier Monaten und einem Jahr und beginnen mit der Pflanzung von Taro, Yams und anderen Pflanzen, die während des Festes gegessen werden sollen (Abb. 65). Nach einer Phase der Abgeschiedenheit und der Belehrung der Jünglinge folgt die Beschneidung; danach werden die *Malangan*-Figuren geschnitzt und später ausgestellt. Die Anzahl der getöteten und verzehrten Schweine zeigt unmittelbar das Prestige des Klans bzw. der Verwandten der Verstorbenen. Die Verknüpfung von *Malangan*-Feier und Pubertätsfest ist nicht zufällig; die beiden Komplexe sind komplementär: Das Schnitzen der Figuren ist ein letzter Abschied von den verstorbenen Mitgliedern der

65 Festessen zu Ehren eines Verstorbenen (Malum. Neuirland). Foto A. Bühler, Museum für Völkerkunde, Basel.

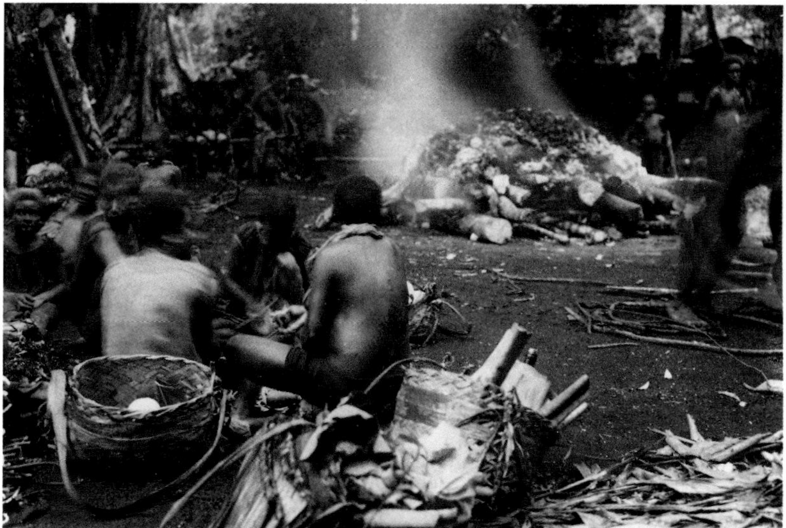

Gruppe, und die Beschneidung der Jünglinge ist ein Teil ihrer Aufnahme in die Gesellschaft als vollwertige Mitglieder.

Die Verstorbenen verlangen auch, so meinen die Neuirländer, daß ihnen zu Ehren das Fest veranstaltet werde, sonst würden sie sich an den Lebenden rächen[19].

Die *Malangan*-Feiern sind aber darüber hinaus auch Zeichen der sozialen Solidarität, die die Bindung der Mitglieder an ihren Klan auch über ihren Tod hinaus betonen[20]. *Malangan*-Kunst sei im weitesten Sinne ein Urbild sozialer Unsterblichkeit[21].

Während ältere Arbeiten betonten, daß die *Malangan*-Figuren nicht sakral seien, denn sie wurden nach der Feier in den Busch geworfen, ist die Interpretation neuerer Untersuchungen anderer Meinung: Während des Festes ist die Figur lebendig, wird aber durch das Ritual getötet und wieder zu einem Stück Holz, das keine Bedeutung mehr besitzt[22].

Tatanaua- **und** *Kapong*-**Masken**

Zur *Malangan*-Feier gehören auch die *Tatanaua*-Tanzmasken[23], die einen bestimmten Verstorbenen darstellen. Oft erhielten sie den Eigennamen des Verstorbenen. Im Gegensatz zu den *Malangan*-Figuren wurden sie für das nächste Fest aufbewahrt[24]. Typisch an diesen Masken ist die Darstellung komplizierter Männerfrisuren –„Raupenfrisur" –, die schon Anfang dieses Jahrhunderts nicht mehr getragen, aber weiter auf den Masken dargestellt wurden[25] (Abb., 66, 67 und 68).

Die männlichen Angehörigen des Verstorbenen zogen mit den Masken durch das Dorf, um Muschelgeld für das Fest zu sammeln. Erotische Tänze – Liebes- und Kampfszenen pantomimischer Art – gehörten zu ihrem Repertoire[26].

Die *Kapong*-Masken haben unterschiedliche Formen; gemeinsam sind aber die großen, flügelartigen Ohren, die entweder aus Baststoff angefertigt oder aus Holz geschnitzt sind[27].

Sie führten ähnliche Tänze wie die *Tatanaua*-Masken vor. Einen Teil ihrer Verkleidung machten aus Kokosnüsse geschnitzte Brüste aus, die sich die jungen Männer umbanden [28].

Die Farben der Masken – ursprünglich aus Erde und Pflanzen gewonnen – sind Rot, Schwarz, Gelb und Weiß (später eingeführt Blau). Für Haar und Bart benutzte man verschiedene Pflanzenfasern, zum Modellieren Fruchtkitt, Bienenwachs usw. [29] Das Beeindruckendste an den *Malangan*-Figuren und *Tatanaua*-Masken ist wohl die Benutzung des Verschlußdeckels der Seeschnecke (Turbo petholatus) als Augen, was den Figuren einen unheimlichen Zug verleiht (Abb. 67). Was für uns heute Museumsstücke sind, waren und sind für die Leute auf Neuirland Zeichen des sozialen Gleichgewichts zwischen Lebenden und Toten. Aber dies erschöpft nicht die Fülle an Bedeutungen. Ich möchte hier die Worte eines alten Mannes aus Neuirland zitieren, deren letzte Zeilen am Anfang des Kapitels zu

66 Totenfest auf Neuirland: Tänzer mit TATANAUA-Masken. Foto A. Bühler, Museum für Völkerkunde, Basel.

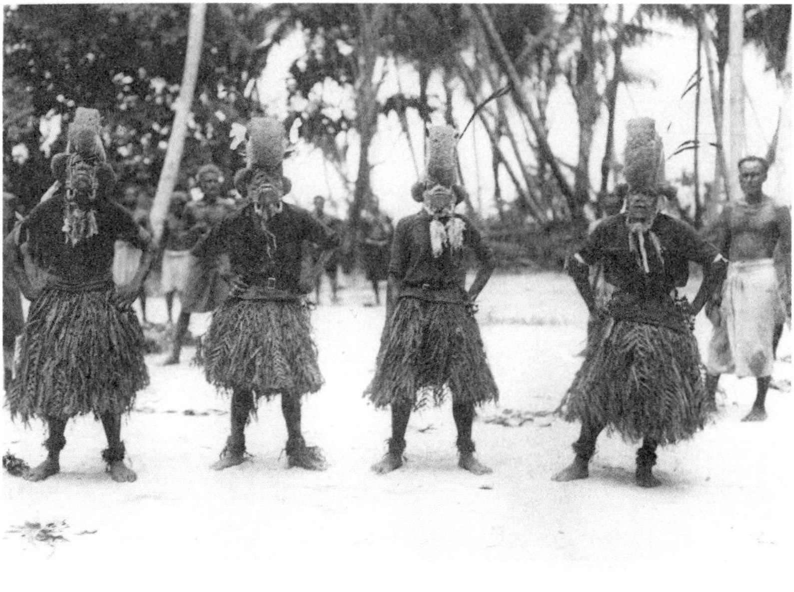

lesen waren. – Als in den 30er Jahren eine Ethnologin ihre Sammlung an *Malangan*-Figuren einpacken ließ, bemerkte sie, daß der Vorgang von einigen alten Männern beobachtet wurde:

> „Ich hatte erklärt, daß sie [die *Malangan*-Figuren] sorgfältig in einem Museum aufbewahrt würden und daß 'meine Leute', die niemals diese Malangan gesehen hätten, die dann kennenlernen würden. Nach meiner Erklärung drängte mich der alte Mann sehr ernst, daß ich den Leuten, die die Malangan sehen würden, erzählen müßte, daß diese nicht einfach bemalte und geschnitzte Holzstücke sind, und daß ich erklären müßte, wieviel Arbeit und Reichtum mit ihrer Herstellung verbunden ist – die großen

67 TATANAUA-Tanzmaske. Gesichtsteil aus Holz. Augen aus dem Verschlußdeckel der Meerschnecke Turbo. Schädelteil mit Bast besetzt, stellt die „Raupenfrisur" der Männer dar. Mit Ruß, Erde und Kalk schwarz, rot, gelb und weiß bemalt (Neuirland). Foto M. Obermaier. 1989.

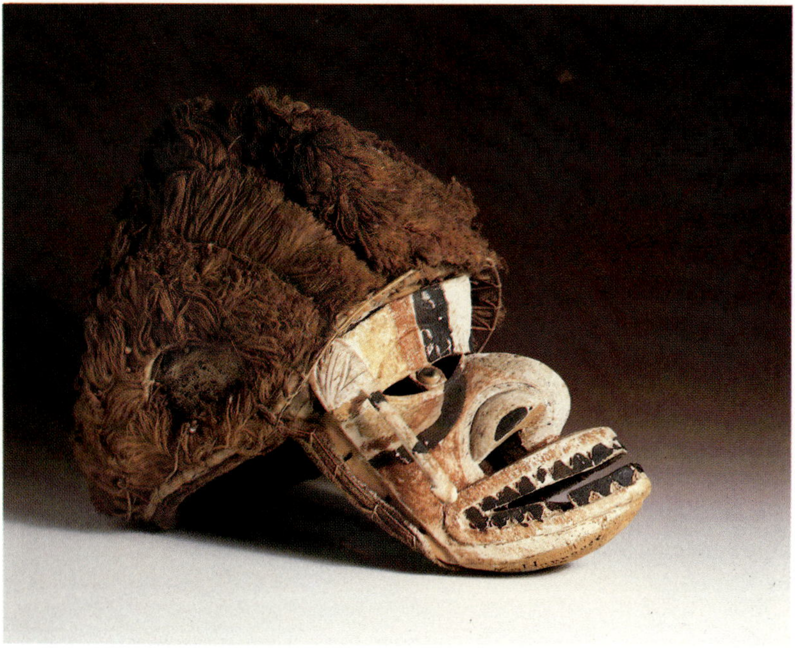

68 TATANAUA-Tanzmaske, weiß, rot und blau bemalt (Neuirland). Foto M. Obermaier 1989.

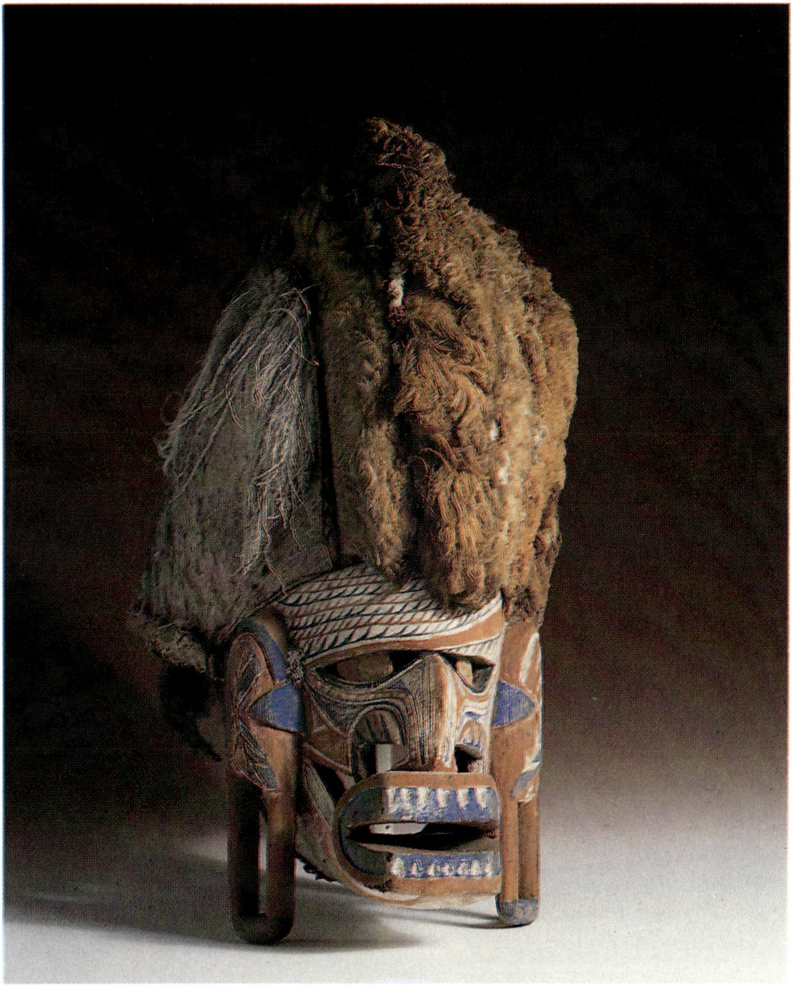

Taro-Ernten, die vielen Schweine, alle die Sera [Muschelgeld], das Kochen für das Fest und andere Bestandteile des Ritus. Das, sagte der alte Mann aus Lesu, sind die wichtigsten Dinge der Malangan [30].

Kreidefiguren

Unabhängig von den *Malangan*-Feiern, aber ebenfalls in Verbindung mit dem Tod, stehen die Kreidefiguren Mittel-Neuirlands (Abb. 69).

Wenn jemand aus einer reichen Familie starb, ging ein Mann der Familie ins Gebirge und kaufte eine geschnitzte Figur, die nur in dieser Gegend angefertigt werden konnte. Sie wurde je nach dem Geschlecht des/der Verstorbenen als männlich oder weiblich geschnitzt und wurde in ein Häuschen gestellt. Die zugrundeliegende Vorstellung war, daß der Tote eine Wohnung auf Erden haben mußte, wenn er nicht den Überlebenden seiner Familie Schaden zufügen sollte [31]. Da sie aus einem weichen Material geschnitzt wurden, sind die meisten dieser Figuren beschädigt. Oft zeigen sie Reste von brauner oder roter Farbe.

Uli-Kult

Über den *Uli*-Kult, der bis Anfang unseres Jahrhunderts in Mittel-Neuirland gefeiert wurde, gibt es nur wenige Informationen. Der Kult wurde für männliche Ahnen und nicht für bestimmte Individuen gefeiert. Die *Uli*-Figuren wurden aufbewahrt und für neue Festlichkeiten frisch bemalt. Die Feiern zogen sich über Jahre hin. Die *Uli*-Figuren (Abb. 70, 71) sind ganz verschieden von den *Malangan*-Figuren: Der große Kopf trägt einen hahnenkammähnlichen Schmuck oder auch eine ähnliche Frisur, wie die *Tatanaua*-Masken („Raupenfrisur"). Die Farben sind Weiß, Rot und Schwarz. Die Gesichtsbemalung ist herzfömig, mit der Spitze auf dem Kinn. Die Augäpfel sind aus dem Gehäuse der Cyprea-Muschel, und die Pupillen aus dem Deckel der Turbo petholatus hergestellt [32].

Allen *Uli* gemeinsam ist ein senkrecht oder schräg gestreiftes Band direkt unter den Brüsten. Dieses bezeichnet die vorstehenden Rippen, die die Zusammengehörigkeit der *Uli* ins Jenseits bezeugen sollen [33].

69 Kreidekalk-Figuren von Verstorbenen wurden auf Neuirland von bestimmten Schnitzern auf Bestellung angefertigt, im Inneren der Insel hergestellt, und von dort an die Küste geliefert. Sie wurden in einem besonderen Haus aufgestellt. Mund, Augen und Haaransatz rot bemalt. Foto M. Obermaier 1989.

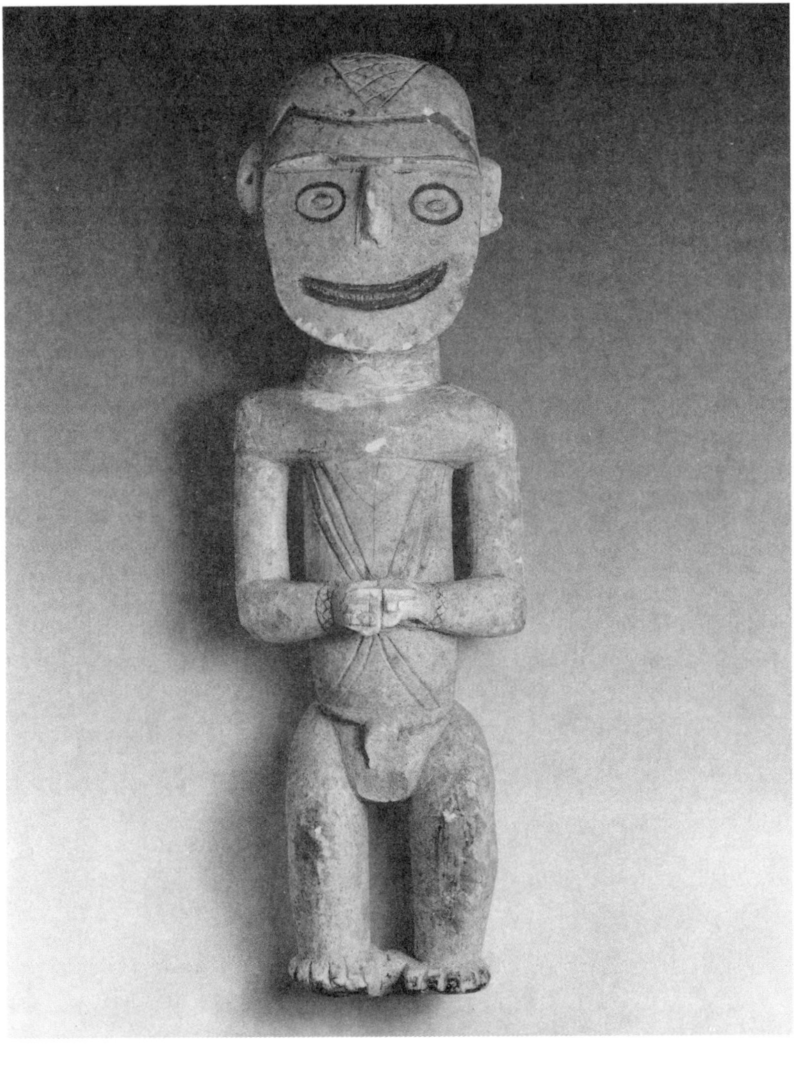

70 ULI-Figuren, die nur für bestimmte Ahnen hergestellt wurden, gehören – so wie das ULI-Fest – der Vergangenheit an. Auffallend an den ULI-Figuren ist ihre Zweigeschlechtlichkeit (Lawatkana, Neuirland). Foto A. Bühler. Museum für Völkerkunde, Basel.

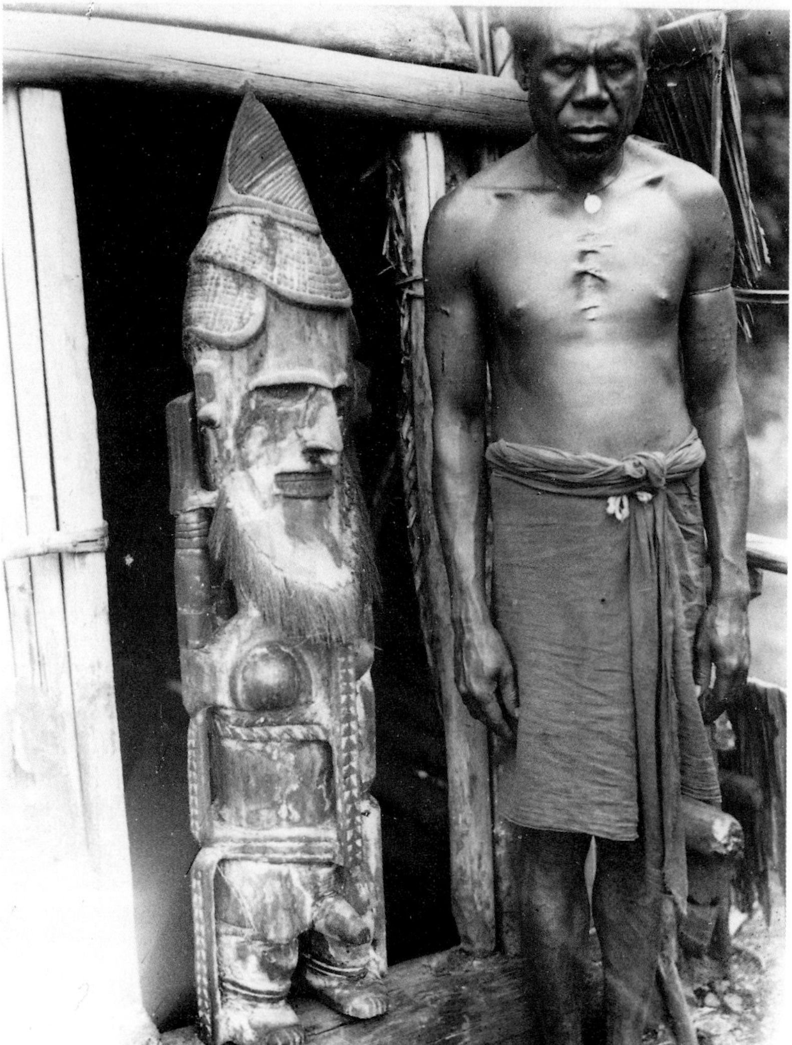

71 Charakteristisch ist an allen ULI-Figuren der große Kopf mit hahnenkammähnlichem Schmuck und herzförmiger Gesichtsbemalung wie auch die weiblichen und männlichen Genitalien. Augäpfel aus dem Gehäuse der Cyprea-Muschel, Pupillen aus dem Deckel der Turbo-Schnecke, rot, weiß und schwarz bemalt, Reste von Gelb (Neuirland). Foto M. Obermaier 1989

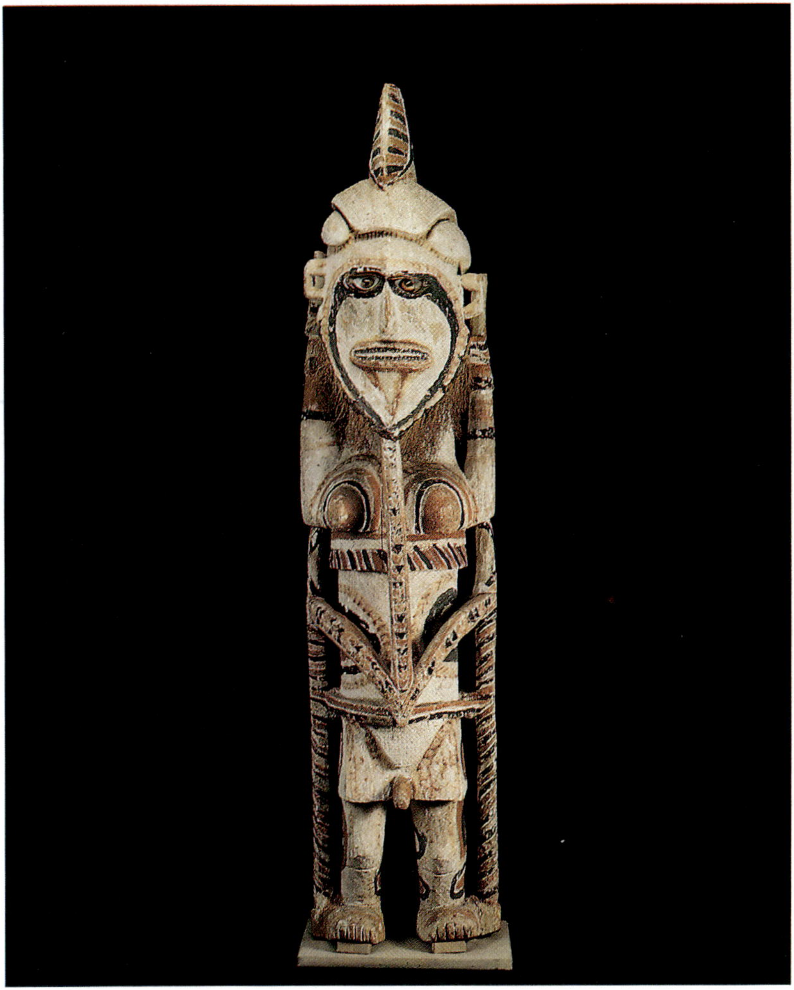

Auffallend ist die Doppelgeschlechtlichkeit der *Uli,* die sowohl weibliche Brüste als auch ein männliches Glied besitzen. Die Erklärung für diese Tatsache lautet, daß es sich dabei um den Fettansatz an den Brüsten der wohlgenährten Häuptlinge handelt [34], aber diese Idee ist religionswissenschaftlich nicht haltbar. Die Doppelgeschlechtlichkeit soll wohl eher die Schöpferkraft der primordialen Gottheit darstellen [35].

Bemalte Schädel

Bemalte und übermodellierte Schädel (Abb. 72, 73) wurden bis ca. 1930 auf Neuirland für bestimmte Zeremonien benutzt. Nachdem ein Toter etwa zwei Monate begraben war, grub man den Schädel wieder aus. Der Schädel wurde bemalt, verziert und entweder am Balken des Hauses aufgehängt oder in einem Korb aufbewahrt. Manchmal wurden die Schädel auf Festen ausgestellt und später verbrannt [36]. Die Bearbeitung der Schädel sollte ein Erinnerungszeichen an einen Verstorbenen sein [37]. Andere Schädel, z. B. die von verstorbenen Zauberärzten, wurden zur Wetterbeeinflussung benutzt: wenn es zuviel regnete, machte man ein Feuer unter dem Schädel, damit sich die Wolken verzogen [38].

Die Schädel – von Männern und Frauen, seltener von Kindern – wurden folgendermaßen vorbereitet [39]: Sie wurden gereinigt, bemalt, mit Bienenwachs oder einem Fruchtkitt übermodelliert und anschließend mit verschiedenen Materialien ausgestattet (z. B. Schneckengehäusen, Holzstäbchen oder Pflanzenfasern als Haar). Als Augäpfel dienten Schalensegmente der Muschel Cyprea. Die benutzten Farben sind Rot (gewonnen aus eisenhaltiger Erde, aufgekocht mit Seewasser), Weiß (Kalkpulver und Seewasser), Schwarz (aus dem Ruß bestimmter Früchte), Gelb (zerriebene Wurzeln von Curcuma).

72 Bemalter, mit Harz und Wachs übermodellierter Schädel. Augäpfel aus Fragmenten der Cyprea-Muschel, Pupillen aus dem Verschlußdeckel der Meerschnecke Turbo. Palmfasern auf beiden Kopfseiten; kleine Muschelhäuser wurden auf dem Kopf eingesetzt (Neuirland). Foto M. Obermaier.

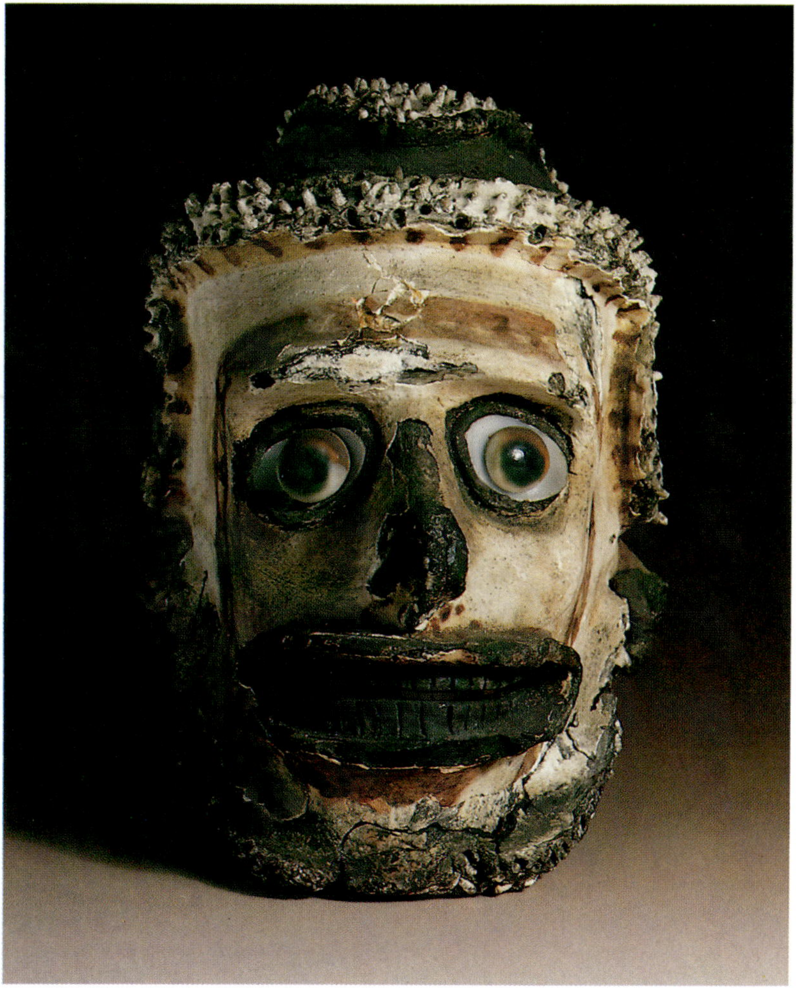

73 Mit Wachs und Harz übermodellierter und mit Kalk und roter Erdfarbe bemalter Totenschädel. Auge aus Cyprea-Muschel und Turbo-Schnecke. Kopf mit Holzstacheln besetzt (Neuirland). Foto M. Obermaier 1989.

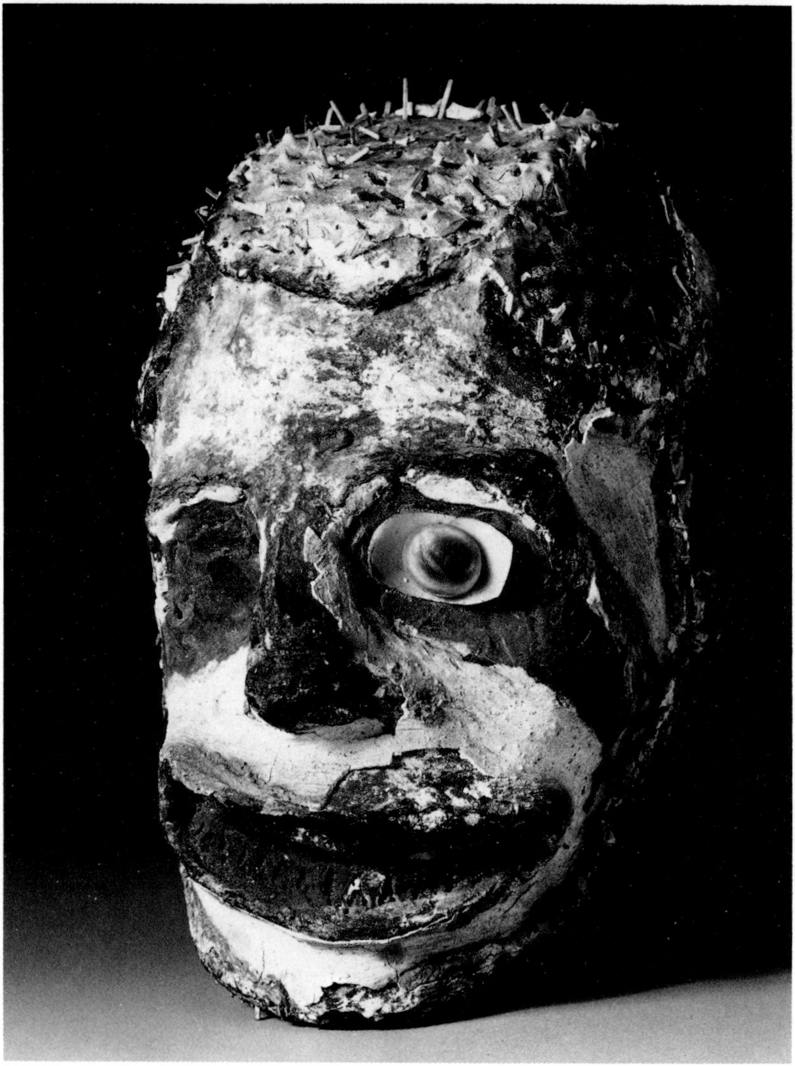

Anmerkungen

1) Nach Bühler 1948.
2) Parkinson 1926: 133.
3) Über Bestattungsformen auf Neuirland s. Bühler 1933: 245, 1948: 72, Groves 1936/37: 223ff., Parkinson 1926: 139ff.
4) Krämer 1925: 47.
5) Bühler 1948: 76.
6) Peekel 1927: 32.
7) Bei der Malangan-Feier wurden auch die sogenannten Sonnen-Malangan benutzt, große runde Gebilde, aus Gerten und Stäben zusammengebunden. Nach der Feier wurden sie verbrannt (Krämer 1925: 67ff.). Sie gelangten kaum in Museen, zum einen weil ihr Anblick Frauen und Fremden verwehrt war, zum anderen wegen ihrer Zerbrechlichkeit.
8) Stöhr 1972: 161.
9) Krämer 1925: 8.
10) Bühler 1933: 266f.
11) Groves 1936/37: 223.
12) Bühler 1933: 248, 1948: 82, Powdermaker 1933: 315.
13) Bühler 1933: 248.
14) Küchler 1987: 240, Über Malangan-Kunst allgemein. Typologie usw. vgl. Bühler 1969, Helfrich 1973, Kaufmann 1980, Stöhr 1972, 1987.
15) Krämer 1925: 33.
16) Powdermaker 1933: 317f.
17) Bühler 1933, Krämer 1925.
18) Lewis 1969: 47-63.
19) Nevermann 1940: 12.
20) Helfrich 1973: 10.
21) Küchler 1987: 240.
22) Küchler 1988.
23) Bühler 1933: 248, die Benennung stammt vom *Tátanu* (oder *Tanuáto*), eine von den zwei Menschenseelen, eine Art Doppelwesen des Menschen.
24) Peekel 1927: 33.
25) Für eine Typologie der Masken, Helfrich 1973.
26) Bühler 1933: 251, Parkinson 1926: 141f.
27) Stöhr 1987: 162.
28) Bühler 1933: 257.
29) Helfrich 1973: 19f.
30) Antze 1910, siehe auch Krämer 1925: 55.
31) Bühler 1948: 85. Krämer 1916: 277f.
32) Krämer 1925: 60.
33) Stöhr 1987: 170f.
34) Krämer 1925: 61.
36) Stöhr 1987: 172.
37) Parkinson 1926: 135.
38) Krämer 1925: 50.
39) Nach Helfrich 1985: 129ff. Vgl. auch Herrmann.

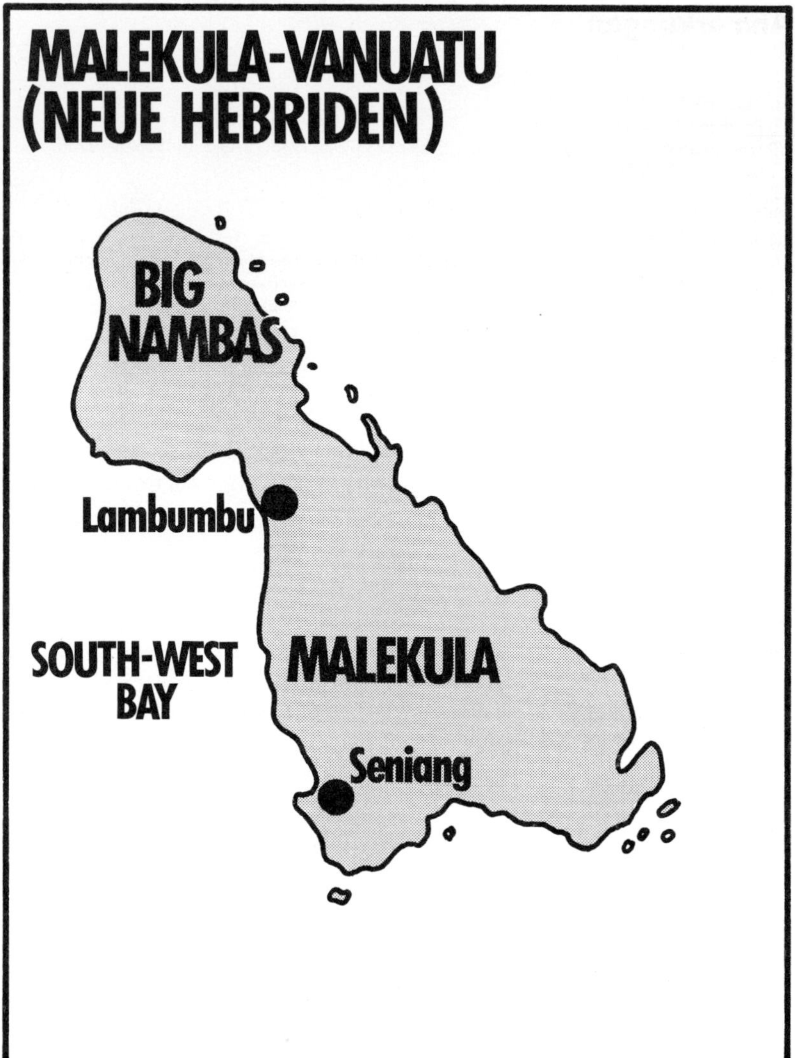
MALEKULA-VANUATU
(NEUE HEBRIDEN)
BIG
NAMBAS
Lambumbu
SOUTH-WEST
BAY
MALEKULA
Seniang

Das Labyrinth ins Jenseits – Malekula

Allgemeines

Der Y-förmige Archipel der unabhängigen Republik Vanuatu liegt ca. 1600 km nordöstlich vor der Queensland-Küste Australiens. Vor der Unabhängigkeit 1980 war der Archipel unter der Bezeichnung Neue Hebriden bekannt. Es wohnen ca. 100 000 Menschen auf 60 der insgesamt 80 Inseln (viele davon kaum 1 km^2 groß); man spricht mehr als 70 Sprachen, die linguistisch alle zur melanesischen Sprachfamilie gehören. Das Wetter ist tropisch feucht und regnerisch; allgemein sind die Böden fruchtbar. Die wichtigsten Anbauprodukte sind: Yams, Taro, Bananen und Kokosnüsse.

Die Insel Malekula, von der hier die Rede sein wird, ist 100 km lang und zerfällt in verschiedene Kulturräume. Die Verwaltung jeder Gruppe lag zumindest bis in die 30er Jahre in den Händen der alten Männer des Stammes. Häuptlinge mit bestimmten Funktionen gab es nur im Norden der Insel bei den Big Nambas [1].

Im folgenden sollen die Todes- und Jenseitsvorstellungen von zwei Orten bzw. Stämmen der Insel Malekula vorgestellt werden: jene des Ortes Seniang (South West Bay, Südwest-Malekula) und jene des Ortes Lambumbu (im Südwesten der Insel). Die Vorstellungen, die in beiden Orten aufgezeichnet wurden, haben einige gemeinsame Züge, und zwar:

- um ins Totenreich zu gelangen, muß der Neuverstorbene eine Probe bestehen;
- eine mythische, weiblich konzipierte Wächterin des Totenreiches spielt dabei eine wichtige Rolle [2].

Tod und Begräbnis

Auf Malekula gestalten sich die Rituale nach dem Tode um so komplizierter, je höher der Status und je größer die Macht ist, die der Verstorbene zu Lebzeiten inne hatte. Die Mitgliedschaft in den geheimen Männergesellschaften und der Rang, den der Verstorbene darin erlangt hatte, bestimmen Länge und Kompliziert-

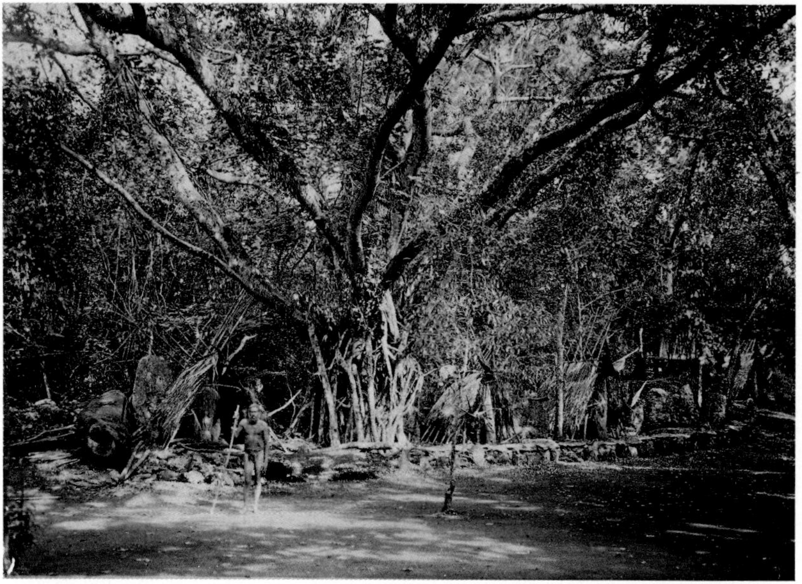

74 Tanzplatz auf Malekula, Vanuatu. Foto F. Speiser. Museum für Völkerkunde, Basel.

heit des Begräbnisses. Dies hat zur Folge, daß im Fall des Todes einer Frau – die keiner Geheimgesellschaft angehören kann – die Zeremonien kürzer und einfacher sind. Bei Kindern fallen sie sogar ganz weg[3].

Eine Beschreibung des Begräbnisses eines sehr angesehenen Mannes in Sangiang zeigt die Reichhaltigkeit und Dauer der Todeszeremonien. Vorbereitung von Getränken und Essen, um die Gäste zu bewirten, hat wie in vielen anderen Kulturen eine große Wichtigkeit. Nach dem Ableben fertigen die Männer eine Matte an und legen den Leichnam darauf. Die Matte wird aus der Rinde eines bestimmten Baumes hergestellt und weiß, rot und schwarz bemalt. Darauf malt man eine Zeichnung, die in direkter Beziehung zum Totenreich steht. Es handelt sich um die Darstellung von *Temes Savsap,* eines weiblichen mythischen Wesens, das am Tor zum Land der Toten wacht (Abb. 75, 76). Die Leiche wird auf ein Gerüst in der Nähe eines Feuers gelegt. Die Verwandten des Toten, die gleichzeitig Mitglieder

75 Bemalung auf der Matte, auf die die Leiche gelegt wird. Sie stellt TEMES SAVSAP, die Wächterin des Totenreiches dar (aus Deacon 1970, Abb. 35).

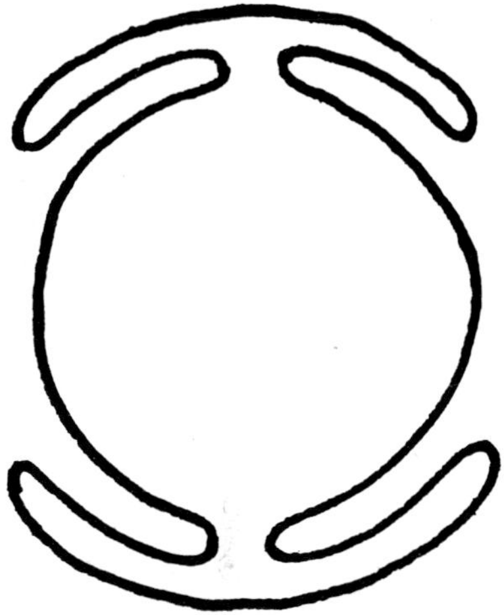

76 Zeichnung auf der Maske eines der Geheimbünde; sie stellt die Totenwächterin dar (Südwest-Malekula, Vanuatu; aus Layard 1935, Abb. 19).

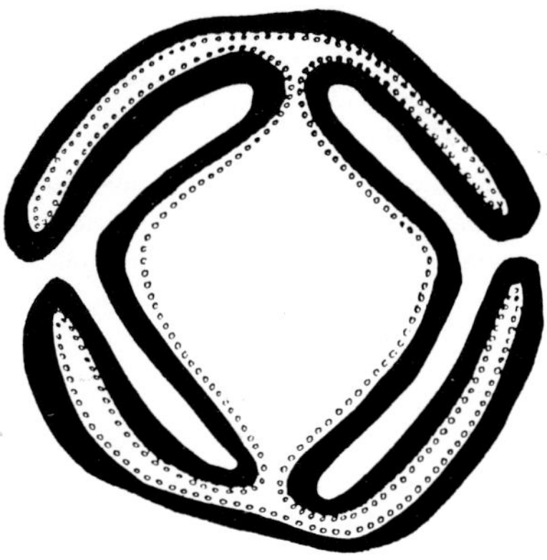

der Geheimgesellschaften sind, zerbrechen und verwüsten Pflanzen und Büsche, die an dem Weg ins Dorf stehen, und zeigen so ihre Trauer.

Das Totenfest erstreckt sich über mehrere Tage; u. a. werden die Schweine des Verstorbenen – Symbole seines Reichtums – unter die Mitglieder der Geheimgesellschaften verteilt. Man singt Trauergesänge. Die Männer gehen in den Wald, schneiden bestimmte Baumfarne und fertigen daraus den Rumpf der Figur. Die

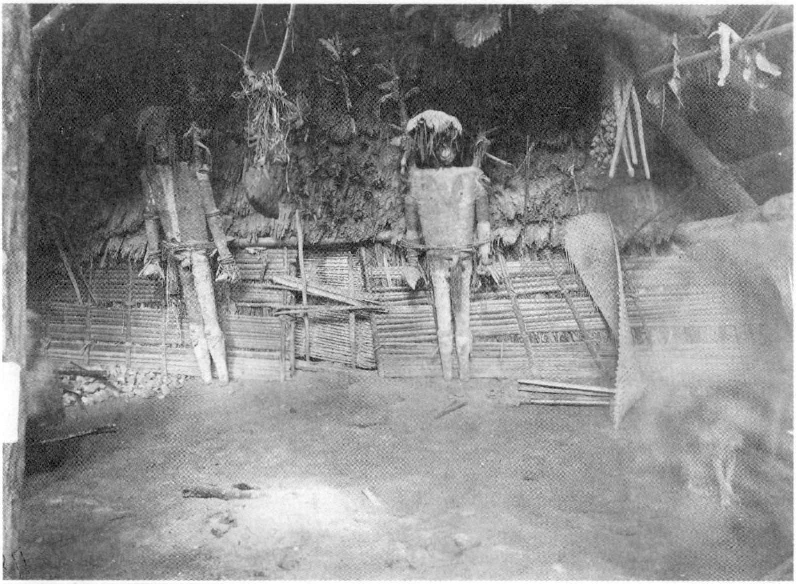

77 Inneres eines Männerhauses mit zwei RAMBARAMP (Schädelstatuen), nach dem Ableben eines Mannes angefertigt. Oft wurde der Schädel des Toten auf den Rumpf der Figur aufgesetzt (Malekula, Vanuatu). Foto F. Speiser. Museum für Völkerkunde, Basel.

Glieder des *Rambaramp* dagegen werden aus Holz hergestellt. Dabei legt man Wert darauf, daß der Tote naturgetreu dargestellt wird. So fertigt man z. B. die Gliedmaßen der Figur nach Maß des Toten an. Die Figur wird mit Pflanzensäften und Kokosmilch bemalt und je nach Rang des Verstorbenen verziert. Dann wird sie zum Männerhaus gebracht, wo sie bleibt, bis sie sich zersetzt (Abb. 77). Auch die Leiche selbst wird einer bestimmten Behandlung unterzogen: die Männer trennen den Schädel des Toten vom Körper und der übermodellierte und bemalte Schädel des Toten wird auf den Rumpf der *Rambaramp*-Figur angebracht (Abb. 78). Die übrigen Knochen des Verstorbenen bringt man in der einmal jährlich veranstalteten Zeremonie in die Gebeingrube des Klans.

Die Herstellung des *Rambaramp* ist in der Mythologie mit der Herkunft des (endgültigen) Todes verknüpft[4]. In den mythischen Zeiten lebten fünf Brüder, die als

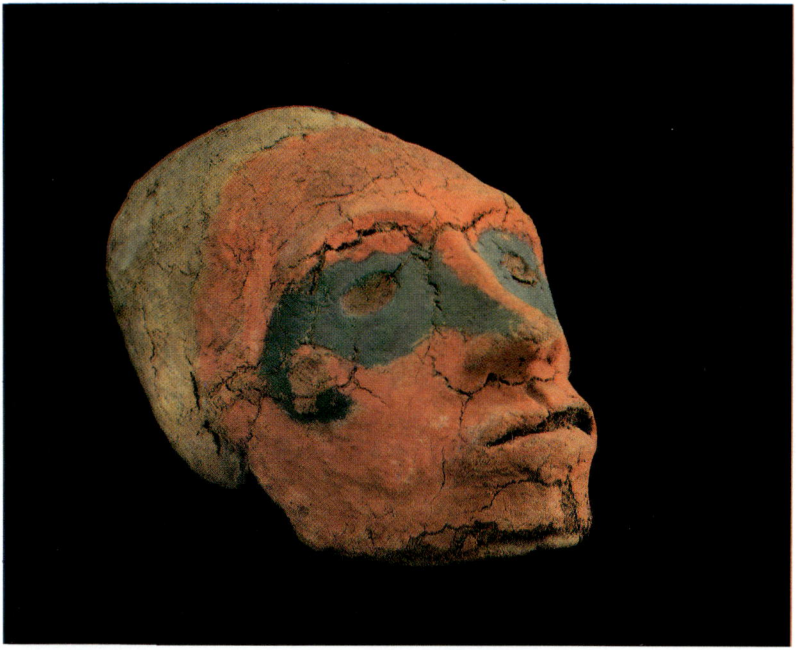

78 Mit einer Masse aus Kokosfasern und Pflanzensäften übermodellierter Totenschädel, rot und dunkelblau bemalt (Süd-Malekula, Republik Vanuatu). Foto M. Obermaier 1989.

Kulturhelden der Gruppe angesehen werden. Als einer von ihnen starb, erweckte ihn ein anderer Bruder wieder zum Leben. Der dritte Bruder war damit nicht einverstanden und bat ihn, den Bruder wieder sterben zu lassen. Nachdem er zum zweiten Mal und endgültig gestorben war, fertigten die Brüder den ersten *Rambaramp* an. Hier finden wir ein weiteres Beispiel für ein Motiv, das man in anderen Kapiteln dieses Katalogs findet, nämlich, daß die Einführung des Todes auf dem Willen eines mythischen Wesens gründet. Die Herstellung des *Rambaramp* ist somit nicht nur eine Erinnerung an den Toten, sondern auch ein Ersatz für die damals für immer verlorene Fähigkeit, Tote wieder ins Leben zu erwecken.

Anders als im Ort Seniang werden in Lambumbu die Leichen begraben. Kennzeichnend sind dort Zeremonien, deren Ziel es ist, den Toten von der Gesellschaft der Lebenden zu trennnen. Friedliche Menschen werden nach ihrem Tod nicht gefürchtet; dies ist im Gegensatz zu jenen, die einen gewaltsamen Tod, einen „schlimmen Tod", erlitten haben. Gefürchtet werden nämlich die Hexen; dies sind solche Menschen, die durch Unfälle (wie z. B. Sturz von einem Baum) oder gewaltsam ums Leben gekommen sind. Sie können aus Rachsucht Menschen krank machen und sogar töten, deshalb versucht man sich mit ihnen durch Gebete und Essensgaben zu versöhnen[5].

Bei den Big Nambas, im Norden der Insel, variieren die Begräbnisarten je nach Status des Verstorbenen: gemeine Männer und alle Frauen werden meistens im Haus begraben, die Häuptlinge dagegen im Männerhaus. Der Schädel eines Häuptlings wird von der Leiche getrennt und in einem Schädelhaus aufbewahrt. Das *Rambaramp* ist hier unbekannt. Die Angst der Menschen vor den gewaltsam Verstorbenen ist ähnlich wie in Lumbumbu, man versucht sich auf ähnliche Weise mit diesen Toten zu versöhnen.

Ein Mythos der Big Nambas erzählt, daß es einer alten Frau gelang, sich zu häuten, so daß sie zu einer jungen Frau wurde. Ihr Enkelkind jedoch erschrak so heftig, daß sie ihre alte Haut wieder annahm. Mit dieser Handlung verwirkte sie die Möglichkeit, daß die Menschen eine Art Unsterblichkeit mittels Verjüngung erreichen können[6].

Die Zeichnungen und das Leben nach dem Tode

Das Leben nach dem Tode, d. h. das Schicksal das einen Menschen nach seinem Ableben erwartet, ist für die Leute des Ortes Seniang eng mit Geschicklichkeitsspielen verknüpft, die die Männer zu Lebzeiten üben. Geometrische, labyrinthartige Figuren werden in den Sand gezeichnet. Diese Figuren, von denen mehr als 100 aufgezeichnet wurden[7], sind zum Teil mit der Mythologie dieser Gesellschaft verknüpft. Man zeichnet aber auch Pflanzen und Tiere in den Sand, und zwar mit einem Finger und ohne Unterbrechung, wobei jede Linie nur einmal gezeichnet werden darf.

Stirbt jemand in Seniang, so geht die Totenseele[8] zu einem nahen Ort am Meer. Diese Landschaft, die der Tote ja zu Lebzeiten gekannt hat, sieht er jetzt verzerrt,

79 Zeichnung, „Der Weg" genannt, die Temes Savsap, die Wächterin des Totenreiches, in den Sand gezeichnet hat. Sobald der Verstorbene sich nähert, löscht TEMES SAVSAP die Hälfte der Figur aus. Der Tote muß sie dann wieder ergänzen. Gelingt es ihm, so darf er durch die Mitte der Zeichnung weiterlaufen und gelangt ins Totenland. Gelänge es ihm nicht, so würde die mythische Wächterin ihn verschlingen (Seniang, Südwest-Malekula, Vanuatu). Eine ähnliche Figur wird von den Big Nambas gezeichnet. Sie heißt LISEVSEPT, Bezeichnung für die Totenwächterin. Ob der Tote ebenfalls eine Probe bestehen muß, um ins Jenseits zu gelangen, ist nicht bekannt (aus Deacon 1970, Abb. 37 a).

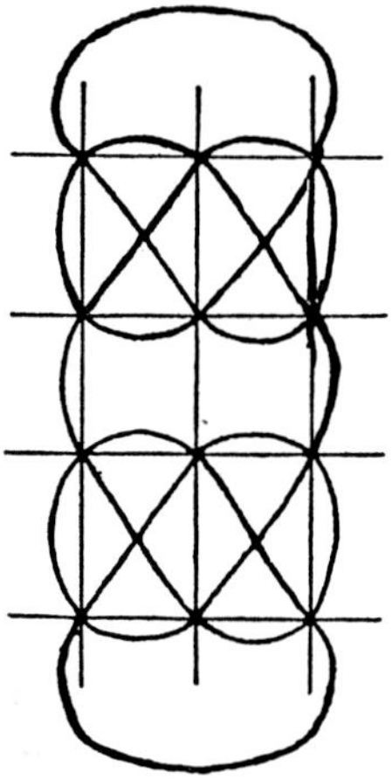

wie im Traum. In der Nähe des Ufers steht ein Fels. Wenn sich der Tote dem Felsen nähert, erkennt er, daß *Temes Savsap,* die Totenwächterin, vor ihm sitzt. Sie hat mit dem Finger eine Figur in den Sand gemalt, die „Der Weg" (*Nehal*, Abb. 79) heißt. *Temes Savsap* löscht die eine Hälfte der Figur aus und fordert ihn auf, die Figur zu ergänzen. Erst dann kann er zwischen beiden Hälften der Figur laufen und seinen Weg ins Totenreich gehen.

Die meisten Männer haben bereits zu Lebzeiten gelernt, ähnliche Figuren zu zeichnen, so daß es ihnen nicht schwer fällt. Sollte es jedoch nicht gelingen, so verschlingt *Temes Savsap* den Toten, und er erreicht das Totenland niemals. Dadurch wird ihm gleichzeitig das Weiterleben nach dem Tod verwehrt.

Nachdem der Tote die Zeichenprobe überstanden hat, schlüpft er durch ein Loch im Stein und erreicht einen Platz, wo zwei Bäume stehen, der eine ist für verstorbene Frauen, der andere für verstorbene Männer bestimmt. Er besteigt ihn, springt ins Wasser und erreicht so das Land der Toten. Das Leben dort scheint nicht sehr angenehm zu sein. Regiert wird das Totenland von einem mythischen Wesen namens *Anrum Mbwiliu.* Es steht in der Mitte des Dorfes, tanzt und schlägt die Gongs. Es schlägt sie so kräftig, daß es mit jedem Schlag seinen Darm entleeren muß. Seine Exkremente sind die Speise der Toten; man kann jedoch vermeiden, sie verzehren zu müssen, wenn man aus der Welt der Lebenden ein Stück des Erythrina-Baumes mitbringt, das dann als Nahrung dient. (Tatsächlich sammeln einige Leute zu Lebzeiten solche Rindenstücke). Einige Merkmale scheinen auch diese Totenwelt als eine verkehrte Welt zu charakterisieren: nicht grün, sondern rot ist dort die Pflanzenwelt. – Dies ist eine von mehreren Fassungen, die über das Leben nach dem Tod Auskunft geben.

Das Wissen der Menschen über das Totenreich wird den Erzählungen eines Mannes zugeschrieben, der es zu Lebzeiten besuchte. Die Toten wollten ihn töten und verzehren, doch er wurde von einer alten Frau gerettet. Zurückgekehrt in die Welt der Lebenden, erzählte er das Geschehene[9].

Eine in der Funktion ähnliche Figur wie „Der Weg" (Abb. 79), jedoch komplizierter in der Ausführung, wurde im Ort Lambumbu, im Nordwesten der Insel, gezeichnet: Die Figur heißt „Der Stein von Iambi" (*Nevet hor Iambi, Iambi* ist die Bezeich-

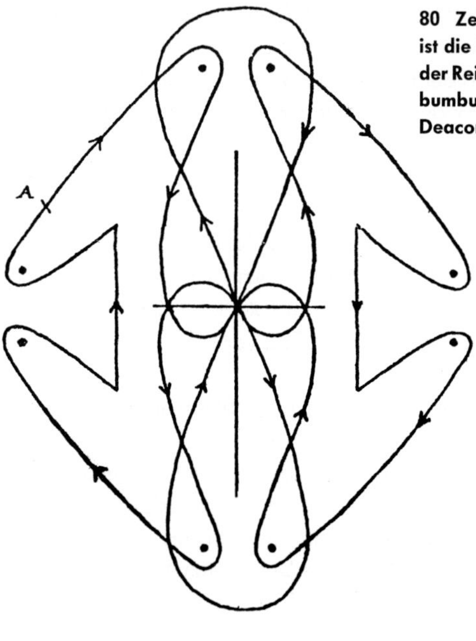

80 Zeichnung „Der Stein von IAMBI" (IAMBI ist die Bezeichnung des Totenlandes); ist mit der Reise der Totenseele eng verknüpft (Lambumbu, Nordwest-Malekula, Vanuatu; aus Deacon 1970, Abb. 37 b).

nung für das Totenreich, Abb. 80). Hier sind die aufgezeichneten Informationen spärlicher; es scheint, daß sie im allgemeinen mit den für Seniang aufgezeichneten übereinstimmen.

Anmerkungen

1) Nach Allen 1981, 1987: 185-187; Layard 1942, Rivers 1917: 352-355.
2) Insbesondere die Untersuchungen des früh verstorbenen Ethnologen Deacon (1934, 1970), die aus seinen Aufzeichnungen zusammengestellt wurden. Layard (1938, 1942) forschte vor allem auf den kleinen Inseln, die nordöstlich von Malekula liegen. Seine Untersuchungen werden hier nur am Rande behandelt.
3) Deacon 1970: 518-543, Layard 1942: 206f., Speiser 1923: 304.
4) Deacon 1970: 546.
5) Ebda.: 564ff.
6) Ebda.: 581ff.
7) Vgl. Deacon 1970: 581ff. Layard (1936, 1938) setzt sich weltweit mit den Parallelismen der Labyrinth-Figuren auseinander und verknüpft die damit verbundenen Vorstellungen von der Unterwelt mit den Figuren aus Malekula.
8) Im folgenden Deacon 1970: 554ff.; ziemlich unterschiedlich hierzu sind die Aufzeichnungen Layards 1942: 208. Die Seele des lebenden Menschen heißt *Nimwinim,* mit dem Sterben des Menschen wird sie zum *Temes.* Selbst wenn die Totenseele im Totenland angekommen ist, kann sie zurückkommen und den Menschen erscheinen (Deacon 1970: 547f.).
9) Deacon 1970: 556.

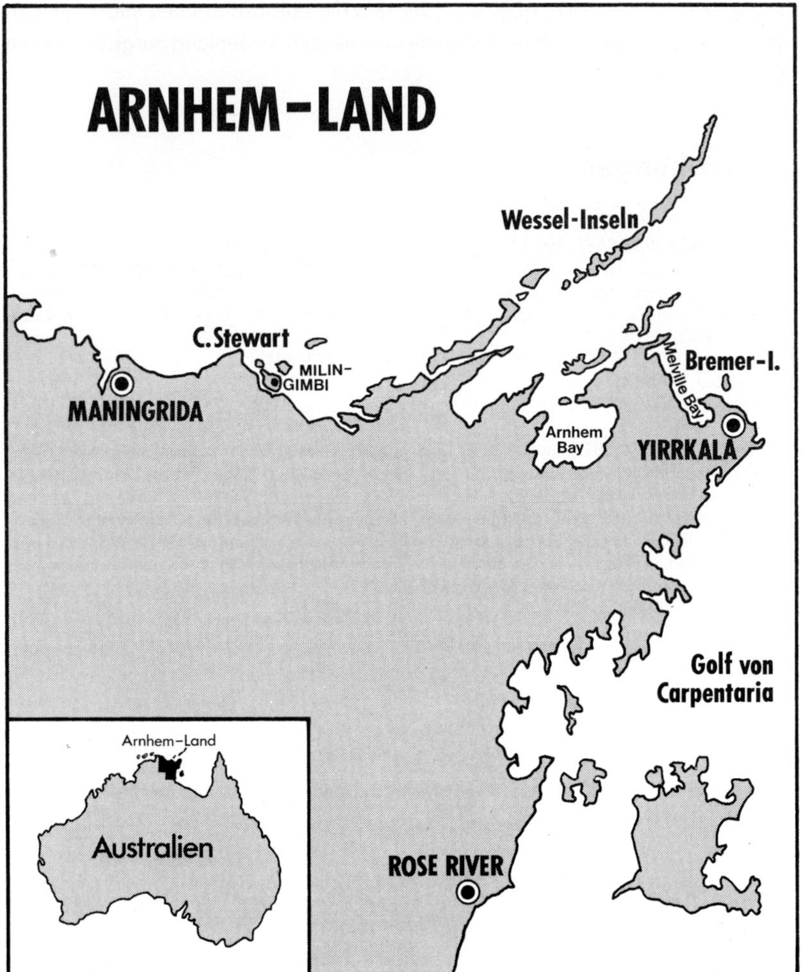
ARNHEM-LAND
Wessel-Inseln
C. Stewart
MILIN-
GIMBI
MANINGRIDA
Arnhem
Bay
Melville Bay
Bremer-I.
YIRRKALA
Golf von
Carpentaria
ROSE RIVER
Arnhem-Land
Australien

Australien – Der gemalte Tod

„Der Tod und das Leben danach liegen dem Denken der Menschen von Nordost-Arnhemland niemals fern ... Eine ruhige See und kaum ein Windhauch entlocken einem Erwachsenen ein herzzerreißendes Klagen: Er denkt an seine toten Vorfahren und an vergangene Zeiten."
(Elkin 1950: 93)

Umwelt und Kulturen

Arnhemland, ein Teil des Northern Territory von Australien, umfaßt ca. 100 000 km^2 und ist seit 1931 ein Reservat für die einheimischen Gruppen.

Die schluchtenreichen Sandstein-Hochflächen im Landesinneren sowie die monatelangen Überschwemmungen der küstennahen Sumpfgebiete machen die Region z. T. bis heute sehr schwer zugänglich. Im Nordosten (Yirrkalla) leben die Murngin oder Wulamba und andere Gruppen; die meisten auf Regierungsposten und Missionsstationen, nur wenige führen die traditionelle nomadische Lebensweise weiter [1].

Die soziale Organisation der Kulturen des Arnhemlandes ist sehr kompliziert, sie kann hier nur gestreift werden: Die Ethnien bilden nämlich kleine linguistische Einheiten *(Mata)*, die mit Klanen *(Mala)* verknüpft sind. Jede Gruppe ist außerdem in zwei Hälften (die sogenannten moieties) geteilt. Jedes Individuum gehört entweder zu der *Dua*-Hälfte oder zu der *Jiridja*-Hälfte [2]. Das Hälfte-System teilt nicht nur die menschliche Gesellschaft, sondern auch Pflanzen, Tiere und sogar die Dinge in zwei. Die Zugehörigkeit eines Menschen zu der einen oder der anderen Hälfte bestimmt gleichfalls sein Schicksal nach dem Tode. Klane und Hälften besitzen außerdem ein bestimmtes Gebiet, bestimmte heilige Wasserlöcher und Teile von Mythen und Riten [3].

Tod und Begräbnis

Über die im Todesfall eines Mannes veranstalteten Zeremonien in Arnhemland liegen ausführliche Beschreibungen vor[4]. Stirbt eine Frau, so sind die Rituale kürzer und weniger elaboriert; beim Tod eines Kindes fallen sie ganz aus. Dies ist keineswegs verwunderlich: Frauen und Kinder sind nicht initiiert, daher nehmen sie an vielen religiösen Handlungen nicht teil und besitzen infolgedessen weniger soziale Relevanz als Männer.

Kurz vor dem Tod eines Mannes versammeln sich seine Verwandten um ihn und singen die Lieder der Hälfte und des Klans, denen er zu Lebzeiten angehörte. Von diesem Gesang gerufen, kommen jetzt die Vorfahren herbei und warten darauf, daß die Seele den Körper verläßt, um sie ins Jenseits zu begleiten[5]. Bliebe der Gesang aus, so bestünde die Gefahr, daß die *Mogwoi* (eine Art Buschgeister und gleichzeitig eine der beiden Totenseelen) den Toten irreführten. Der Gesang hat offensichtlich die Funktion, der Totenseele den Weg zu zeigen und sie zu beschützen.

Der Vater oder ein enger Verwandter des Toten teilt zwischen allen Mitgliedern der Hälfte sowie unter den mütterlichen Angehörigen ein großes Gebäck. Man nimmt an, daß diese Handlung dem Toten dabei hilft, sich von der Welt der Lebenden zu entfernen: Daran, daß er nicht zum gemeinsamen Essen eingeladen wird, merkt er, daß er nicht mehr zu der Gruppe gehört. (Das gemeinsame Essen als Zeichen der sozialen Bündnisse, der Zusammengehörigkeit, wird hier ausdrucksvoll ritualisiert).

Später folgen die langen *Garma*-Rituale, die je nach Klan verschieden sind: man rezitiert mehrere Liederzyklen und führt besondere Tänze auf. Ein Gesang, den man beim Tod eines Mannes der *Jiridja*-Hälfte rezitiert, bezieht sich u. a. auf das Verhalten der Spinne. Während er vorgetragen wird, tanzt ein Mann, die Beine hochhebend und die Hände in Nachahmung einer Spinne bewegend, wenn sie ihr Netz webt. Die Spinne soll die Totenseele nämlich fangen (Abb. 89)[6]. Zu diesen Ritualen gehört das Zeichnen im oder das Bauen auf dem Sand des mythischen Wasserloches des Klans, zu dem der Verstorbene gehörte (Abb. 81).

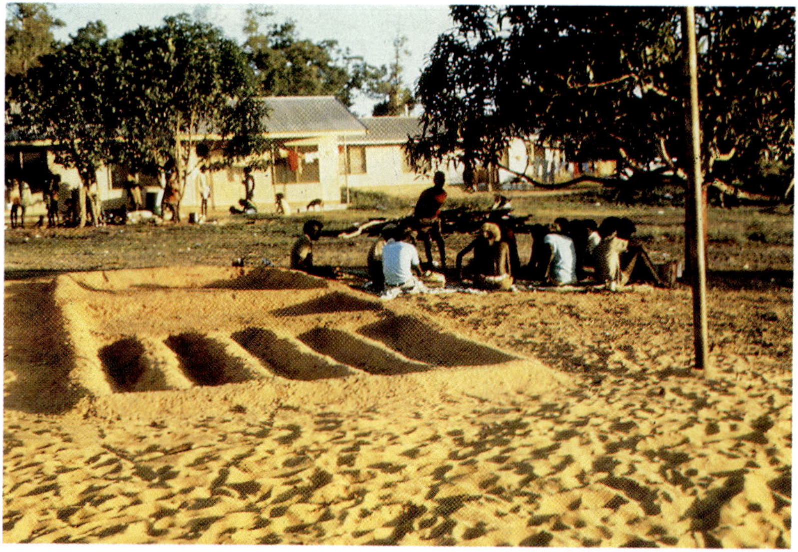

81 Sand-Skulpturen werden für die Begräbniszeremonien hergestellt. Sie haben die Funktion, die Seele des Verstorbenen zum Territorium seines Klans zurückzuführen (Yirkalla, Arnhemland). Foto H. Morphy 1976.

Anschließend malen die Verwandten auf Brust und Bauch des Toten die Zeichen des Wasserloches seines Klans. Somit können die verstorbenen Verwandten erkennen, zu welchem Wasserloch der Tote gehörte, und seine Seele dorthin bringen. Alle diese Handlungen haben zwei Ziele: einerseits will man dem Toten den Übergang ins Jenseits ermöglichen, andererseits versucht man damit, ihn aus der Gesellschaft der Lebenden zu entfernen.

Die Leiche wird zuerst in einen Rindensarg gelegt und begraben, damit das Fleisch verwest. Man stellt einen mit den Klanzeichen bemalten Grabpfahl ans Grab. Nach ca. drei Monaten werden die übrigen Knochen ausgegraben und in eine Art Bündel eingewickelt (Abb. 82), das dann auf einem hohlen Baum deponiert wird.

In einigen Gegenden von Arnhemland, z. B. südlich von Yirrkalla, graben die Verwandten den Schädel des Verstorbenen wieder aus, der, mit dem Klanzeichen bemalt, als eine Erinnerung an den Toten aufgehoben wird[7].

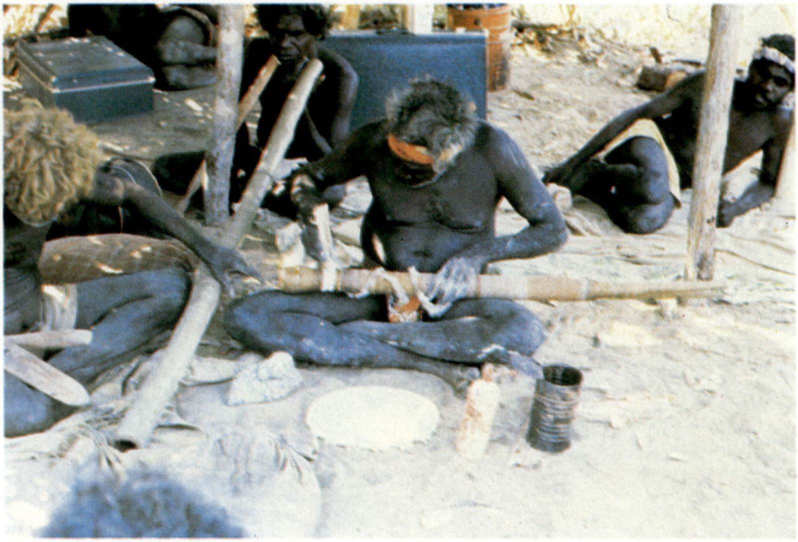

82 Nach Verwesung der Leiche werden die Knochen gewaschen und in ein Bündel eingewikkelt. Dieses wird dann in einer Zeremonie den nahen Verwandten des Verstorbenen überreicht (Maningrida-Gebiet, Arnhemland). Foto J. Altman 1980.

Die Mythologie des Todes

Wie in zahlreichen Kulturen so setzt sich auch in Arnhemland eine Erzählung mit der Tatsache auseinander, daß die Menschen sterblich wurden, und zwar durch ein Urzeitwesen, das in der mythischen Urzeit (der „Traumzeit") für sich selbst den Tod wählte. Sein Wille bestimmt seither, daß alle Menschen sterben müssen.

Damals fand ein Gespräch zwischen dem Mond und dem Papageienfisch statt. Der Mond sagte, er werde sterben, aber nicht für immer. Er werde dünner und dünner werden, bis nur noch seine Knochen übrigblieben, aber dann werde er zurückkommen und weiterleben. (Man erkennt die Anspielung auf die Phasen des Mondzyklus). Der Papageienfisch war damit nicht einverstanden: „Ich werde es anders machen. Wenn ich sterbe – wenn die Menschen sterben –, werden wir alle tot bleiben." Der Mond versuchte ihn davon zu überzeugen, daß er ihn nachah-

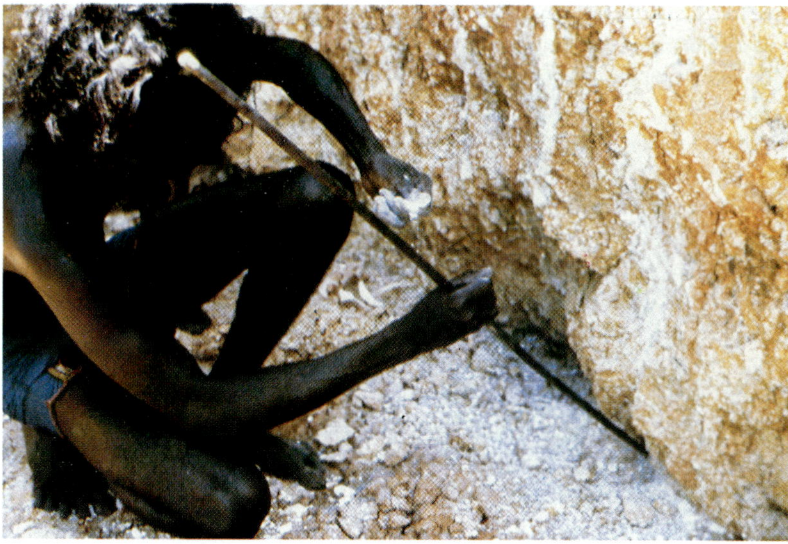

83 Gewinnung von weißer Farbe aus kreidehaltigem Gestein, das für die Rindenmalerei benutzt wird (Maningrida-Gebiet, Arnhemland). Foto J. Altman 1979.

84 Vorbereitung eines Rindenstücks, das als Grundlage für die Malerei dient. Rindenmalereien werden heutzutage oft an Fremde verkauft (Maningrida-Gebiet, Arnhemland). Foto J. Altman 1979.

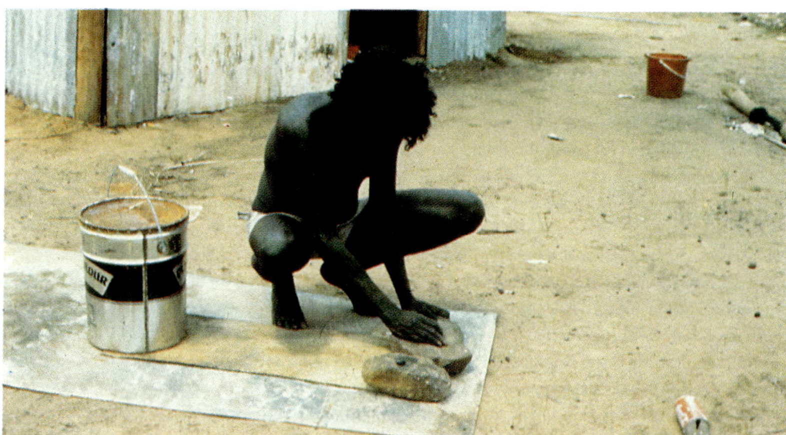

men sollte, aber vergebens. Die Erzählung endet mit dem Kommentar des Erzählers: „Aus diesem Grund bleiben die Menschen tot und kommen nicht ins Leben zurück. Der Papageienfisch war ein dummer Narr!"[8]

Kommen wir nun zum Aufenthaltsort der Totenseelen, der von der Zugehörigkeit des Toten zu der einen oder anderen Hälfte abhängt. Das Totenland der *Dua*-Hälfte liegt auf der mythischen Insel *Bralgu,* die im Golf von Carpentaria gelegen sein soll. Nach einigen Erzählungen war diese Insel in der mythischen Zeit, der Traumzeit, der Startpunkt der Reise der mythischen Wesen *Djanggwul.* Von dort aus reisten sie zum australischen Festland und schufen unterwegs alle Wasserlöcher, Bäume und Tiere[9].

Die Mitglieder der *Jiridja*-Hälfte sehen ihr Totenreich auf *Muldinga,* einer unidentifizierten Insel nördlich der Wessel-Inseln. Manchmal wird das Totenland auch mit den Torres-Straße-Inseln oder mit der südlichen Küste Neuguineas (*Badu)* identifiziert[10].

Die Männer von Arnhemland fertigen Rindenmalereien an, die verschiedene Handlungen des Alltags und der Mythologie darstellen. In der Ausstellung sind mehrere Rindenmalereien zu sehen, die sich mit dem Tod auseinandersetzen (Abb. 85-90).

85 a, b Wenn jemand aus der DUA-Gesellschaftshälfte stirbt, dann begibt sich seine Seele zu einem Dschungelsumpf auf der Westseite der Melville Bay. Hier wird die Totenseele von zwei MOGWOI (2, 3; eine von den zwei Menschenseelen, auch Bezeichnung für Buschgeister) erwartet, die sie zur Versammlung der verstorbenen Vorfahren führen. In der Mitte ist die neu angekommene Seele (4) zu sehen, umgeben von vier weinenden und Mitleid bekundenden Frauen (5). Unten links schlägt ein MOGWOI Klanghölzer; rechts davon sehen wir ein anderes mythisches Wesen (7) mit seiner DIDJERIDU, einer Art Trompete. Es hält sie – der besseren Akustik wegen – gegen ein Rindenstück. Diese beiden mythischen Wesen beginnen langsam mit ihren Instrumenten Musik zu machen: klapp-klapp-duh-duh-duh ... Mit der Zeit wird der Rhythmus schneller und alle Totenseelen beginnen ihren Tanz (8), um die neu angekommene Totenseele glücklich zu machen. In den unteren Ecken sind zwei Bäume dargestellt (9). Die farbigen Streifen im oberen Drittel der Rindenmalerei symbolisieren den von den tanzenden MOGWOI aufgewirbelten Staub. Bei Sonnenuntergang kann man am roten Himmel diese Strahlenbänder sehen; sie weisen darauf hin, daß die Seelen an jenem fernen Ort tanzen. Die Totenseele verbringt dort etwa zwei Tage. Die MOGWOI zeigen ihr, wie man Paddel herstellt und schenken

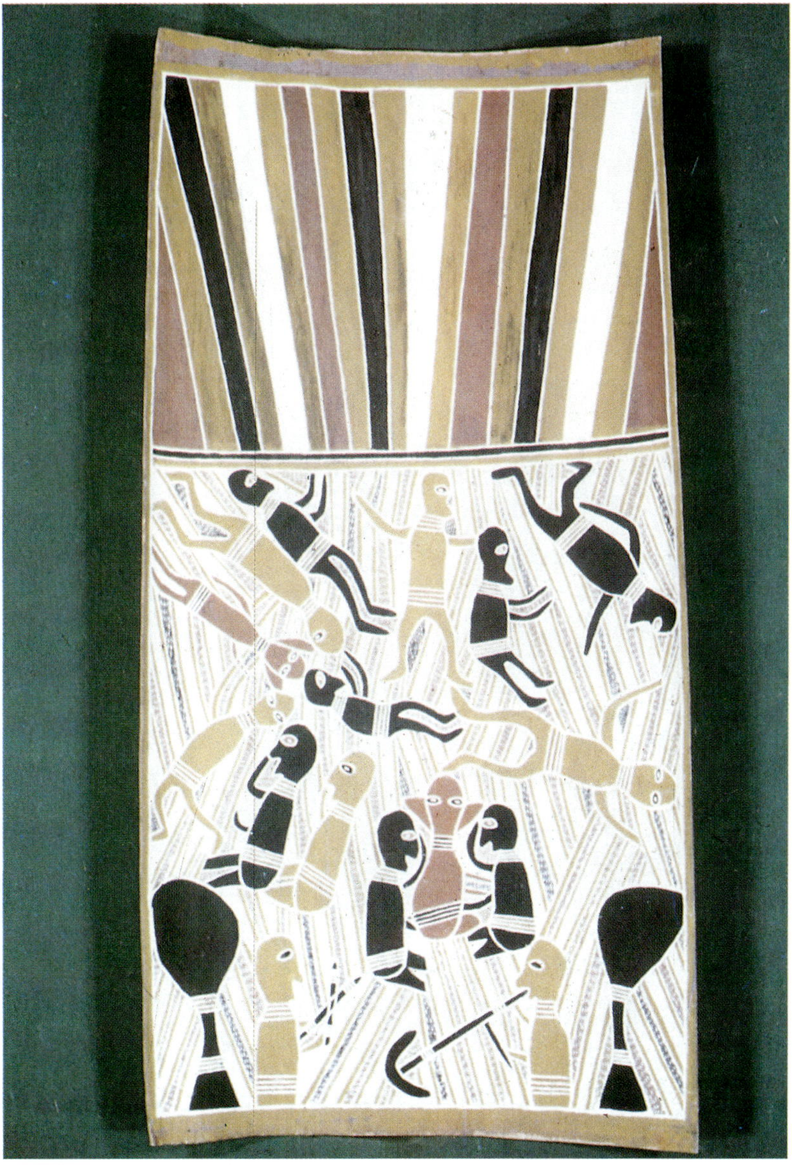

85 a

85 b

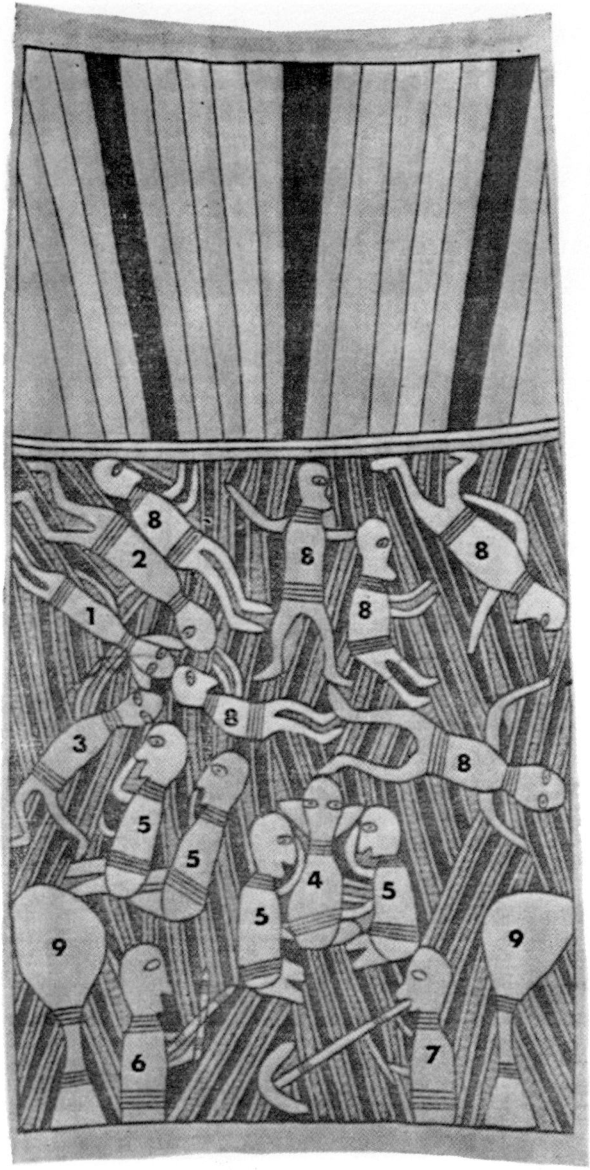

ihr dann ein Kanu für die Fortsetzung der Reise zur Bremer Insel. Dort bleibt sie drei oder vier Tage, geht auf die Jagd und kräftigt sich, um dann nach dem Totenland BRALGU (einer mythischen Insel) weiterzufahren, wo sie für immer bleiben wird (aus Groger-Wurm 1973. Arnhemland). Foto National Museum of Australia, Canberra 1988.

86 Die obere Hälfte der Rindenmalerei zeigt ein heiliges Klanmuster der DUA-Gesellschaftshälfte, das kurz nach dem Ableben auf den Leichnam gemalt wird. Der weiße Hintergrund stellt den Sandboden dar, auf dem der Tote – auf einer Rindenmatte liegend – aufgebahrt wird. Die Fußabdrücke stammen von Trauernden, die singend um den Toten tanzen. In der unteren Hälfte der Rindenmalerei ist das Porträt der BIRIMBIR-Seele – einer der zwei Menschenseelen – zu erkennen, die den Körper des Verstorbenen verläßt, um von den Ahnen zu ihrem zukünftigen Aufenthaltsort geführt zu werden. Rechts oben ist ein Beutel für Zeremonialgegenstände erkennbar. Rechts unten ist als schwarzes Rechteck das Grab gemalt (aus Groger-Wurm 1973). Arnhemland. Foto National Museum of Australia, Canberra 1988.

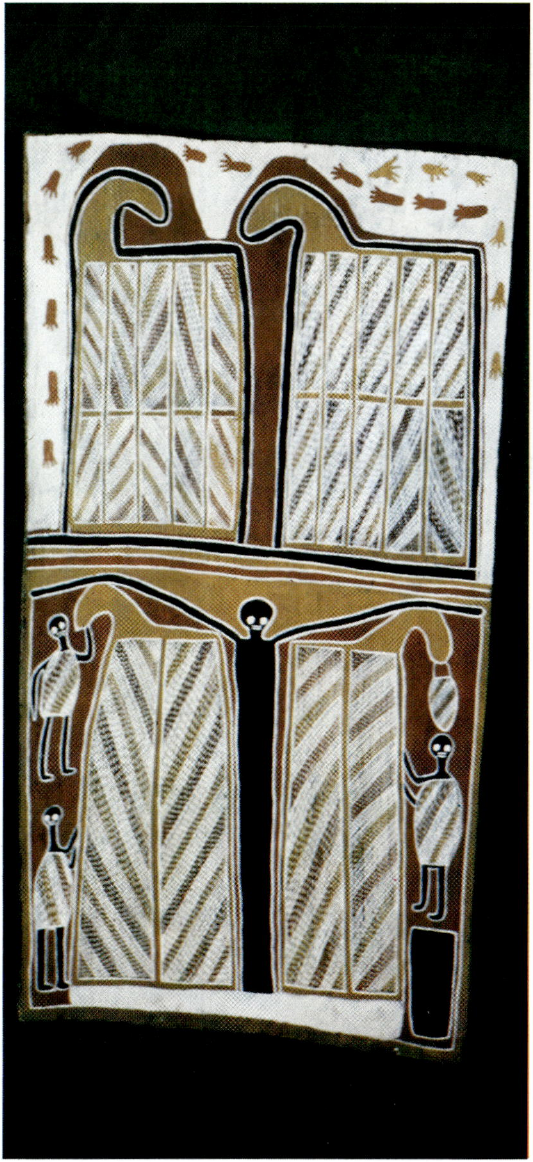

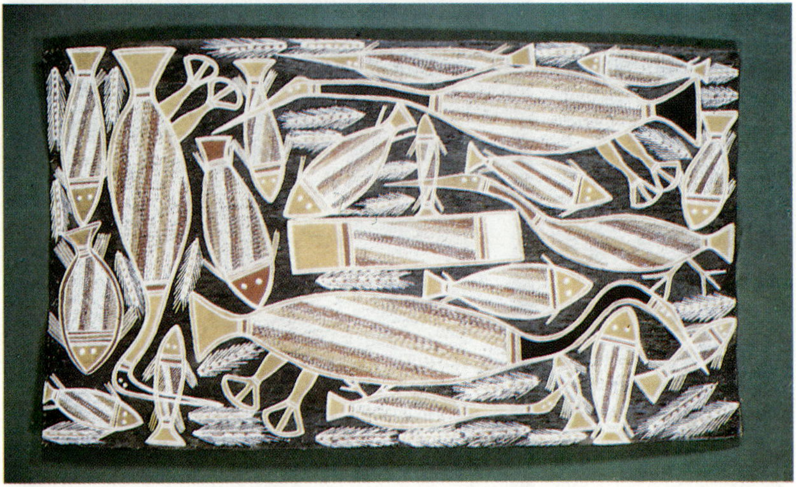

87 Darstellung einer Zeremonie, die am Ende des Begräbnisses stattfindet und den Namen „Hohler-Baumstamm-Zeremonie“ trägt. Der Hintergrund stellt eine schwarze Regenwolke dar. Tauchvögel sitzen in den Bäumen am Rande des heiligen Wasserlochs des Verstorbenen und tauchen nach Fischen. Damit wird implizit symbolisiert, daß die Vögel die Seele des Verstorbenen fangen. Sie legen säuberlich die Knochen der Fische frei (die länglichen Formen). Ein mythisches Wesen sammelt die Knochen auf und legt sie in den hohlen Baumsarg. Das Geräusch der tauchenden Vögel wird bei der Zeremonie durch große Schwirrhölzer nachgeahmt (aus Groger-Wurm 1973. Arnhemland). Foto National Museum of Australia, Canberra 1988.

88 Rechts im unteren Drittel sind zwei Männer dargestellt, die im Sand den symbolischen Klan-Brunnen des Verstorbenen für die Reinigungszeremonie vorbereiten. Der Mann in der mittleren Darstellung bringt den Speer und andere Besitztümer des Verstorbenen, die während der Zeremonie verbrannt werden. Die obere Darstellung zeigt den Tanz und die Gesänge der Herzmuschel. In der Mitte steht der Sänger mit seinen Klanghölzern [stehende Figur] und zu seiner Rechten der DIDJERIDU (Trompete)-Spieler. Sie singen von den Frauen, die bei Ebbe über die Schlammflächen wandern, um Muscheln zu suchen [linke und rechte Ecke]: wie sie diese mit ihren Stöcken ausgraben [die gebeugte Figur]. Rechts kann man zwei Frauen sehen, die ihre Tragtaschen an einen Baum gehängt und sich niedergesetzt haben. Links in der mittleren Darstellung liegen die Herzmuscheln zur Zubereitung im Feuer. Im unteren Drittel der Tafel sind die Muscheln zu verschiedenen Zeiten von Ebbe und Flut im Meer zu sehen (aus Groger-Wurm 1973). Arnhemland. Foto National Museum of Australia, Canberra 1988.

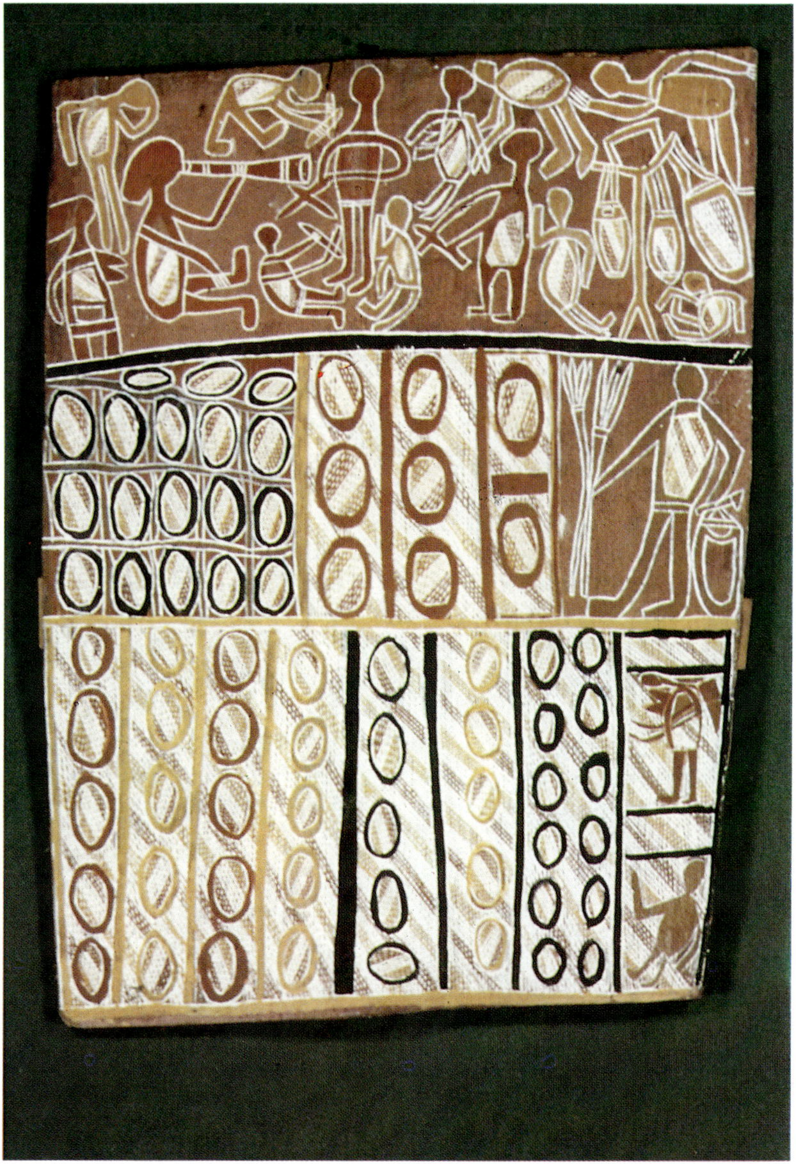

88

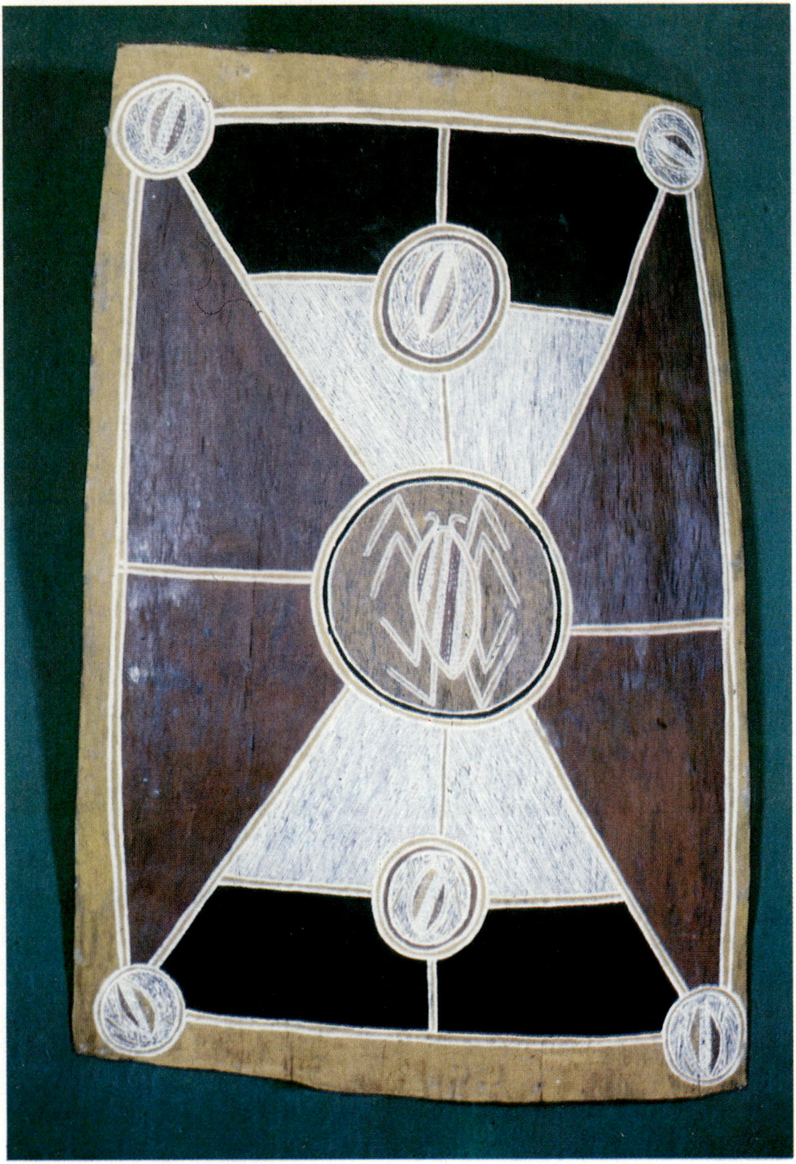

89

89 Der Spinne wird nachgesagt, sie fange die Seele eines Verstorbenen der JIRIDJA-Gesellschaftshälfte, so wie der Pelikan die der DUA-Hälfte. Dargestellt sind die Aktivitäten der Spinne: wie sie zwischen den Bäumen [Kreise] das Netz spinnt [weiße Striche], indem sie den Faden an einem Baum befestigt und dann zu dem anderen hinüberläuft [Doppellinien]. Zuguterletzt, wenn das Netz fertiggestellt ist, setzt sich die Spinne in die Mitte und wartet auf ihre Beute. In einem Tanz, der zur Zeit des Begräbnisses veranstaltet wird, ahmt der Tänzer das Verhalten der Spinne nach. (Aus Groger-Wurm 1973). Arnhemland. Foto National Museum of Australia, Canberra 1988.

90 Darstellung des ausgehöhlten Baumsargs; er ist ein Symbol für den Sägefisch, mit den zwei Zacken als Sägefortsätze, die aus seinem weit geöffneten Maul herausragen. Nachdem sie mit Ocker gerötet und zerbrochen wurden, werden die Gebeine des Verstorbenen durch dieses „Maul" in den ausgehöhlten Stamm gelegt. Dies soll darstellen, wie der Sägefisch die tote Person verschlingt. Das „Maul" des Sägefisches wird dann mit Gras und Rinde verschlossen. Der Sänger mit Klanghölzern und der DIDJERIDU (Trompete)-Spieler sind in der unteren linken Ecke zu sehen. Die anderen Figuren sind Verwandte des Verstorbenen, die die der Situation angemessenen Tänze aufführen (aus Groger-Wurm 1973). Arnhemland. Foto National Museum of Australia, Canberra 1988.

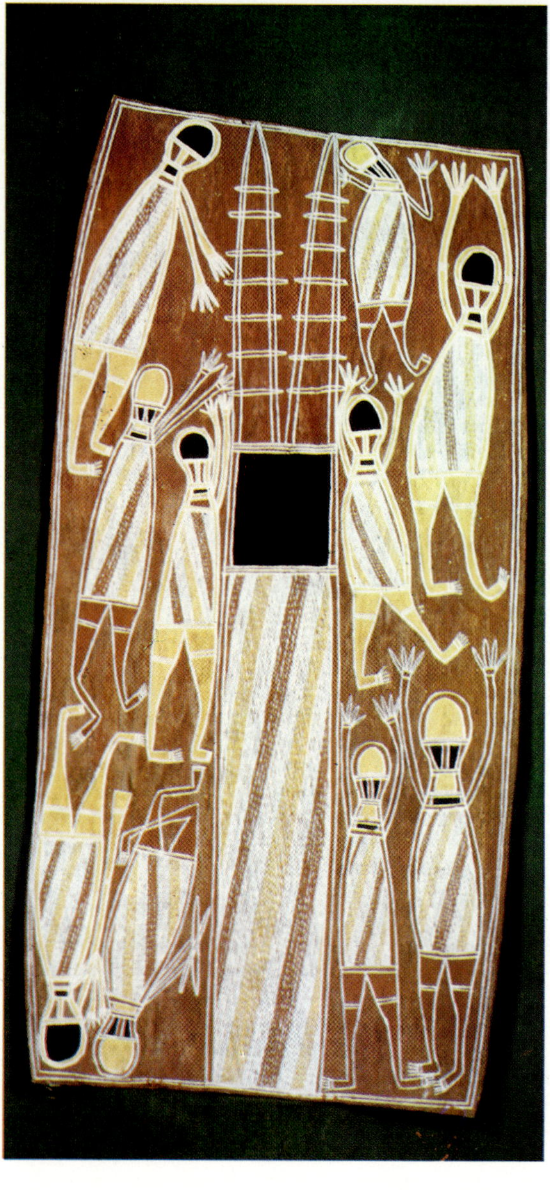

90

Geschichte der Sammlung

Gegenstände aus entfernten Regionen und Kulturen gelangten früher meistens in die Museen ohne viele Erklärungen. Die Informationen betrafen die Funktion des Gegenstandes, darüber hinaus – über seine Bedeutung, seine Einbettung in die Weltsicht der Menschen, die ihn geschaffen hatten – erfuhr man wenig. Diese Situation, die zunehmend, aber nicht endgültig, in Museensammlungen überwunden wird, macht die Sammlung von Rindenmalereien, die Helene Groger-Wurm Ende der 60er Jahre in Arnhemland für das Museum of Australia anlegte, noch wertvoller.

Dies heißt nicht, daß es nicht früher wertvolle Sammlungen und Arbeiten über Kunst in Arnhemland gegeben hätte[11]. Hier aber ist eine zusammenhängende Sammlung entstanden, die um die 200 Rindenmalereien umfaßt. Jedes Bild wurde ausführlich von seinem Hersteller erläutert. Ca. 18 Bilder stellen das Begräbnis, die Reise des Toten ins Totenland usw. dar.

Die Autorin ging nämlich mit einigen Zweifeln nach Arnhemland[12]: Würden die Yirrkalla akzeptieren, ihre Mythen zu malen und darüber hinaus ihre Bedeutung einer Frau erklären? (Rindenmalereien mit religiösen Themen überhaupt nur anzusehen, ist nämlich den Frauen in Arnhemland untersagt). Nachdem sie den Leuten ihr Anliegen erklärt hatte, verstrichen neun Tage. Dann teilten ihr die Männer mit, sie würden für sie die Rindenmalereien herstellen, da sie fürchteten, ihre Tradition könnte sonst bald verlorengehen. Sie wußten, daß ihre Malereien – wenn sie von einem Museum gekauft werden – geschützt und in gutem Zustand der Nachwelt erhalten blieben.

Großen Wert legten die alten Männer darauf, daß die Ethnologin jede Erklärung, jede Einzelheit korrekt aufzeichnete: sollte sie einen bestimmten Sachverhalt nicht verstehen, so sollte sie Fragen stellen. Sie erteilten außerdem zwei Verbote: Groger-Wurm dürfe weder mit Leuten im Ort über die Malereien sprechen, noch dürfe sie die Malereien verkaufen. Die Tatsache, daß sie eine Frau war, wurde trotz ihrer eigenen Bedenken nicht als ernstes Hindernis betrachtet: Sie sei, sagten die Alten, keine gewöhnliche Frau, sondern eine „Geschäftsfrau" und sie sei sowieso eine „alte verheiratete europäische Frau."

Die Rindenmalereien – Herstellung und Funktion

Als Unterlage für die Malereien sucht man einen Eucalyptus-Baum ohne Zweige, von dem die Rinde abgeschält wird. Die beste Zeit dafür ist die Regenzeit (November bis April) oder kurz danach, wenn die Rinde weich und nicht brüchig ist.

Nach dem Schneiden wird das Rindenstück langsam über Feuer getrocknet, dann mit Steinen auf dem Boden flachgelegt und mehrere Tage getrocknet. Die Oberfläche wird dann mit Sandpapier (früher wurde dafür Haihaut benutzt) fein geglättet. Die Farben, die man benutzt, sind Rot, Gelb, Weiß und Schwarz. Rot, die am häufigsten benutzte Farbe, wird aus rotem Ocker gewonnen; Weiß aus Ton-, Kaolin- oder Kreide-Ablagerungen, Schwarz aus einem Manganoxyd oder eisenhaltigem Harz. Gelber Ocker ist seltener und wird dementsprechend weniger verwendet.

Der Künstler in Arnhemland zerreibt ein Stück Ocker auf einem flachen Stein und fügt so lange Wassertropfen hinzu, bis er die nötige Konsistenz gefunden hat. Als Fixiermittel werden verschiedenene Baumsäfte verwendet.

Als Pinsel dienen, je nachdem was gemalt werden soll, verschiedene Gegenstände: ein Stück Rinde, für feine Linien eine Pflanzenfaser oder ein menschliches Haar, das an einem Stäbchen angebunden wird. Auch die Finger oder der Handteller werden zum großflächigen Auftragen der Farben benutzt[13].

Die Künstler in Arnhemland unterscheiden zwei Arten von Rindenmalereien: Die heiligen Malereien, die mythische Wesen und ihre Taten in der Traumzeit darstellen; sie dürfen nur von Führerpersönlichkeiten gesehen werden. Die Bedeutung vieler Bilder ist nur initiierten Männern bekannt, denn sie werden in der Initiation den Jünglingen erstmals gezeigt und erklärt. Entsprechend ihrer Heiligkeit werden diese Malereien in speziellen Häusern – zusammen mit anderen Kultgegenständen – aufgehoben. Führer oder alte Männer, die als geschickte Maler anerkannt sind, bemalen die Rindenstoffe, und zwar etwas außerhalb der Siedlung unter Ausschluß der Öffentlichkeit. Während des Malens singen sie magische Lieder, die ihren Malereien die Kraft der Traumzeit verleihen. Die Figuren auf den Bildern sind mythische Wesen, Geister usw. Jedes Mitglied eines Klans besitzt mehrere individuelle Muster, die vom Vater auf den Sohn vererbt werden. Den Frauen bleibt diese Kunst verschlossen.

Eine andere Gruppe von Rindenmalereien umfaßt Darstellungen, die nicht mit der Traumzeit verknüpft sind. Hier hat der Künstler auch mehr Freiheit in der Darstellung: Jagd, Fischfangszenen, Situationen des Alltags, Tiere und Pflanzen gehören in diese Kategorie; ebenso gehören hierher die in der Ausstellung gezeigten Rindenmalereien: die Begräbnisriten und Darstellungen des Totenreiches.

Bestimmte Rindenmalereien werden auch im Hexenzauber benutzt: Malt man einen bestimmten Menschen und berührt dann kräftig das Bemalte, so verursacht dies den Tod des dargestellten Menschen.

Stilistisch zeigen die Rindenmalereien eine verwickelte Zusammensetzung mit zahlreichen Figuren ohne leere Räume [14].

Anmerkungen

1) Koepping 1983: 113f.; über australische Ethnien allgemein vgl. Herrmann F. 1967.
2) Bei den Wulamba, von denen hier die Rede sein wird, hat die *Dua*-Hälfte 27 linguistische Einheiten (*Mata*) und 11 Klane (*Mala*); die *Jiridja*-Hälfte faßt ca. 30 linguistische Einheiten und 15 Klane. Jede Einheit hat ihre eigene Bezeichnungen (Elkin u. a. 1950: 23f.).
3) Groger-Wurm 1973: 14.
4) Berndt 1974: 24f., Elkin u. a. 1950: 94ff., Warner 1937: 413-445.
5) Jeder Mensch besitzt nach Meinung der Wulamba zwei Seelen: *Birimbir* oder *Warro* ist die Seele, die aus dem heiligen Wasserloch stammt und die zu Lebzeiten im Herzen des Menschen weilt. Nach dem Tod geht sie zum Totenreich und irgendwann später zurück zu dem Wasserloch, aus dem sie stammt. Die zweite Seele – *Mogwoi* oder *Mokoi* – sieht den Menschen ähnlich und hält sich im Busch auf. Nach dem Tod eines Menschen bleibt sie in dem Gebiet, wo er gelebt hat (Warner 1937: 445f.).
6) Warner 1937: 429.
7) Elkin u. a. 1950: 98 vermuten, daß es sich bei der Bemalung des Schädels um einen Einfluß aus Neuguinea handelt, wo der Schädel ein wichtiger Teil des Totenkultes ist.
8) Warner 1937: 523ff.
9) *Djanggwul* ist eine allgemeine Bezeichnung für drei Frauen und Männer, von denen die heutigen Menschen – und die ihnen bekannte Umwelt – abstammen. Die Mythen darüber umfassen mehrere Hundert längere Lieder und gehören vor allem der *Dua*-Hälfte. S. Elkin u. a. 1950: 28f., Koepping 1983.
10) Besonders die Yirrkalla-Gruppen haben in der Vergangenheit Kontakt mit Händlern von den indonesischen Inseln gehabt, mit denen sie manchmal auch mitreisten. Was sie auf jenen Reisen sahen, wurde z. T. in den traditionellen Liederzyklus über das Totenland *Badu* integriert (Berndt 1948).
11) U. a. Berndt und Berndt 1954, 1964, Mountford 1956, Warner 1937.
12) Groger-Wurm 1973.
13) Ebda. 1973: 6f.; vgl. auch Edwards und Guérin 1969, Elkin u. a. 1950: 64ff.
14) Groger-Wurm 1973.

Literaturverzeichnis

ALLEN, Michael

1981 Vanuatu: Politics, Economics and Ritual in Island Melanesia. Sydney.

1987 Vanuatu Religions. In: Mircea Eliade (Hrsg.). The Encyclopedia of Religion, 15: 185-188. New York, London.

ANTZE, Gustav

1910 Ahnenfiguren aus Kreide von Neu-Mecklenburg. In: Jahrbuch des Städtischen Museums für Völkerkunde, 4: 37-42. Leipzig.

BERNDT, Ronald Murray

1948 Badu, Island of the Spirits. In: Oceania, XIX (2): 93-103. Sydney.

1974 Australian Aboriginal Religion. Fascicle 2: North Australia. In: Th. P. van Baaren (Hrsg.): Iconography of Religions. Leiden.

BERNDT, Ronald Murray und Catherine H. BERNDT

1954 Arnhem Land, Its History and Its People. Cheshire und Melbourne.

1964 The World of the First Australians. London.

BÜHLER, Alfred

1933 Totenfeste in Neu Irland. In: Verh. d. Schweizerischen Naturforschenden Gesellschaft. 114. Jahresversammlung: 243-270. Altdorf.

1948 Neuirland und Nachbarinseln. Führer durch das Museum für Völkerkunde Basel. Basel.

1969 Kunst der Südsee, Museum Rietberg Zürich. Zürich.

CAPELL, Arthur

1938 The Stratification of Afterworld Beliefs in the New Hebrides. In: Folk-lore, 49: 51-85. London.

DEACON, Arthur Bernard

1934 Geometrical Drawings from Malekula and Other Islands of the Hebrides. In: Journal of the Royal Anthrop. Inst., 64: 129-176. London.

1970 Malekula. A Vanishing People in the New Hebrides (Hrsg. von Camilla H. Wedgwood). London [1934].

EDWARDS, Robert und Bruce GUERIN

1969 Aboriginal Bark Paintings. Adelaide usw.

ELKIN, Adolphus Peter., Catherine und Ronald BERNDT

1950 Art in Arnhem Land. Chicago. Illinois.

GROGER-WURM, Helene M.
1973 Australian Aboriginal Bark Paintings and their Mythological Interpretation. vol. 1: Eastern Arnhem Land. Australian Aboriginal Studies, 30. Austr. Inst. of Aboriginal Studies. Canberra.

GROVES, William C.
1936/37 Secret Beliefs and Practices in Neu Ireland. In: Oceania, 7: 220-246. Sydney.

HELFRICH, Klaus
1973 Malanggan 1. Bildwerke von Neuirland. Museum für Völkerkunde. Berlin.

1985 Zeremonialschädel aus Mittel-Neuirland. In: Baessler-Archiv. N.F. XXXIII: 123-188. Berlin.

HERRMANN, Bernd u. a.
1976 Anthropologische Untersuchungen übermodellierter Schädel aus Neu-Irland. In: Baessler-Archiv, N.F., XXIV: 161-178. Berlin.

HERRMANN, Ferdinand
1967 Völkerkunde Australiens. Mannheim.

KAUFMANN, Christian
1980 Ozeanische Kunst. Meisterwerke aus dem Museum für Völkerkunde Basel. Basel.

KOEPPING, Klaus-Peter
1983 Australier (Arnhem-Land). In: Klaus E. Müller (Hrsg.) Menschenbilder früher Gesellschaften: 108-138. Frankfurt und New York.

KRÄMER, Augustin
1925 Die Málanggane von Tombára. München.

1927 Tombaresisches, Altes und Neues. In: Anthropos, 22: 803-810.

KRÄMER-BANNOW, Elisabeth
1916 Bei kunstsinnigen Kannibalen der Südsee. Berlin.

KÜCHLER, Susanne
1987 Malangan: Art and memory in a Melanesian society. In: Man, 22 (2): 238-254. London.

1988 Malangan: Objects, sacrifice and the production of memory. In: American Anthropologist, 15 (4): 625-637. Washington.

LAYARD, John W.
1928 Degree-Taking in South West Bay, Malekula. In: Journal of the Royal Anthrop. Inst., 43: 139-223. London.

1936 Maze-Dances and the Labyrinth in Malekula, 47: 123-170. London.

1938 Der Mythos der Totenfahrt auf Malekula. In: Eranos-Jahrbuch: 241-291 [1937] Zürich.

1942 Stone Men of Malekula. London.

LEWIS, Phillip H.
1969 The Social Context of Art in Northern New Ireland. Feldiana: Anthropology, 58. Field Museum of Natural History. Chicago.

MOUNTFORD, Charles Percy
1956 Records of the American-Australian Scientific Expedition to Arnhem Land. I. Art, Myth and Symbolism. Melbourne.

1965 Die Kunst der australischen Naturvölker. In: Alfred Bühler u. a.; Ozeanien und Australien. Kunst der Südsee: 211-231. Baden-Baden.

NEVERMANN, Hans
1940 Totenfeiern und Malangane von Nord-Neumecklenburg. Nach Aufzeichnungen von E. Walden. In: Zeitschrift für Ethnologie, 72: 11-38.

O'REILLY, Patrick
1958 Bibliographie méthodique, analytique et critique des Nouvelles-Hébrides. Publications de la Société des Océanistes, 8. Musée de L'Homme. Paris.

PARKINSON, Richard
1926 Dreißig Jahre in der Südsee. Land und Leute, Sitten und Gebräuche im Bismarckarchipel und auf den deutschen Salomoinseln. Stuttgart.

PEEKEL, Gerhard
1927 Die Ahnenbilder von Nord-Neumecklenburg. Eine kritische und positive Studie (Teil 2). In: Anthropos, 22: 16-44.

POWDERMAKER, Hortense
1931 Mortuary Rites in New Ireland (Bismarck Archipelago). In: Oceania, 2 (1): 26-44. Sydney.

1933 Life in Lesu. London.

RIVERS, William H.
1917 New Hebrides. In: J. Hastings (Hrsg.) Encyclopedia of Religion and Ethics, 9: 352-355. London.

SPEISER, Felix
1923 Ethnographische Materialien aus den Neuen-Hebriden und den Banks-Inseln. Berlin.

STÖHR, Waldemar
1972 Melanesien. Schwarze Inseln der Südsee. Rautenstrauch-Joest-Museum für Völkerkunde. Köln.

1987 Kunst und Kultur aus der Südsee. Sammlung Clausmeyer Melanesien. Rautenstrauch-Joest-Museum für Völkerkunde. Köln.

TONKINSON, Robert
1982 Vanuatu values: A changing symbiosis. In: R. J. May und H. Nelson (Hrsg.): Melanesia: Beyond Diversity. The Australian National University. Canberra.

WARNER, W. Lloyd
1937 A Black Civilisation. A Social Study of an Australian Tribe. Washington.

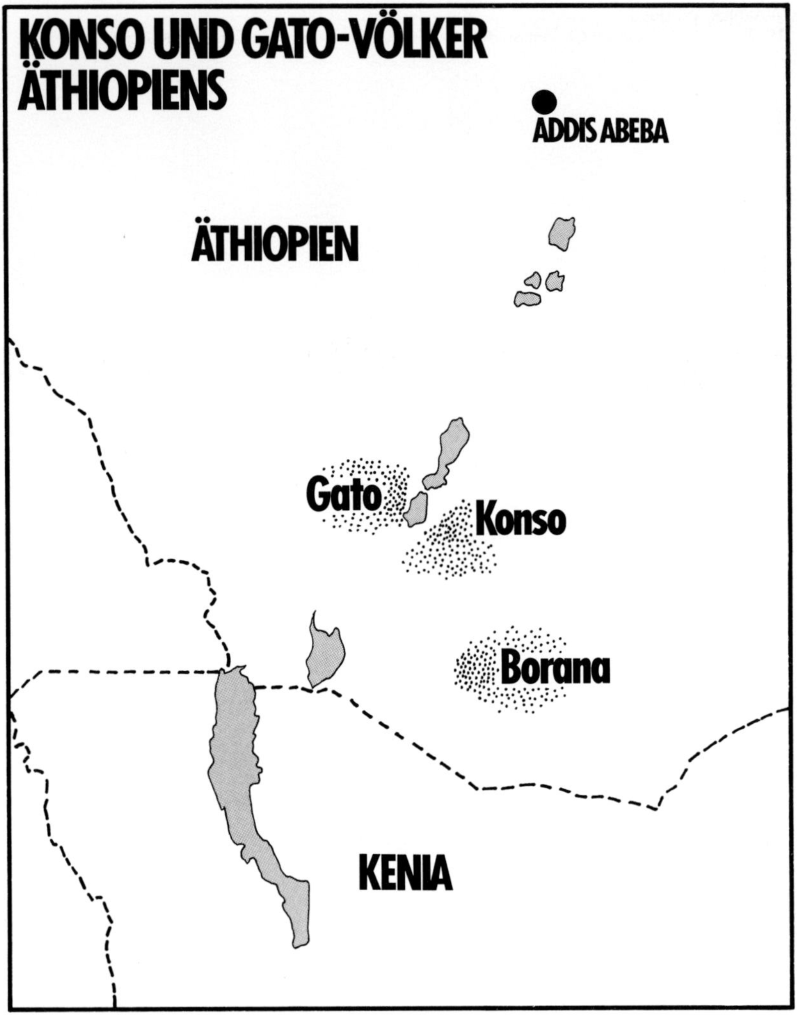
KONSO UND GATO-VÖLKER
ÄTHIOPIENS
ADDIS ABEBA
ÄTHIOPIEN
Gato
Konso
Borana
KENIA

4. Afrika

Die Konso und Gato Südäthiopiens

Allgemeines

Zwischen den Kulturbereichen des schwarzen und des weißen Afrikas befindet sich Äthiopien, ein Land, in dem sich das Christentum schon im 4. Jahrhundert ausbreitete [1]. Hier wird die Rede über die Konso und die Gato sein, zwei eng verwandte Völker Südäthiopiens, die zur ostkuschitischen Sprachfamilie gehören. Sie wurden ausgewählt, weil sie hölzerne Darstellungen der Verstorbenen anfertigen, die die wichtigsten Taten des Verstorbenen repräsentieren.

Drei Figurengruppen befinden sich im Museum für Völkerkunde in Frankfurt. Sie wurden von Mitgliedern des Frobenius-Instituts gebracht, die auch die ersten Monographien über verschiedene Völker Südäthiopiens lieferten [2]. Hauptkennzeichen des Konso-Gebiets sind Terrassenanlagen, die in vergangenen Zeiten angelegt wurden und bis heute in Funktion sind. Angebaut wird hauptsächlich Baumwolle, aus der man Kleidung und Decken anfertigt. Spinnen ist sowohl Männer- wie Frauensache [3]. In Südäthiopien sind die Konso als fleißige Weber bekannt. Viehzucht – Schafe und Ziegen – war mindestens bis in die 40er Jahre hinein im Vergleich zum Feldbau unbedeutend: Die Konso tauschten Baumwollprodukte und Eisengeräte gegen Salz und Vieh mit den Borana, einem Nachbarvolk [4]. Außerdem werden verschiedene Arten von Mais, Sorghum und Kohl angepflanzt. Die Konso leben in etwa 40 stadtähnlichen unabhängigen Dörfern an den Berghängen. In jedem Dorf leben über 1 000 Menschen. Die Häuser haben Kegeldächer aus Holz mit sehr hohem Dach, bis 8 m hoch. Jedes Dorf hat zwei heilige Plätze, denen man sich nur zu bestimmten Festen nähern darf. An einem dieser Plätze hat sich der Überlieferung nach ihr Stammvater bei seiner Einwanderung aufgehalten.

Zu den Änderungen der letzten Jahrzehnte zählt ab 1954 die Missionierung durch die Norwegisch-Lutheranische Kirche, eine Institution, die einige Schulen und ein kleines Krankenhaus unterhält. Einige Konso sind als Schmiede und Händler nach Kenya ausgewandert[5].

Die Gato ihrerseits leben eine Tagesreise entfernt nördlich von den Konso. Am Westrand einer Ebene liegen auf kleinen Erhöhungen die Dörfer. Trotz der engen Verwandtschaft beider Völker bestehen einige kulturelle Unterschiede, auf die später eingegangen werden soll.

Gesellschaft

Bei den Konso sowie bei anderen Nachbarvölkern besteht ein kompliziertes soziales System mit Altersklassenstufen – das Gada-System –, das von verschiedenen Autoren analysiert wurde[6].

Alle 18 Jahre findet das große *Djila*-Fest statt, das bestimmte Lebensabschnitte der Konso bestimmt; man heiratet z. B. in der zweiten Stufe (*Chela*) im Anschluß an das Fest. Die tiefgreifenden Auswirkungen dieser gesellschaftlichen Einrichtung zeigen sich etwa in der Auffassung, junge Männer wären, bevor sie in die zweite Stufe eintreten, zeugungsunfähig.

Die Zugehörigkeit zu einer Altersklasse bestimmt eine Gemeinschaft unter ihren Mitgliedern: Jungen derselben Klasse treten überall zusammen auf und schlafen nachts in Männerhäusern. Im Kriegsfall bildet jede Altersklasse eine militärische Einheit. Der dritte Grad (*Gada*) ist der Mittelpunkt der Institution. In dieser Altersstufe dürfen die Männer beim Fest einen phallischen Stirnschmuck (*Kallatscha*) tragen. Dieser Schmuck wird an den Holzfiguren, die einen angesehenen Konso- oder Gato-Verstorbenen darstellen, als ein Rangzeichen abgebildet (Abb. 95, 96). Bei den Gato jedoch wird der Stirnschmuck nur von Mitgliedern der Priesterkaste getragen, und sein Anblick ist – im Gegensatz zu den Konso – für Außenstehende verboten[7].

Der phallische Stirnschmuck wird auch heutzutage getragen und als ein Mittel interpretiert, böse Einflüsse fernzuhalten[8]. Phallische Darstellungen sind auch auf den Dächern der Männer- und Priesterhäuser üblich.

Ableben und Begräbnis

Eine Erzählung der Konso setzt sich mit der Tatsache auseinander, daß die Menschen sterben müssen: Gott schickte einmal die Schildkröte zu den Menschen, die ihnen mitteilen sollte, die Menschen würden sterben und zum Leben zurückkehren, während dagegen der Mond sterben und für immer tot bleiben würde. Die Schildkröte gab die Botschaft verkehrt wieder, d. h. der Mond stirbt und entsteht wieder neu, während die Menschen sterben und tot bleiben [9]. Diese Erzählung ist, mit einigen Varianten, die verbreitetste über die Herkunft des Todes in Afrika; oft ist auch das Chamäleon die zentrale Figur.

Nach dem Ableben eines Menschen wird die Leiche mit Butter eingefettet, in Hokkerstellung verschnürt und in die Haut einer frisch geschlachteten Kuh eingewikkelt. Enge Verwandte nehmen an diesen Handlungen nicht teil. Der Tote muß so schnell wie möglich begraben werden; dann veranstaltet man ein Totenfest, das für einen verstorbenen Mann 9, für eine verstorbene Frau 6 Tage dauert.

Leichen von Priestern werden anders behandelt. Man nimmt die Eingeweide heraus und stellt die Leiche mehrere Tage zur Schau. Neben ihr brennt ein Feuer, dessen Rauch konservierend wirken soll [10]. Alle Verstorbenen werden in einem Grab auf dem Familienacker begraben; bei Priestern ist es nur großartiger gestaltet. Man errichtet einen kleinen Grabtumulus aus Steinen und stellt entweder drei kurze Pfähle (für Männer) oder einen einzelnen Pfahl (für Frauen) als Kennzeichen des frischen Grabes auf. Die Konso verglichen ausdrücklich die Hockerstellung mit der Stellung des Foetus im Mutterleib; die Aussage eines Ethnologen, sie könnten nicht wissen, wie der Foetus im Mutterleib liegt [11], ist m. E. falsch. Schon weil sie Tiere schlachten, wissen die Leute, wie der Foetus liegt! Die Gato begraben ihre Toten ebenfalls in Hockerstellung, besitzen jedoch abgeschlossene Friedhöfe.

Die Figuren

Während die hölzernen Figuren nur von den Konso und Gato angefertigt werden, sind Denkmäler verschiedener Art in Äthiopien seit jeher üblich. Sowohl aus vorgeschichtlicher Zeit stammende als auch von heutigen Völkern errichtete Darstellungen haben – ungeachtet ihrer sehr unterschiedlichen Form – doch den glei-

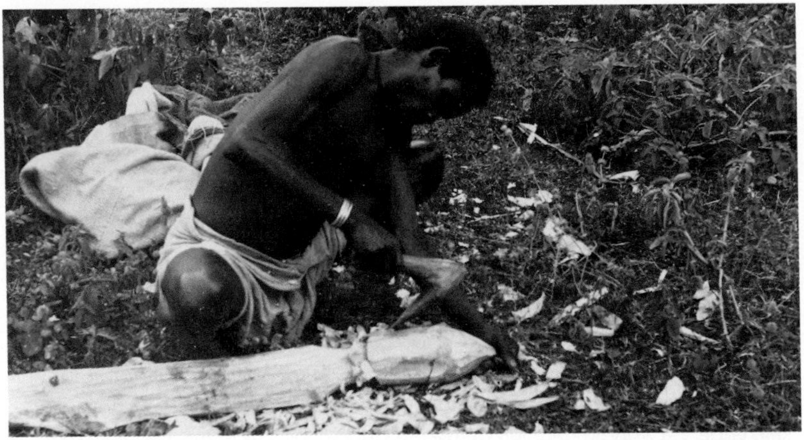

91 Stelenschnitzer bei der Arbeit. Normalerweise arbeitet er in einer Hütte, die er bis zur Fertigstellung der Figuren nicht mehr verläßt. Daß er hier im Freien arbeitet, ist darauf zurückzuführen, daß die Figuren auf Bestellung – ohne daß jemand gestorben war – geschnitzt wurden (Konso, Süd-Äthiopien). Foto H. Petri, Frobenius-Institut 1952-54.

92 Konso-Mann bemalt eine Stele mit roter, weißer und schwarzer Farbe. Sie gehört zu einer Gruppe von Schnitzereien, die in der Ausstellung zu sehen sind. Foto H. Petri, Frobenius-Institut 1952-54.

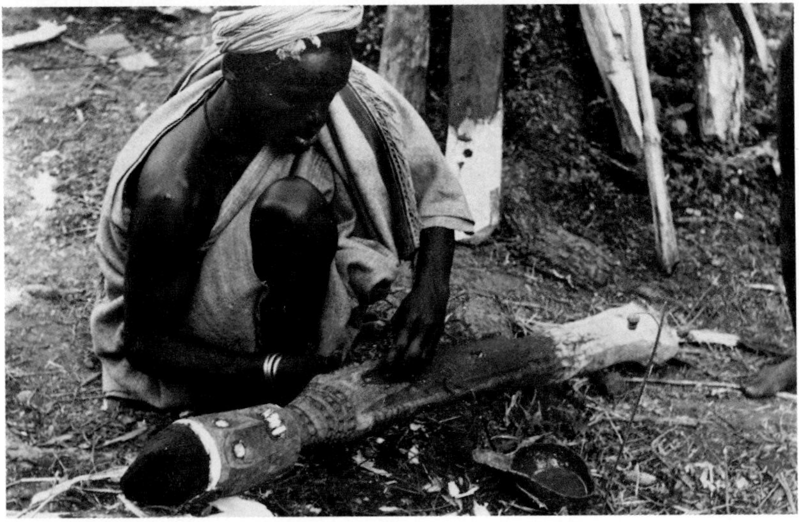

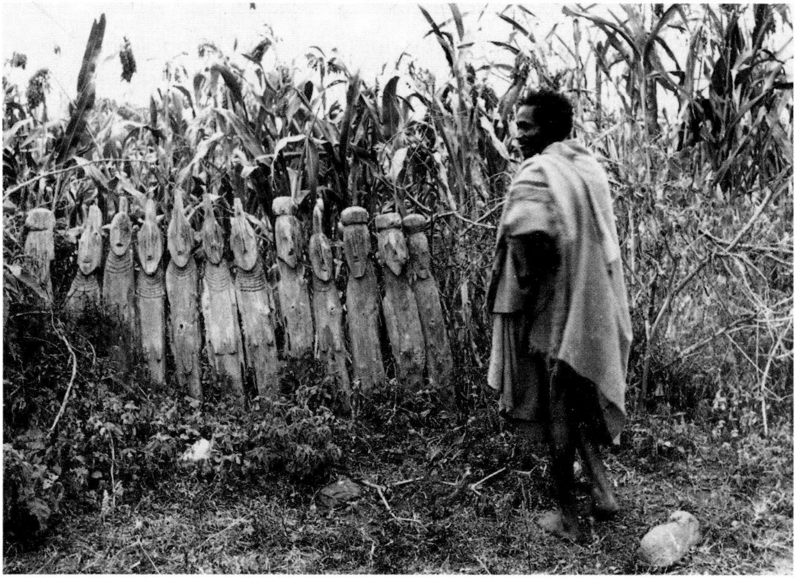

93 Konso-Mann vor einer Stelengruppe beim Dorf Arfeida, Süd-Äthiopien. Foto H. Petri, Frobenius-Institut 1954-56.

chen Inhalt: die Verewigung der Taten der Verdienstvollen [12]. Konso-Figuren sollen dort, wo sie aufgestellt werden, die Taten des Verstorbenen bekannt machen: auf öffentlichen Wegen oder Kreuzungen, dort, wo viele Menschen vorbeigehen. Im Unterschied dazu stellen die Gato die Figuren auf dem Grab des Verstorbenen auf, d. h. bei den Gato sind die hölzernen Figuren Grabstelen.

Zwischen dem Ableben eines angesehenen Konso-Mannes und dem Zeitpunkt der Aufstellung der Figurengruppe vergeht oft ein Jahr. Die Familie des Verstorbenen muß zuerst einen Schnitzer gegen Entgelt engagieren, dann wird für ihn eine Hütte errichtet, in der er lebt und die er bis zur Fertigstellung aller Figuren nicht mehr verläßt. Die ausgewählten Hölzer werden eine Woche lang mit Wasser begossen, dann erst beginnt die Schnitzarbeit an den einzelnen Pfählen. Jeden Abend werden die Figuren in der Erde vergraben und erst morgens wieder herausgeholt.

Die Arbeit nimmt manchmal einige Monate in Anspruch; während dieser Zeit müssen der Künstler und seine Gehilfen bewirtet werden, insbesondere mit alkoholischen Getränken, denn der Künstler soll für die Dauer seiner Arbeit betrunken sein.

Nach Fertigstellung der Schnitzarbeit wird rote Erde gesammelt, fein gerieben, mit Butter angerührt und damit bemalt man die Figuren. Dann werden den Figuren die weißen Augen (aus Straußeneischalen) eingesetzt und die Zähne (aus geschnitzten Ziegenknochen) ins Holz hineingeschlagen [13].

Die Konso nennen die Figuren *Wa aka,* was als „etwas, das von den Großeltern stammt" übersetzt werden kann [14]. Es stehen immer mehrere Holzfiguren in einer Reihe, wobei die mittlere Figur, die den (immer männlichen) Verstorbenen darstellt, die größte ist. Im Gegensatz zu den anderen Fguren sind an ihr die Arme ausgeführt und die Geschlechtsorgane abgebildet. Auf der Stirn trägt sie den phallischen Schmuck (*Kalatscha*), ein Zeichen für Männer, die die dritte Stufe des *Gada*-Systems erreicht haben. An der Figur des Verstorbenen bzw. auf seinem Schild ist fast immer eine aus Holz nachgebildete Kalebasse aufgehängt. Sie stellt die mit Wasser gefüllte Kalebasse dar, die ehemals jeder Krieger mit sich führte, wenn er auf Kriegszug war im wasserarmen Land der Nachbarvölker. Zu beiden Seiten der Verstorbenen stehen Figuren, die von ihm getötete Feinde – sowohl Männer als auch Frauen – darstellen. Männer werden ohne Geschlechtsorgane dargestellt, da es Kriegssitte war, den Feinden die Geschlechtsorgane abzuschneiden. Je größer die Anzahl der Figuren, desto größer der Ruhm des Verstorbenen. Die größte Gruppe im Konso-Gebiet, für einen dahingeschiedenen Priester aufgestellt, bestand aus mehr als 20 Figuren.

Weibliche Figuren werden oft durch die Abbildung von Halsketten gekennzeichnet. An den Frisuren dieser Figuren erkennen die Konso, welcher Gruppe der hier dargestellte getötete Feind angehört hat. Für die Borana z. B. ist eine Frisur bezeichnend, bei der aus dem Wirbel heraus ein gedrehter Haarschopf absteht.

Hinter den Menschenfiguren stehen andere Objekte, die entweder auf die Erfolge des Verstorbenen im Krieg oder auf seine besondere soziale Stellung hindeuten. Lanzen, Speere und Schilde werden meistens als Kriegstrophäen dargestellt; sie sollen auch Auskunft geben, von wem sie gewonnen wurden. Ein Rund-

94 Stelengruppe der Konso. Die höchste Figur stellt den Verstorbenen dar, die anderen Figuren die von ihm getöteten Feinde. Die zwei Leoparden erinnern daran, daß der Verstorbene zu Lebzeiten zwei Leoparden getötet hat. Der Steingarten verdoppelt den Sinn der Figurengruppe: die in die Erde gesteckten Steine stellen die Zahl der Feinde des Vertorbenen dar. Der größere Stein im Vordergrund repräsentiert den Toten (Konso-Gebiet, Süd-Äthiopien). Foto H. Petri, Frobenius-Institut 1954-56.

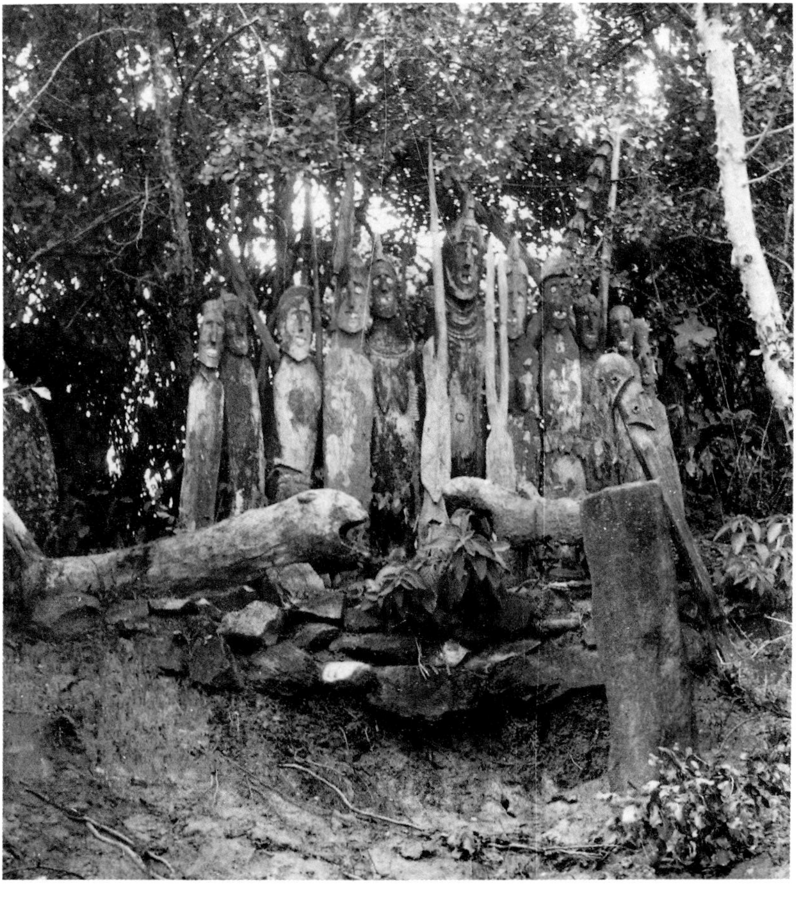

95 Grabstelen der Konso. Die vierte Figur von links stellt den Verstorbenen – erkennbar an dem phallischen Stirnschmuck – dar (Süd-Äthiopien). Foto M. Obermaier 1989.

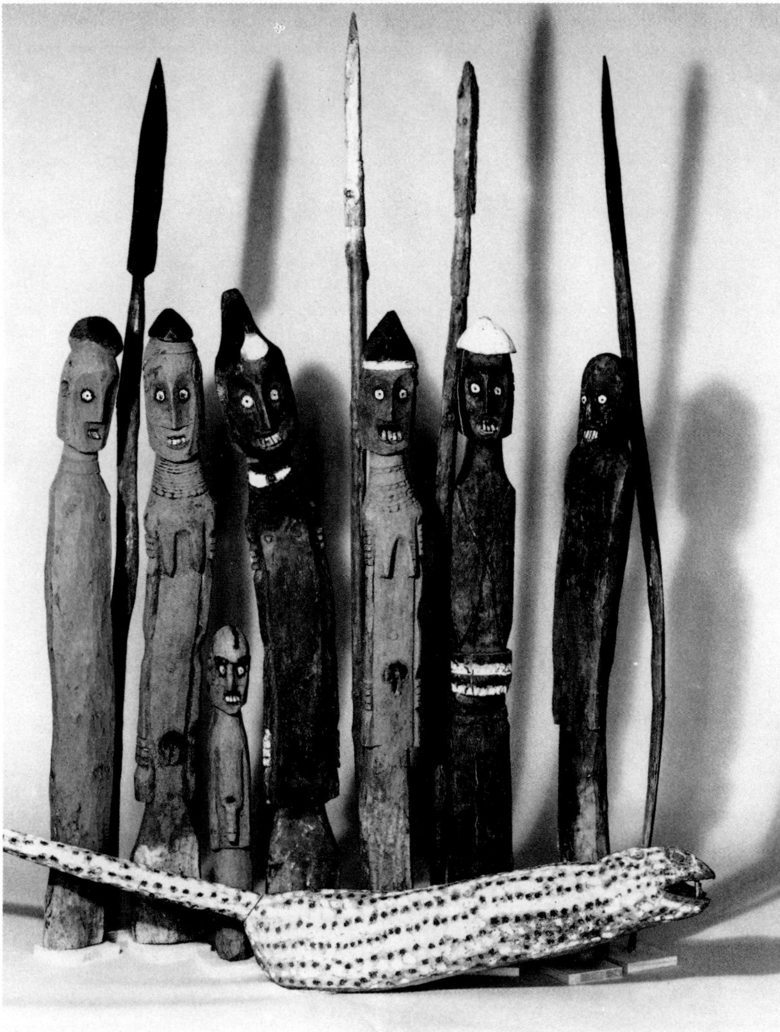

schild mit konzentrischen Kreisen z. B., der an einem Stiel in die Erde gesteckt wird, soll von den Borana stammen.

Neben den getöteten Feinden und den eroberten Kriegstrophäen werden die Tiere dargestellt, die der Verstorbene zu Lebzeiten getötet hat, wie z. B. Leoparden (Abb. 95), Schlangen, Hyänen usw.

Andere Darstellungen weisen auf Familienverhältnisse des Verstorbenen hin. Eine Hand bedeutet, daß das erstgeborene Kind des Toten ein Sohn war; eine bestimmte Stabform, daß der Verstorbene der älteste Sohn war.

Eine Art Verdoppelung des Sinnes der Figurengruppe liegt in dem vor der Gruppe aufgestellten Steingarten: Die kleinen, in die Erde gesteckten Steine sollen ebenfalls die große Zahl der Feinde des Verstorbenen darstellen und besagen, daß sie hart waren wie Stein, und daß es schwer war, sie zu besiegen. Der größere Stein in der Mitte stellt den Verstorbenen selbst dar (Abb. 94)[15].

Zu bestimmten Festen werden die Figuren, die den Konso-Verstorbenen darstellen, von seinen Hinterbliebenen geschmückt, und zwar mit bestimmten Blättern, die man um den Kopf der Figur schlingt. Dies ist ein Ehrenzeichen: zu Lebzeiten trägt ein Mensch einen ähnlichen Kranz ein Jahr lang, wenn es ihm gelungen ist, einen Löwen zu töten. Die Figuren werden aber weder restauriert noch wieder bemalt, allmählich verblassen sie unter der Witterung.

Die Gato-Figuren unterscheiden sich von den Konso-Figuren sowohl im Stil als auch im Detail (Abb. 96). Sie stehen einerseits in Friedhöfen direkt auf dem Grab des Verstorbenen. Hier erhält jeder Verstorbene – auch Frauen – eine Figurengruppe, jedoch kleinere als bei den Konso. Selten werden mehr als vier oder fünf Figuren aufgestellt. Stirbt eine Frau, ist sie selbst oft die einzige dargestellte Figur. Frauen sind an der Frisur erkennbar; die Tätowierung (die seit den 30er Jahren nicht mehr ausgeübt wird), wird mit drei waagerechten Strichen unter den Augen angedeutet. Die getöteten Feinde werden zwar auch oft abgebildet, die sozialen Rangabzeichen treten jedoch mehr in den Vordergrund. Teil der Figurengruppe ist fast immer ein „Reichtumsstab", der durch die Anzahl der eingekerbten Schwellungen angibt, wie viele große Kornspeicher der Verstobene besessen hat.

96 Grabstelen der Gato. Die zweite Figur von rechts stellt den Verstorbenen dar. Er trägt den phallischen Stirnschmuck (KALLATSCHA). Diese Figuren stehen am Grab des Verstorbenen. Foto M. Obermaier.

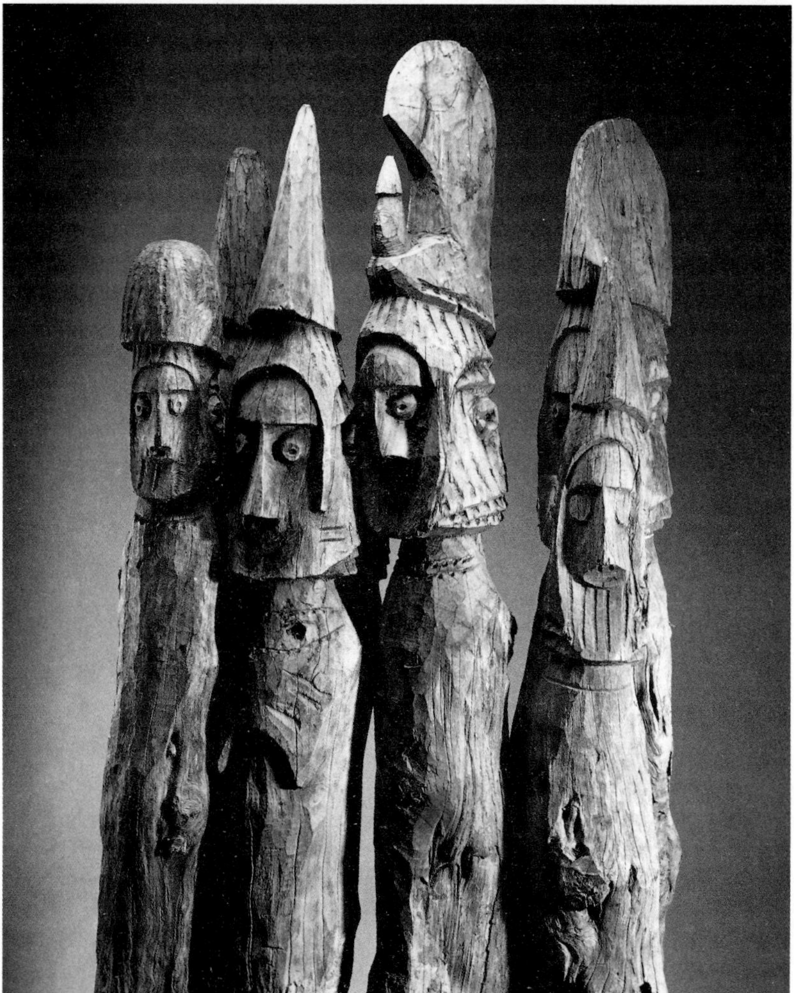

Frauen, die ihre Männer überlebt haben, stellt man ebenfalls Reichtumsstäbe auf ihr Grab, da sie nach Ableben ihrer Männer den Reichtum verwaltet haben.

Beim Grab eines Mannes stehen immer drei kleine Pfähle um die Figuren herum. Nach den Aussagen der Gato stellen sie entweder die drei Steine dar, die in der Hütte die Herdsteine bilden, oder die drei Kerzen, die nachts leuchten sollen, um das Grab vor jeder Störung zu schützen.

Die Gato kennen zwei Figuren, die bei den Konso unbekannt sind, und zwar Figuren ohne Gesichter: die eine repräsentiert eine Art Geschäftsfreund des Verstorbenen, der Zeuge gewesen ist bei allen Grundstückstransaktionen des Verstorbenen. Die andere Figur soll einen Grundstücksverkäufer darstellen [16]. Steingärten vor den Figuren, wie sie die Konso anlegen, sind bei den Gato unbekannt.

Darstellungen eines Verstorbenen sind aus vielen Kulturen bekannt, jedoch sind ihr Sinn und ihre Botschaft über die verschiedenen Stile hinaus verschieden. Im Gegensatz etwa zu den Darstellungen des Verstorbenen auf Neuirland (vgl. Kap. 3), bei denen einzelne Motive nicht gesondert erklärt werden, hat bei den Konso- und Gato-Figuren jedes Zeichen (Frisuren, Hände) eine klare und bestimmte Bedeutung, die von jedem vorbeigehenden Konso oder Gato gelesen werden kann. Mehr noch: die Zeichen werden an der Figur angebracht, damit man sie liest. Die einzelnen Motive sind in diesem Fall klare Botschaften, die über die Taten zu Lebzeiten des Verstorbenen Auskunft geben.

Bei anderen Kulturen werden bestimmte Figuren geschnitzt (etwa die *Hampatong* bei den Dayak Kalimantans (vgl. Kap. 2), damit sie den Toten im Jenseits dienen. Man nahm zunächst an, daß die Darstellungen von getöteten Feinden und Tieren bei den Konso eine ähnliche Funktion hätten [17], dies trifft aber nicht zu: Sie sind nicht für das zukünftige Leben des Verstorbenen im Jenseits angefertigt worden, sondern als Zeichen seines vergangenen Lebens. Sie sind auch ein Gradmesser des Verdienstes, das er zu Lebzeiten erreicht hat. Nicht das (hier vage konzipierte) Jenseits ist ausschlaggebend, sondern das abgeschlossene Diesseits. Interessant ist vor allem die Frage, die m. E. in der mir zur Verfügung stehenden Literatur nicht gestellt wurde: Die Konso waren zu der Zeit, aus der die Aufzeichnungen stammen, kein ausgesprochen kriegerisches Volk. Bei ihnen geschah anscheinend das Töten von Feinden eher aus defensiver Haltung [18]. Darüber hinaus hatten sie als

Bauern ein Unterlegenheitsgefühl gegenüber anderen Nachbarvölkern, die Viehzucht betrieben [19]. Ihre Glorifizierung des Krieges und der Krieger geht offensichtlich über die tatsächlichen Situationen, wie sie in der Wirklichkeit und in der geschichtlichen Entwicklung war, hinaus.

Anmerkungen

1) Über die Geschichte Äthiopiens, vgl. Haberland 1964, Haberland und Straube 1979, Ullendorff 1973.
2) Haberland 1963; Jensen 1936, 1959; Straube 1963.
3) Wohlenberg 1936: 200ff.
4) Haberland 1963: 148.
5) Hallpike 1972: 6ff.
6) Haberland 1957, 1963 a; Legesse 1973. Im folgenden ziehe ich vor allem die Informationen Jensens (1936: 255ff., 1954) heran.
7) Jensen 1936: 401.
8) Hallpike 1972: 148.
9) Ebda.: 155. Über die Herkunft des Todes in den Mythologien Afrikas, insbesondere die hier angeführte Erzählung „Die mißglückte Botschaft" oder „Die verkehrte Botschaft" vgl. Abrahamsson 1951: 4-34, Baumann 1936: 268ff.
10) Jensen 1936: 419f., Hallpike 1972: 156ff.
11) Hallpike 1972: 157.
12) Haberland 1963 b: 103.
13) Jensen 1936: 422f.
14) Hallpike 1972: 137.
15) Jensen 1936: 421-426.
16) Ebda.: 427f.
17) Wohlenberg (1936: 199), der jedoch betont, daß dies keine Aussage der Konso ist.
18) Jensen 1936: 436.
19) Haberland 1963 a.

(Ute Ritz-Müller)

Per Luxuslimousine ins Jenseits

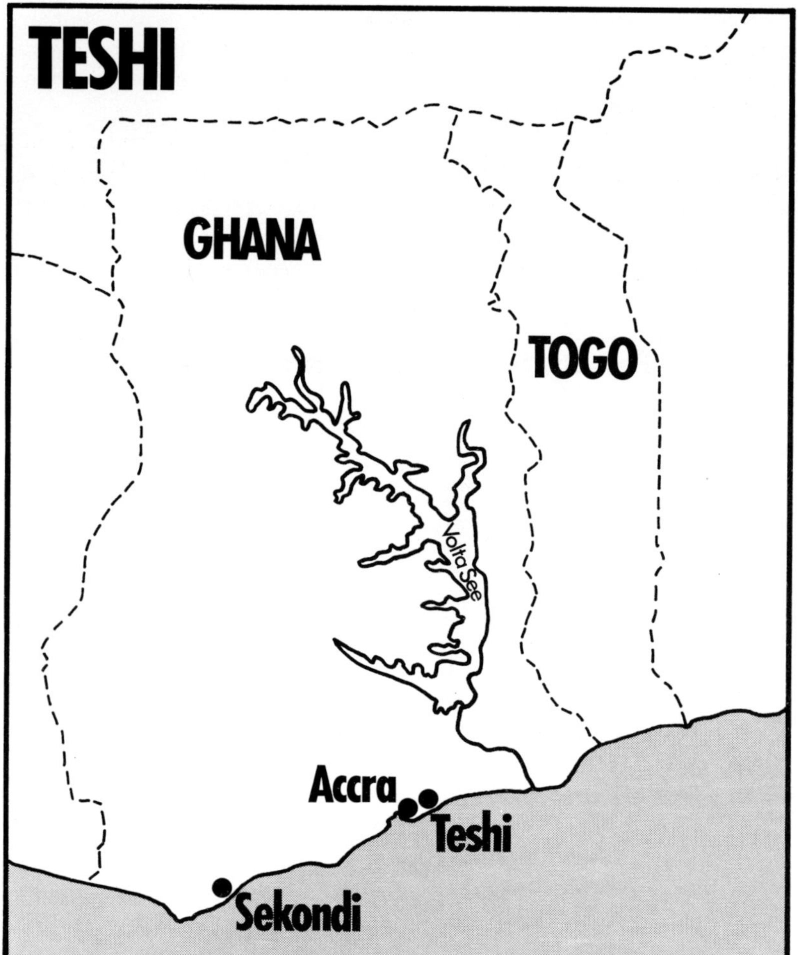
TESHI
GHANA
TOGO
Volta See
Accra
Teshi
Sekondi

In Ghana beeindruckt nicht nur die große Zahl von Verwandten, deren Name in Traueranzeigen erwähnt sind, sondern auch der äußere Rahmen, in dem ein Begräbnis stattfindet[1]. Die Nachricht vom Ableben eines Menschen verbreitet sich schnell. Von nah und fern finden sich Familienangehörige ein, um den Toten zu verabschieden. Das gilt ganz besonders für Verstorbene, die auf ein erfolgreiches Leben zurückblicken können. Wer sein Hiersein zur allgemeinen Zufriedenheit vollendet hat, den erwartet ein aufwendiges Abschiedsritual, das seine soziale Bedeutung herausstellt und unterstreicht. Der Mensch, der ein hohes Alter erlangt, ein Haus gebaut oder Ländereien bzw. materiellen Besitz erworben hat und – vor allem – viele Kinder und Enkel heranwachsen sah, konnte die Möglichkeiten des Lebens voll ausschöpfen. Lediglich ein würdiges Begräbnis, das öffentlich von diesem erfüllten Leben Zeugnis ablegt, fehlt noch, sein Erdendasein zu krönen. Die Gesellschaft zollt nur Achtung, wem es gelingt, sein Ansehen über das Grab hinaus zu erhalten. Eine stille, unspektakuläre Bestattung gilt als Schande – und zwar sowohl für den Toten als auch für die ihn überlebende Verwandtschaft. So ehren die zahlreichen Besucher nicht nur den Verstorbenen, sondern auch dessen Familie.

Den Nachkommen ist das Ausrichten einer pompösen, möglichst eindrucksvollen Begräbnisfeier eine zwar oftmals lästige, nichtsdestoweniger aber unerläßliche Pflicht. Sie scheuen in der Regel weder Aufwand noch Kosten, um die Besucher zu beeindrucken und allen Beteiligten das Ereignis bleibend ins Gedächtnis einzuprägen. Fragen, die an den aus einem Trauerhaus Zurückgekehrten gerichtet werden, lauten etwa: „Wie verhielt sich dieser oder jener? – Was für Erfrischungen wurden angeboten? – Wieviele Leute sind zusammengekommen? – Welche Musik wurde gespielt? – Welche Aktivitäten fanden statt? – Wieviel Geld konnte gesammelt werden?" Die Kommentare dazu sind wesentliche Indikatoren dafür, ob ein Fest als „gelungen" betrachtet werden kann. Da die Familien großen Wert darauf legen, wie die Allgemeinheit den Abschied ihres Verwandten aufnimmt, stehen Bestattungen immer unter großem Erfolgszwang.

Warum aber erachtet man es als derart wichtig, einem Menschen just zu dem Zeitpunkt, in dem er die Welt verläßt, gesteigerte Aufmerksamkeit zukommen zu lassen? Warum wird er prächtig herausgeputzt, großartig gefeiert und in Liedern laut gepriesen?

Plötzlich und unerwartet verstarb heute meine Schwester, unsere Patin und Tante

Helene Peters

geb. Schenk

im Alter von 74 Jahren.

In stiller Trauer:
Gertrud Müller
und alle Angehörigen

Oeserstraße 6
6230 Frankfurt am Main-Nied, den 14. April 1989

Die Trauerfeier findet am Mittwoch, dem 19. April 1989, um 13.30 Uhr in der Trauerhalle auf dem neuen Friedhof in Sulzbach/Taunus statt.

May God bless them a...

FUNERAL ANNOUNCEMENT

Nii Ben Borquaye (head of Clan), Nii Bortequaye (Head of Family), Nii Klu, Nii Wiabo Mensah, Nii Teimaa Boga and the entire Djenge We, Quarter of Nungua regret to announce the sudden death on Sunday, 19th February, 1989 of their beloved

NII OPINTAN BORTEYE

Popularly known as DEKA TSE
He was 102

Wake Keeping: Friday 10th March 1989 at Akpee Shika Nungua.
Burial: Saturday 11th March 1989 after burial and thanksgiving service at the Divine Healing Church, Nungua.
Memorial Service: Sunday 12th March 1989 at the Divine Healing Church, Nungua.
Children: Madam Deka Borteye, Trader; Patience Abedjan Borteye, Fishmonger; Borlabi Akuse Borteye, Seaman; Felicia Somunyu Borteye, Businesswoman; Beatrice Bo-Ono-Eka Borteye, Businesswoman; Borley-Ada Borteye, Chop-bar Keeper; E. C. Borteye, Bank of Ghana; J. B. Borteye, GHAIP; Edward Ataa Nii Borteye, London; Mrs Elizabeth Bortey, London; Borkor-Ada, Maiduguri; Beatrice Borteye, Trader; Theresa Shasha Borteye, trader; Theodora Borteye, trader; Eunice Borteye, Businesswoman.
Widows: Adukweifio Bortier Nkpa and Mercy Aku Addo-Anang.

CHIEF MOURNERS

Nii Ben Borquaye, Nii Bortequayefio, Nii Wiabo Mensah, Nii Klu, Nii Teiman Boga, Kon Tawiah, Tawiah Tsuru Laryea, (Kponsoo), Bortey Sanshie Afia, Opinta Borkor, Opinta Borkai, Opinta Bortsoo, Opinta Fofo. The entire Nii Djenge We Clan of Nungua.
He left being 65 grandchildren and 37 great grandchildren.

97 Traueranzeigen Deutschland/Ghana
Neue Presse, 17.4.1989 People's Daily Graphic, 9.3.1989

Der Tod gibt Anlaß, daß der Verstorbene seine Reise in die jenseitige Welt antritt, um dort – unter ganz ähnlichen Bedingungen wie auf Erden – seine Existenz fortzusetzen. In Kürze wird er Aufnahme in die Ahnengemeinschaft erhalten, die, je nachdem wie sein Scheiden ausfällt, mehr oder minder geneigt ist, ihn aufzunehmen. Zollen ihm die Lebenden Respekt und Anerkennung, erklären sich auch die

Vorfahren bereit, ihn würdig zu empfangen. Das aber ist die Voraussetzung dafür, daß er – in den Status eines Ahnen erhoben – den Hinterbliebenen auch künftig beisteht, ihnen vor allem Gesundheit und Kindersegen schenkt. Insofern sind es keineswegs nur uneigennützige Motive, die die Lebenden veranlassen, den Toten einen möglichst angenehmen Abschied zu bereiten.

Der Weg ins Totenreich geht in mehreren Etappen vor sich[2]. Ist die Verwandtschaft verständigt, zählt es zur Aufgabe der Frauen, den Verstorbenen für die Aufbahrung herzurichten. Dreimal wird der Körper von ihnen rituell gewaschen. Da das feucht-heiße Klima den Leichnam schnell zersetzt, sucht man den Verfallsprozeß hinauszuzögern, indem man eine Kampfer/Rum-Lösung[3] in die Körperöffnungen gießt und anschließend auch die Haut – mit Ausnahme des Gesichts – kräftig damit einreibt. Dann wird der Tote repräsentationsfähig gemacht und möglichst eindrucksvoll aufgebahrt.

Schon bald nachdem die Europäer, zunächst Portugiesen und Holländer, ihre Schlösser und Handelsunterkünfte in der Goldküste – wie Ghana bis zum Jahr 1957 hieß – errichtet hatten, gelangten neben Gewehren, Flaggen, Hosen und Spazierstöcken auch europäische Stühle und Betten in den Besitz vor allem der Fürsten und Herrscher. Verfügt heute, besonders an der Küste, fast jede Familie über wenigstens ein Bett, war es früher keine Seltenheit, daß Verwandte das ausgefallenste Modell, das sie vor Ort finden konnten, ausliehen, um den Toten darauf aufzubahren und damit seine Bedeutung sichtlich herauszustellen. Auch Kleidung und Schmuck des Verstorbenen fallen wesentlich großartiger aus als das, was er im Leben je trug. Um den Leichnam drapiert man die unterschiedlichsten Statussymbole, von denen nicht wenige ebenfalls europäischer Herkunft sind. Intention der Familie ist, dem Verstorbenen, indem sie für ein gehobenes „Ambiente" sorgt, ein Gefühl von Überlegenheit zu vermitteln. Ließe sie es an irgend etwas mangeln, könnte der Tote erzürnt reagieren. Daneben gibt jede Aufbahrung auch der Familie Gelegenheit, öffentlich Wohlhabenheit zu demonstrieren.

Mit Todeseintritt ändert sich das Leben der Angehörigen. Vor allem die Verwandten der mütterlichen Seite – die Akan, die große Teile Ghanas bewohnen, haben ein matrilineares Abstammungssystem – müssen eine Reihe von Vorschriften beachten. Diese betreffen zunächst Äußerlichkeiten wie Kleidung und Gesichtsbemalung. Das Haar wird geschoren und anschließend am Hauseingang niedergelegt. Je größer die Menge, desto höher das Ansehen, denn um so mehr „Köpfe", d. h. Personen, zählt die Familie. Heute reduziert sich die Zahl zusehends, u. a. weil manche Angehörigen es vorziehen, ihr Haar zu behalten und statt dessen lieber eine kleine Geldsumme zu spenden.

Weitere Vorschriften bestimmen das Verhalten. Ältere Leute sowie die unmittelbar Betroffenen – mit Ausnahme von Kindern – dürfen vorerst nichts verzehren. Die Dauer der Fastenzeit variiert nach Verwandtschaftsgrad; die Allgemeinheit hat sie solange einzuhalten, bis die Leiche beigesetzt ist. Das gleiche gilt für sexuelle Kontakte, nur der bzw. die Ehepartner des Verstorbenen müssen Enthaltsamkeit üben.

Sind alle Vorbereitungen abgeschlossen, nimmt die Witwe[4] unter lautem Klagen ihren Platz am Kopfende des Leichnams ein. Anwesende stimmen in das Wehgeschrei mit ein – ein Zeichen, daß das Haus für Besucher jetzt offensteht. Zu keinem Zeitpunkt seines Lebens erweist sich der Mensch als so gesellig wie in den Stunden, in denen er dabei ist, die Welt zu verlassen. Im Haus herrscht ein reges Kommen und Gehen; bald ist das Totenzimmer überfüllt, so daß vor allem Männer auf den Hof ausweichen. Die meiste Zeit verbringen sie dort ruhig sitzend, die Verwandten ganz in Nähe der Haustür. Unterdessen gehen die lamentierenden Frauen in das Zimmer hinein und wieder heraus, häufig um im Hof zu Ehren des Verstorbenen ein paar Runden zu tanzen. Nur die Witwe verharrt bis zum Abtransport der Leiche an ihrem Platz. In unregelmäßigen Abständen hebt und senkt sie ihren Fächer, der die Fliegen vom Gesicht des Toten vertreiben soll. Klagelieder, durchwoben mit generellen Reflexionen über Leben und Tod, loben und preisen Taten und Verdienste des Verstorbenen. Großer Lärm, von Trommeln, Kalebassenrasseln, Gewehrschüssen oder auch modernen „Steelbands" verursacht, schmeichelt seiner Eitelkeit.

Kein Besucher kommt mit leeren Händen. Wert und Größe des Geschenks hängen ab vom Verhältnis, das der Betreffende zu dem Verstobenen unterhielt. Handelte es sich dabei früher oft um ein Stück Stoff, eine Flasche von hochprozentigem Schnaps oder „Muschelgeld" (= Kauries, d. h. Gehäuse der kleinen Seeschnecke Cypraea annulus), bekommt der Tote heute meist Banknoten überreicht. Nachdem der Besucher sie auf den Leichnam gelegt hat, tätschelt er ihn – in Umkehr zum Alltag – sanft mit der linken Hand. Dazu hält er selbst oder ein naher Verwandter eine kurze Rede wie: „X! Sieh, dein Freund Y ist gekommen, um von dir Abschied zu nehmen und dir etwas mit auf den Weg zu geben. Grüße die Väter und Mütter von ihm." Die allgemeine Tendenz der Ansprachen geht dahin, den Verstorbenen zu bitten, der Familie langes Leben, Gesundheit und Fruchtbarkeit zu schenken. Auch erfleht man seinen Beistand, der bald unerläßlich wird, gilt es, für die enormen Bestattungskosten aufzukommen. Zugleich wird betont, daß die erfolgte Trennung endgültig ist: „Ich habe dich geliebt und bin traurig, daß du von uns gegangen bist. Aber unsere Wege haben sich getrennt, du mußt deinen, ich werde meinen Weg nehmen. Versuch nicht, bei mir zu bleiben und mich zu belästigen, wir können keine Freunde mehr sein." Hinterläßt der Verstorbene kleine Kinder, trägt man auch sie ins Zimmer, drückt ihre Hand auf den Leichnam und spricht etwa: „Von da aus, wo du jetzt hingehst, hast du nichts mehr mit diesen zu schaffen, halte dich fern von ihnen und segne sie."

Allen, die Geschenke gebracht, sich vom Toten verabschiedet und den Angehörigen die Hand geschüttelt haben, werden freizügig alkoholische Getränke angeboten. Würde man mit dem Ausschank von Palmwein, Bier, Rum, Gin u. ä. geizen, käme es einer Beleidigung des Toten gleich. Da die meisten Anwesenden keine oder kaum Nahrung zu sich genommen haben, werden die Trommelwirbel bald frenetischer, die Klagen mitreißender.

Unter den Besuchern befanden sich früher, als Geschäftsvereinbarungen noch nicht schriftlich fixiert wurden, manchmal auch unwillkommende Gäste, nämlich die Gläubiger des Verstorbenen. Sie hatten das Recht, „seinen Fuß zu ergreifen", d. h. die Bestattung so lange hinauszuzögern, bis sich das Familienoberhaupt schließlich bereit fand, für sämtliche Schulden aufzukommen. Konnte ein Gläubiger keine Zeugen vorführen, die seine Forderung als rechtmäßig bestätigten und begegnete man ihm mit Mißtrauen, mußte er sich, wollte er sein Recht unter Beweis stellen, bereit erklären, eine Kalebasse, gefüllt mit dem Waschwasser des Toten, zu trinken.

Bis zur Bestattung kann so geraume Zeit vergehen. Bedeutende Persönlichkeiten bleiben aufgebahrt, so lange es erträglich scheint und auch der letzte Verwandte, oft aus großer Entfernung, eingetroffen ist.

Zwischenzeitlich haben Kinder bzw. Neffen und Nichten des Verstorbenen die Herstellung eines Sarges in Auftrag gegeben. Bereits gewöhnliche, kastenförmige

Särge sind eine Neuerung. Schon früh von den Europäern übernommen, gehörten Särge zunächst zum privilegierten Besitz von Höhergestellten[5].

Bevor der Zimmermann seine Arbeit beginnt, bringt er dem Toten ein Trankopfer, verbunden mit der Bitte, er möge sich bei seiner Tätigkeit keine Verletzung zuziehen und die eigene Seele sich vom Sarg fernhalten. Ist der Sarg dann – mit Ausnahme des Deckels – fertiggestellt, folgt ein zweites Trankopfer, an das sich der Wunsch knüpft, der Tote solle in seinem neuen „Haus" fest schlafen und Gott den Zimmermann davor bewahren, in Zukunft weitere Särge herstellen zu müssen.

Ist kein wichtiger Besucher mehr zu erwarten, und der Sarg steht bereit, wird er durch eine Seitentür ins Haus gebracht. Junge Männer streiten um das Vorrecht, den Leichnam in den Sarg betten zu dürfen. Auch diese zeremoniellen Kämpfe beinhalten eine Würdigung des Verstorbenen, denn wie man sagt: „Um jemand, der unbeliebt ist, streitet bei seinem Tod niemand." Bevor der Sarg verschlossen wird, bringt einer der Ältesten ein Trankopfer, ruft den Toten bei seinem Namen und zählt einzeln jeden Gegenstand auf, der zu ihm in den Sarg gelegt wird. Dabei nennt er immer auch den Spender und bittet, der Verstorbene möge sich in seinem neuen Leben der alten Freunde erinnern, sie durchaus auch an Vergünstigungen, die ihm in der Jenseitswelt zuteil werden, partizipieren lassen. Erst dann wird der Sarg zugenagelt. Männer laden ihn auf ihre Schultern und verlassen das Haus nicht durch die Eingangstür, sondern durch ein in die Wand gebrochenes Loch. Nachdem die Familie sich – winkend und rufend – nochmals verabschiedet hat, trägt man ihn endlich zum Begräbnisplatz am Dorfrand[6].

Früher machten die Männer dabei manchen Umweg. Schließlich wurde vom Leichnam erwartet, daß er seine Träger unfehlbar zum Haus desjenigen führte, der seinen Tod durch Hexerei oder Schadenszauberei verursacht hatte. Von der Kolonialregierung wurde dieses „Leichentragen" zu Ordalzwecken verboten. Noch heute aber scheint es manchem Verstorbenen Vergnügen zu bereiten, die Männer im Laufschritt durch das Dorf zu jagen, sie taumeln und schwitzen zu lassen, bis weit und breit jeder von ihrem Abschied Kenntnis genommen hat. Erregt schon dieses wilde Treiben allgemein Aufsehen, um wieviel größer erst muß es sein, wenn dazu noch der Sarg von ungewöhnlicher Gestalt ist!

Auf die Idee, Verstorbene in auffällig gearbeiteten Särgen auf die Reise ins Jenseits zu schicken, kam in den 60er Jahren der um 1926 als viertes von sieben Kindern geborene Kane Kwei, ein Angehöriger der hauptsächlich an der Küste siedelnden Volksgruppe Ga. Heute lockt Kanes Werkstatt, gelegen an einer lauten, geschäftigen Hauptstraße in Teshi, einem Fischerort auf der Strecke zwischen Accra und Tema, Besucher aus aller Welt an.

Kane erzählt sein Leben[7]. Er gehört zum „königlichen" Klan von Teshi, d. h. einer Gruppe von Familien, aus deren Mitte die traditionellen Oberhäupter gewählt werden. Der Vater, angestellt als Telegraphenarbeiter in der Elektrizitätsabteilung bei der Eisenbahngesellschaft, stellte in seiner Freizeit zahlreiche der traditionellen Öllampen her. Daran erinnert der Name, den er seinem Sohn gab: Kane bedeutet in der Ga-Sprache Licht. Den zweiten Namen, Kwei, erhalten Kinder, die an vierter Stelle geboren werden. Ein Onkel und der älteste Bruder, Adjeitey, waren Zimmerleute, ein Handwerk, das auch Kane erlernte. Als Zimmermann arbeitete er zunächst im Hafen von Tema. Nebenher schnitzte er Fruchtbarkeitspuppen (*akua'mma*), Nachbildungen von Kakaobohnen, Miniaturausgaben der berühmten Akan-Stühle sowie Bootsmodelle. Der Markt für diese landestypischen Produkte erwies sich als günstig, denn es war Krieg und die in der Goldküste stationierten Amerikaner ständig auf der Suche nach geeigneten Mitbringseln für daheim. Die genaue Zeit, zu der er beschloß, seine Tätigkeit im Hafen aufzugeben und sich selbständig zu machen, ist Kane entfallen. Jedenfalls führte er bald ein eigenes Geschäft, in dem er – neben Souvenirartikeln – Türen, Fensterrahmen, Möbel und besonders Kunsttischlerarbeiten herstellte, die notwendigerweise zum Inventar der Fürstenhöfe gehören (z. B. Palankins und Sprecherstäbe). Aber auch Kastensärge konnte man bei ihm in Auftrag geben.

Dann starb die Mutter seines Onkels Koodi, eine Fischhändlerin, berühmt auf dem Markt für ihr Angebot an großen Meeresfischen. In Erinnerung daran schnitzte Kane für sie einen Sarg in Fischform. Nur kurze Zeit später erkrankte sein Onkel Koodi, der seine über alles geliebte Mutter schmerzlichst vermißte. Er erbat sich einen Sarg in Bootsgestalt, denn – so der Onkel: Damit könne er im Jenseits weiterhin auf Fischfang gehen, wobei ihm dann – eines Tages – sicher auch die Mutter ins Netz gehen werde. Kane begann unverzüglich mit der Arbeit und nur wenige Stunden nachdem der Sarg fertig war verschied der Onkel. Da er eine bedeutende Rolle im Gemeinschaftsleben gespielt hatte, herrschte bei seiner Beerdigung ziemlicher Andrang. Die Besucher, deren Gesichtern unschwer ein Ausdruck von ungläubiger Bewunderung abzulesen war, bestaunten Koodis Sarg: Ein hölzernes

Boot, besetzt mit neun Ruderern und ausgerüstet mit einem richtigen Außenbordmotor. Koodi, der sein Leben lang mit einem altersschwachen, heruntergekommenen Kahn auf das Meer hinausgefahren war, trat seine Reise ins Jenseits in einem unvergleichlich komfortableren Boot an. Sarg und Hersteller wurden überschwenglich belobigt. Noch heute erinnert sich Kane, nicht ohne eine Spur von Wehmut, an die Unmengen von Palmwein, mit denen er damals gefeiert wurde.

Inzwischen gehört die Herstellung sogenannter „Phantasie-Särge" – so die Zeitschrift „African Arts" – für Kane zum Alltag. Seine Arbeiten haben weit über die Landesgrenzen hinaus Aufsehen erregt. Ein Sammler erwarb eine komplette Kollektion für ein amerikanisches Museum, ein Kongreßabgeordneter gab bald darauf die Miniaturausgabe eines Adlersarges in Auftrag, um das dekorative Stück dann als Eiskübel zu verwenden. Verschiedene Zeitschriften bildeten Kane und seine Särge ab, so auch das deutsche Magazin „Geo" in der Maiausgabe von 1988. Stolz ist Kane aber nicht zuletzt auf vier seiner Söhne, die, von ihm angelernt, heute selbständige Geschäftsleute sind. Mit dem „alten Meister" Kane arbeiten seit einiger Zeit neun Zimmerleute und ein Maler.

Warum stießen die buntbemalten Särge allseitig auf Zustimmung? Daß sie von den Ghanaern ohne Zögern akzeptiert wurden, weist darauf hin, daß sie keine grundlegende Innovation darstellen können. Schließlich gab man den Toten schon immer Dinge mit auf den Weg, von denen man annahm, daß sie ihnen im Jenseits nützlich sein würden [8]. Ein prestigeträchtiger Sarg, der zumal direkte Bezüge zu Lebensinhalt und Lebensziel des Verstorbenen aufweist, unterstützt das Bemühen, den Toten auszuzeichnen und seine Individualität zu betonen. Mit dem besonderen Sarg verleihen die Hinterbliebenen dem Wunsch Ausdruck, ihr Angehöriger möge auch im Jenseits eine seinem Leben angemessene Stellung einnehmen. Man bestattet Tote daher etwa in Särgen, die in Form und Farbe detailgetreu bestimmten Nutzpflanzen, in der Regel Kakaobohnen – das beste Beispiel für ein marktfähiges Agrarerzeugnis, dem in Ghana viele Wohlstand und Reichtum verdanken –, im Ausnahmefall auch einer Zwiebel (vgl. „Geo"); nachgebildet sind. Die Frucht, deren Ertrag dem Verstorbenen und seiner Familie im diesseitigen Leben Profit und Auskommen garantierte, soll ihn auch in seiner künftigen Existenz ernähren. Analoges gilt für Särge in Fischform, dem bevorzugten Modell für Fischer und Fischverkäuferinnen. Für jeden hat Kane die passende Variante: Wer seinen Lebensunterhalt durch den Fang von Thunfischen bestritt, erhält einen Sarg in Thunfischform; ein Waljäger reist in einer Nachbildung dieses großen Säugers ins Jenseits [9]. Besitzer von Booten oder Autos bestattet man in Boot- oder Autosärgen, wobei allerdings die Ausführung in Holz das reale Vorbild oft weit übertrifft. Hier scheint vielfach der Wunsch vorhanden zu sein, die nachweltlichen Verhältnisse deutlich aufzubessern. So wird aus dem einfachen Kahn ein prächtiges Boot, aus dem schäbigen Kleinwagen oder einer Ausführung der Mittelklasse die imposante Luxuslimousine, repräsentiert durch einen Mercedes, einen Cadillac oder gar einen Rolls Royce. Ähnliches betrifft Särge in Hausform, die man bisweilen für Hauseigentümer wählt. Bei den zuletzt genannten Modellen, denen noch Flugzeuge hinzuzufügen sind, handelt es sich um Prestigeobjekte, die – als solche von der modernen Gesellschaft – als Statussymbole geschätzt – zugleich Ausdruck sozialer Mobilität sind.

Andere Sargformen versinnbildlichen eher ideale Werte: Für einen Achtzigjährigen wurde ein Sarg in Krokodilsgestalt in Auftrag gegeben. Die Familie hatte nie vergessen, daß der Platz in Flußnähe, auf dem sie ihr erstes Haus errichtete, zuvor Krokodilen als Wohnstätte diente. Auch gesellschaftliche Maximen, gewöhnlich in Sprichwörtern ausgedrückt, lassen sich anhand eines Sarges bildhaft darstellen. Das gilt z. B. für das einem Adler nachempfundene Modell, in dem traditionelle Oberhäupter häufig beigesetzt werden. Der gewaltige Vogel ruft den Einfluß des Verstorbenen in Erinnerung, denn es heißt vom Adler, daß sich seine Macht nicht nur auf die Luft, sondern auch auf die Erde erstreckt, also eigentlich zwei Welten umfaßt – und genau das erhofft man sich für den Toten. Die Position, die jemand im Leben innehatte, wird er auch im Jenseits einnehmen. Die ideale Rolle für die Frau ist die einer Mutter, weshalb, wer viele Kinder geboren und sie außerdem noch zu anständigen, tüchtigen Menschen erzogen hat, aus Dankbarkeit bisweilen in einem gluckenförmigen Sarg bestattet wird. Auch hier erläutert ein Sprichwort den Bezug. „Die Henne tritt auf ihre Küken, nicht um sie zu zertreten, sondern um sie vor größerem Unheil zu bewahren," d. h. auch wenn die Mutter des öfteren Strenge walten ließ, lag dies nur im Interesse der Kinder.

Da niemand seines Schicksals sicher sein kann, bevor er nicht im Grab liegt, erfüllen die Särge eine wichtige Funktion. Für die letzte Reise ist – wie Kane sagt – der richtige Sarg ein Muß, denn durch ihn erkennt *Onyame* (Gott), was der Verstorbene auf Erden erreicht hat, und wird ihm den entsprechenden Platz im Jenseits zuweisen.

Der Preis für diese „Vergünstigung" ist hoch, nicht zuletzt weil Holz, Kane gibt Mahagoni und Wawa den Vorzug, immer teurer wird. Zwar steuern die Besucher mit zu den Ausgaben bei, doch auch damit ist immer erst ein Bruchteil der Kosten gedeckt. Daß Kanes Särge dennoch so begehrt sind, beruht auf der einhelligen Meinung, eine lebenslange Verschuldung sei in jedem Fall einem beleidigten Toten vorzuziehen. Heißt es in einem tröstlichen deutschen Sprichwort: „Der Tod zahlt alle Schulden," kann man für Ghana sagen, daß er dort die meisten Schulden verursacht. Eine Ausnahme bildet Kane Kwei, der – nicht unähnlich westlichen Bestattungsunternehmern – sein Geschäft mit dem Tod macht. Geht es nach ihm, wird er dennoch seine letzte Reise nicht in einem Luxusgefährt, sondern – in Rückbesinnung auf seine „königliche" Abstammung – im Innern eines Adlers antreten (Abb. 98–100).

98 Sarg in Bootsform (Ghana, nahe Accra). Foto G. Chesi 1987.

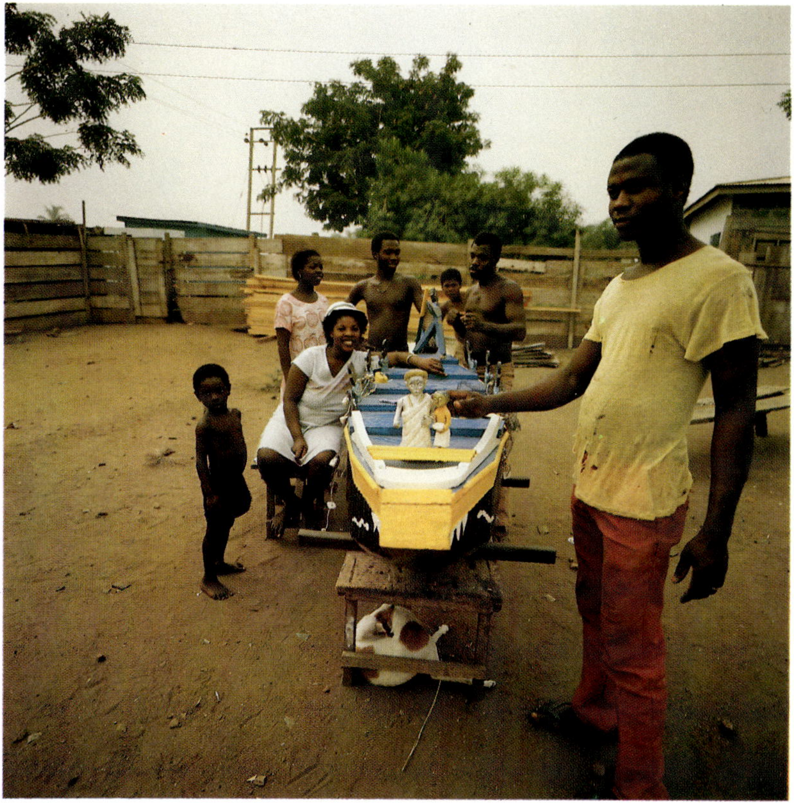

99 Särge in Fisch- und Hausform (Ghana, nahe Accra). Foto G. Chesi 1987.

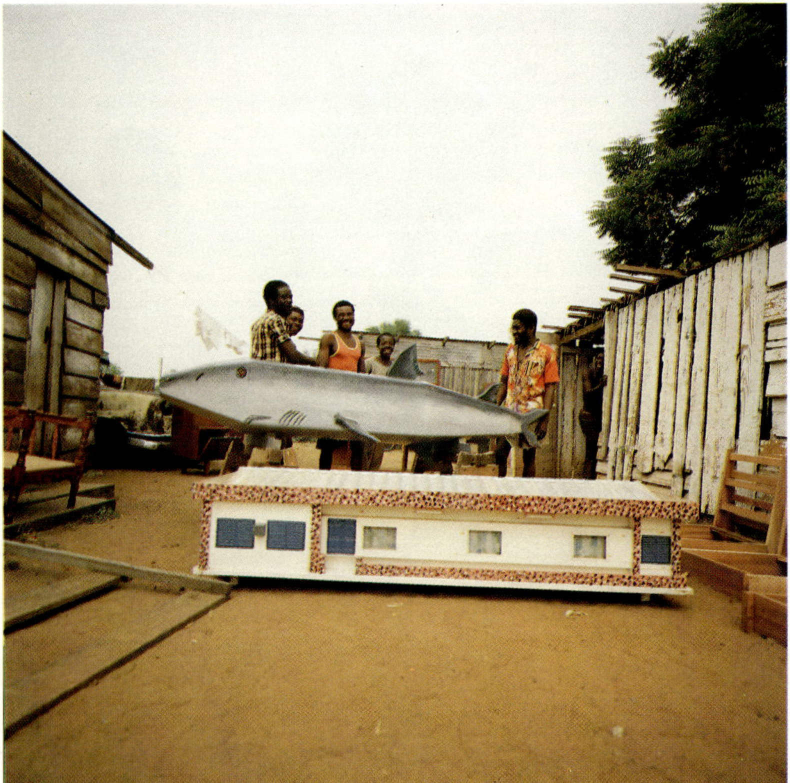

100 Särge in Haus-, Auto- und Adlerform (Ghana, nahe Accra). Foto G. Chesi 1987.

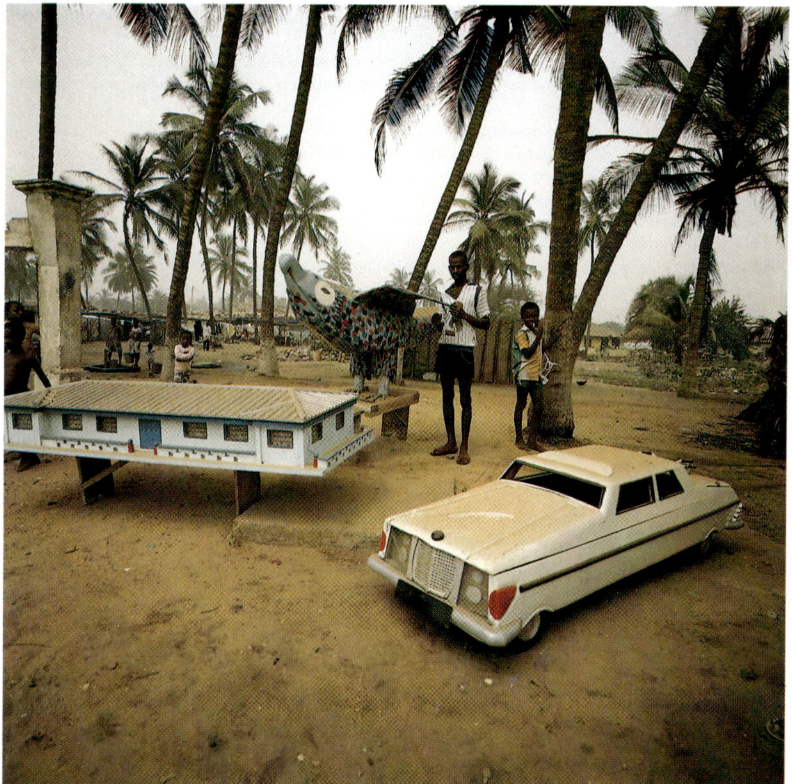

Anmerkungen

1) Die folgenden Ausführungen sind allgemeiner Art; Unterschiede, wie sie zwischen den verschiedenen Gesellschaftsschichten, religiösen oder ethnischen Gruppen bestehen, werden außer acht gelassen. Verwendete Literatur ist in der Afrika-Bibliographie angeführt, der Teil bis Seite 188 stützt sich vornehmlich auf Arbeiten von Bohner, Field, Garrard, Nketia, Rattray, Sarpong und Warren. Danken möchte ich Sam Boama, Accra, der nicht nur die Ausstellungsstücke für das Museum gekauft und sie anschließend verschickt hat, sondern auch an der Materialbeschaffung wesentlich beteiligt war.
2) Das Trauerritual gliedert sich in folgende Phasen: 1. Vorbereitung des Leichnams. 2. Trauerfeierlichkeiten vor der Bestattung. 3. Bestattung. 4. Trauerfeierlichkeiten nach der Bestattung. 5. Periodische Trauerriten am 8., 15., 40., 80., und einjährigen Todestag. 6. Allgemeines Totengedenken zu bestimmten Anlässen.
3) Kampfer wird durch Destillation aus dem geschnittenen Holz von Cinnamonum camphora gewonnen. Es bildet dann eine feste, weiß durchscheinende Masse von eigentümlichem Geruch und Geschmack, die in Alkohol leicht löslich ist. Diese und andere Methoden zur Konservierung des Leichnams fanden vor allem früher Anwendung.
4) Manchmal nimmt auch die Mutter oder eine Schwester des Verstorbenen diesen Platz ein.
5) So erbat sich der Asantehene bereits im Jahre 1744 von den an der Küste ansässigen Holländern einen Sarg mit Glasdeckel.
6) Früher wurden die Toten in der Regel im Haus bestattet.
7) Die Angaben über Kane und sein Leben stammen z. T. von ihm, z. T. sind sie Artikeln aus den Zeitschriften „African Arts", „Geo" und „Sepia" entnommen.
8) Das gilt vor allem für bedeutende Verblichene, so besonders die Herrscher. Ihr Tod gab früher dazu Anlaß, daß zahlreiche Menschen ihr Leben verloren, damit sie ihrem Herrn im Jenseits weiterhin dienen konnten.
9) Der bekannte englische Ethnologe John Middleton, der u. a. auch in Ghana gearbeitet hat, bestellte sich nach eigenen Angaben bei Kane einen Sarg in Buchform.

Literaturverzeichnis

ABRAHAMSSON, H.
1951 The origin of Death. Uppsala.

BAUMANN, Hermann
1936 Schöpfung und Urzeit des Menschen im Mythus der afrikanischen Völker. Berlin.

BOHNER, H.
1905 Im Lande des Fetisches. Basel.

BURNS, V.
1974 Travel to heaven: Fantasy coffins. In: African Arts, Vol. 7, No. 2: 24-25.

FIELD, M. J.
1937 Religion and medicine of the Ga people. Oxford.

1948 Akin-Kotoku. An oman in the Gold Coast. Accra.

GARRARD, Timothy, Francis
1984 Figurine cults of the Southern Akan. In: Roy, Christopher D. (Hrsg.): Iowa Studies in African Art, Vol. 1: 167-190.

HABERLAND, Eike
1957 Verdienstfeste in Südäthiopien. In: Paideuma, VI, Wiesbaden.

1962 Galla Süd-Äthiopiens. Stuttgart.

1963 Grabsteine der Arussi und ihre Beziehung zu megalithischen Denkmälern und Totenmalen anderer äthiopischer Völker. In: Acta Ethnographica, XII (1-2): 99-138. Budapest.

1964 Mittel- und Südafrika. Der Schwarze Kontinent. In: Die große illustrierte Weltgeschichte, I: 1154-1211.

HALLPIKE, C. R.
1972 The Konso of Ethiopia. A study of the values of an Cushitic people. Oxford.

JENSEN, Ad. E. (Hg.)
1936 a Im Lande des Gada. Wanderungen zwischen Volkstrümmern Südabessiniens. Veröff. des Forschungsinstituts für Kulturmorphologie. Frankfurt, Stuttgart.

1936 b Wissenschaftliche Ergebnisse der Reise nach Südabessinien. In: Ad. E. Jensen (Hrsg.): 315-447.

1959 Alt-Völker Süd-Äthiopiens. Stuttgart.

KAPLAN, M.
1975 New African coffin craze. In: Sepia, Vol. 29, No. 9: 46-50.

LEGESSE, A.
1973 Gada. Three approaches to the study of African society. New York.

NKETIA, J. H.
1955 Funeral dirges of the Akan people. Achimota.

RATTRAY, R. S.
1927 Religion and art in Ashanti. Oxford.

SARPONG, T.
1988 Ghana in retrospect. Accra-Tema.

SECRETAN, T.
1988 Wie das Leben, so der Sarg. In: Geo. Das neue Bild der Erde, 5: 118-129.

ULLENDORF, E.
1973 The Ethiopians. An introduction to country and people. London

WARREN, D. M.
1973 The Akan of Ghana. Accra.

WOHLENBERG, Hellmut
1936 Im südlichen Abessinien. Reiseberichte von Okt. 1934 bis Mai 1935. In: Jensen, Ad. E. (Hg.): 3-313.

5. Mittel- und Südamerika

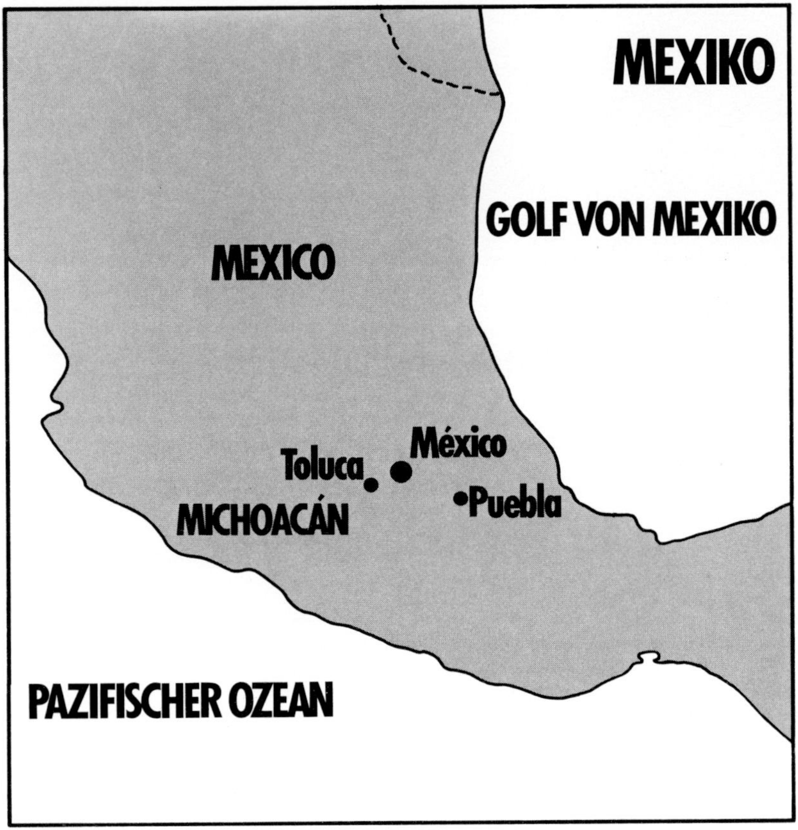
MEXIKO
GOLF VON MEXIKO
MEXICO
México
Toluca
Puebla
MICHOACÁN
PAZIFISCHER OZEAN

Mexiko – Die rückkehrenden Totenseelen

Betrachtet man den Totenkult im heutigen Mexiko, denkt man sofort an die vorkolumbischen Kulturen, besonders an die der Azteken. Hier und dort findet man Darstellungen ähnlicher Art. Totenköpfe wurden im alten Mexiko an verschiedenen Bauten angebracht und in allen denkbaren Ausführungen angefertigt[1]. Gleichzeitig denkt man an ikonographische Motive des europäischen und besonders des spanischen Katholizismus, die gemeinsam mit der Eroberung Mexikos durch die Spanier eingeführt wurden: *Memento mori* (Gedenke deines Todes)-Darstellungen, Totenköpfe und Skelette, die auf die Kürze des irdischen Lebens hinweisen. Die Parallelen gehen noch weiter mit Darstellungen von Menschen, deren eine Hälfte die Züge des Lebens, die andere Hälfte die Züge des Todes zeigen (Abb. 101, 102).

Parallelen finden sich auch im Kultleben: Die Azteken feierten nämlich zwei verschiedene Totenfeste, an denen Gaben (u. a. Speisen und Blumen) den Toten dargebracht wurden[2]. Im Katholizismus wurde seit dem Jahr 834 unter Papst Gregor VI. der 1. November als Tag zu Ehren aller Heiligen gefeiert. Der 2. November wurde im 14. Jahrhundert als Allerseelentag im römisch-katholischen Kalender festgelegt.

Tiefer in das vorkolumbische und katholische religiöse Leben einzudringen, ist hier nicht beabsichtigt.

Die meisten Autoren sind sich darin einig, daß das heutige mexikanische Verhältnis zum Tod auf zwei Wurzeln zurückgeht: Das vorspanisch-indianische und das spanische Erbe[3]. Der Zusammenprall der Kulturen aus der Alten und Neuen Welt ergab eine neue Kultur, die sich von beiden unterscheidet.

Diese beiden älteren, verschiedenartigen Einflüsse sind jedoch nicht die einzigen, die im gegenwärtigen Totenkult eine Rolle spielen. Einige Künstler haben ebenfalls zur Prägung der Ikonographie beigetragen, die am 1. und 2. November jeden Jahres in Mexiko zu sehen ist. Das Zeichnen von skelettartigen Figuren *(calaveras)* in populären Bilderbogen und Zeitungen erreichte seinen künstlerischen Höhepunkt mit dem Zeichner José Guadalupe Posada (1852-1913). Alle Berufe, Politiker und Alltagssituationen wurden von Posada durch skelettartige Figuren darge-

101 Menschliche Figuren, halb lebendige Menschen, halb Skelett, waren in Alt-Amerika nicht selten. Museo Nacional de Antropologia I.N.A.H. S.E.P. Mexiko.

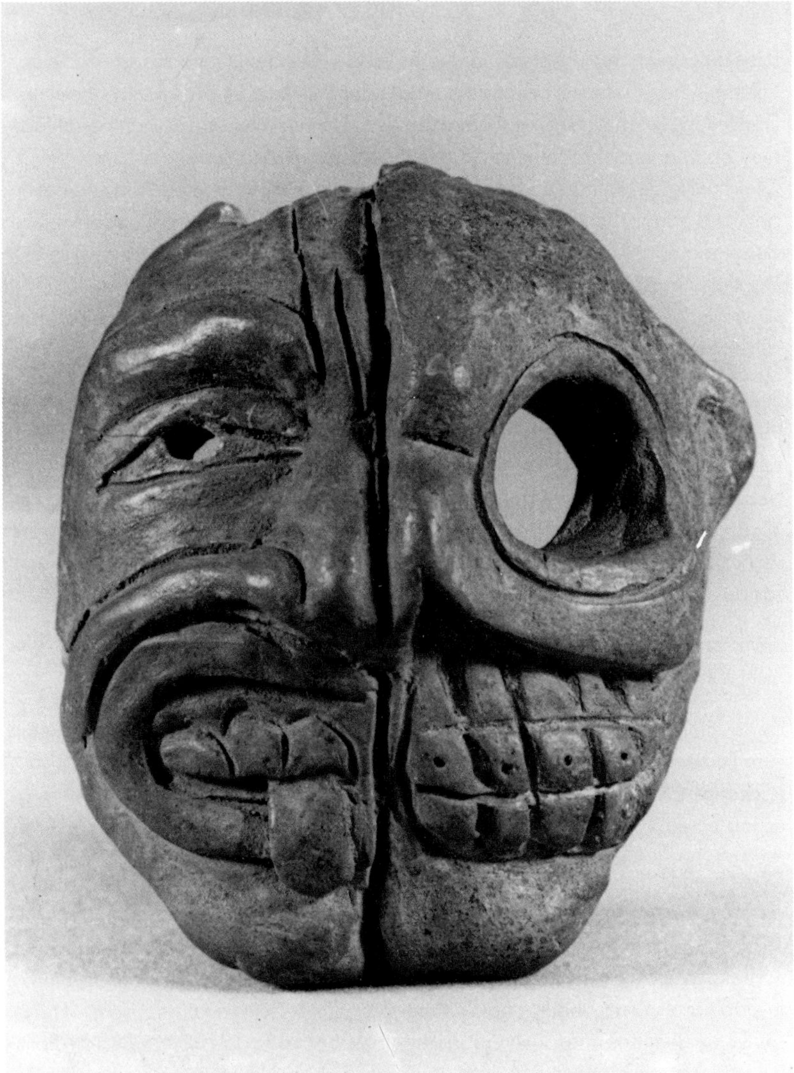

102 Ein vorkolumbisches Memento-mori? Tonfigur, olmekisch, zwischen 800-500 v. Chr. (angeblich aus Tabasco, Mexiko). Foto Museum Ludwig im Rautenstrauch-Joest-Museum, Köln.

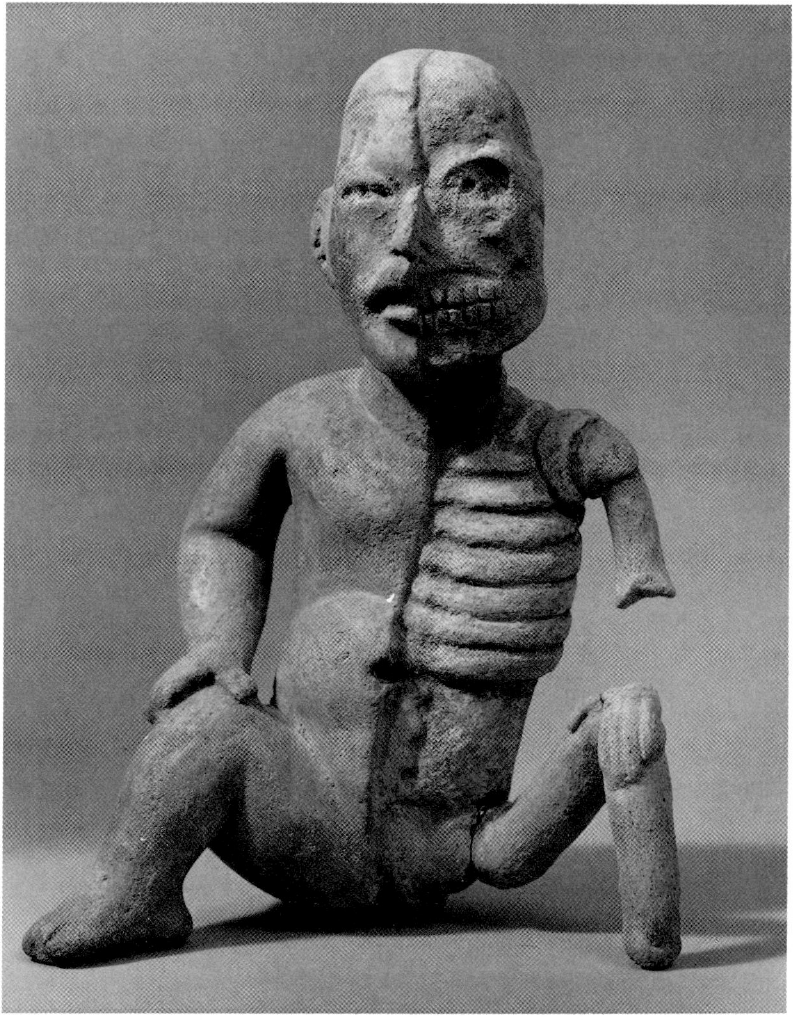

stellt und verhöhnt. Seine Graphik war und ist in Mexiko sehr populär. Einige seiner Zeichnungen werden als *papel picado* (durchbrochenes Papier) heute maschinell angefertigt und verkauft. Besonders ist dies der Fall mit der *Catrina,* einer vornehmen, skelettartigen Dame mit großem Hut (Abb. 103). Die Figur der *Catrina* wurde von Diego Riveras, einem der größten mexikanischen Künstler, bewußt als ein Zeichen der Mexikanität gewählt. In seinem Wandbild „Traum eines Sonntagnachmittags im Alameda-Park" (1949) schuf Rivera eine Hommage an Posada (Abb. 104). Der Künstler hat sich selbst als braves Kind des Ehepaares Catrina und Posada dargestellt. Posada wird hier als eine Vaterfigur angesehen, die den Künstler lehrte, die eigenen Traditionen wahrzunehmen [4]. Rivera ging aber über die bloße Darstellung der *Catrina* hinaus: Er verlieh ihr einen Schal, der eine gefiederte Schlange darstellt – das Zeichen des aztekischen Gottes *Quetzalcoatl.* Die Brücke, die Rivera u. a. bewußt zwischen dem alten und dem neuen Mexiko schuf, ist heute kennzeichnend für die mexikanische Kultur.

103 Catrina von José G. Posada.

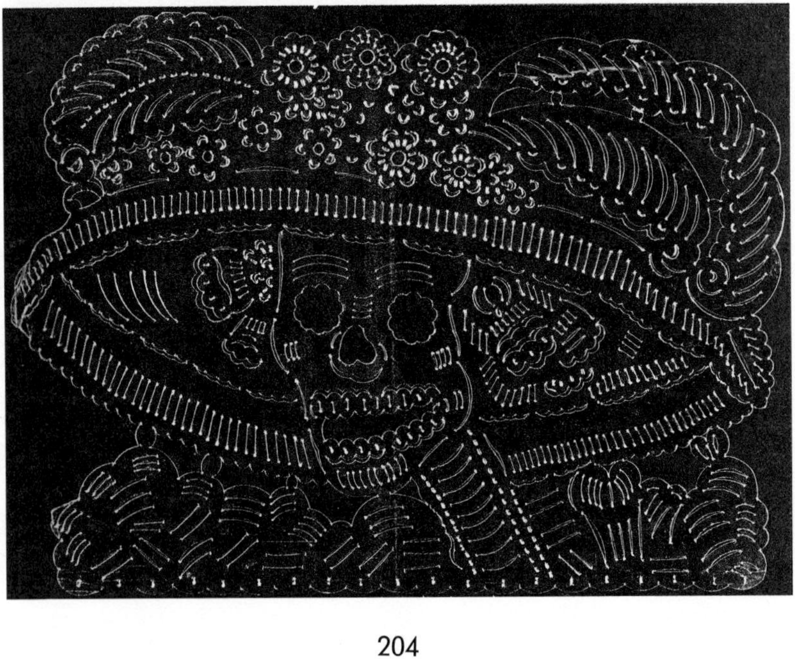

Die Figur der *Catrina* ist nun eine Art Markenzeichen des Totenfestes Mexikos geworden. Sie wird heute als Druck auf T-Shirts an Touristen verkauft[5].

All dies zeigt die Schwierigkeit des Versuchs, die Auseinandersetzung der heutigen Mexikaner mit dem Tod zu erklären, um indianische und europäische Tradition zu trennen. Darüberhinaus sind die Totenfeste im heutigen Mexiko mit ihren immer reicher werdenden handwerklichen und künstlerischen Erzeugnissen ein extrem vitales Kulturphänomen, das nicht mehr aus seinen vermeintlichen Bestandteilen erklärt werden kann. Die Auseinandersetzung mit dem Tod ist für die Mexikaner ein Zeichen der eigenen Identität. Sie lebt weiter und kreiert neue Formen, die sich

104 „Traum eines Sonntagnachmittags im Alameda-Park" (1949, Teilansicht eines Wandbilds) von Diego Rivera, einem der bedeutendsten Künstler Mexikos. Rivera (das Kind mit Panamahut) stellt sich als Sohn von Catrina und José G. Posada dar. Damit schuf er eine Hommage an den Schöpfer der populären CALAVERAS (Totenschädel). Foto M. Obermaier 1989.

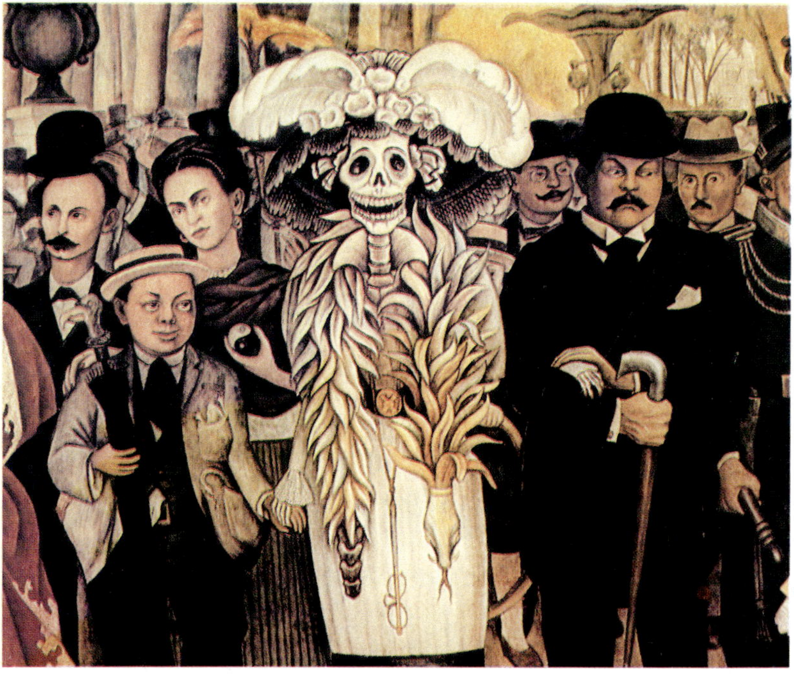

manchmal, indem sie die Vergangenheit verfälschen, in der Gegenwart behaupten. Die Interpretation der Vergangenheit durch die Mexikaner zeigt sich u. a. in einer vermeintlichen Wiederholung eines archäologischen, vorkolumbischen Stückes [6]. Während das echte Stück drei menschliche Gesichter in drei Menschenaltern zeigt (Jüngling, Greis und ein Gesicht, das als Verstorbener interpretiert wird) wurde in der Wiederholung das Gesicht des Greises bewußt in einen Totenschädel verwandelt (Abb. 105 und 106).

Am 1. und 2. November jeden Jahres werden in Mexiko die sog. *Ofrendas* (Gabentische für die Toten) gebaut [7]. Mühe und Zeit werden aufgewendet, die

105 Dreifache Gesichtsdarstellung: in der Mitte ein jugendliches Menschengesicht, ihm vorgelegt und in der Mitte auseinandergeklappt das Gesicht eines Greises. Das dritte Gesicht scheint das Antlitz eines Verstorbenen darzustellen. Figurenfragment aus rötlichem Ton mit Resten von Weiß und Ocker (Mexiko). Foto M. Obermaier 1989.

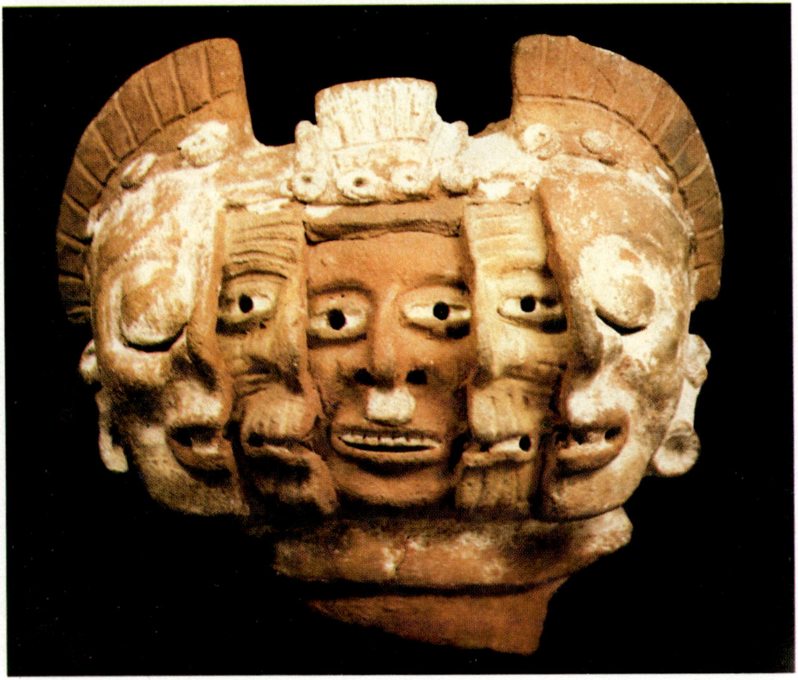

Ofrendas – die im Haus stehen – so schön wie möglich zu schmücken. An diesen Tagen kommen nämlich die Totenseelen zurück und die Lebenden stehen ihnen zu Diensten. Besonders die Getränke und Speisen, die der Tote zu Lebzeiten mochte, werden ihm angeboten. Da man verpflichtet ist, die Toten auf das beste zu bewirten, wird im Haus ein Tisch mit einer hübschen Tischdecke gedeckt, auf dem alles steht, was dem Toten gefallen oder geschmeckt hat: Zigarren, *Pulque* (Agavenschnaps), Obst. Kerzenhalter, Heiligenbilder und Räuchergefäße mit *Copal* (Rauchharz) werden ebenfalls aufgestellt (Abb. 107, 108).

Viele verschiedene Gegenstände werden für das Totenfest hergestellt: z. B. Zuckerschädel, die auf der Stirn den Namen des Toten tragen, das sog. Totenbrot (*pan de muerto*) und viele Süßigkeiten, die mit Zuckerguß in grellen Farben verziert sind. Phantasievolle Pappmachéfiguren und Holzspielzeug verschiedenster Art werden den Seelen der verstorbenen Kinder angeboten. Die große Nachfrage

106 Betonung der Züge des Todes im modernen Mexiko. Das Stück gilt als Replik eines archäologischen Stückes (vgl. Abb. 105), jedoch wurde das dritte, äußere Gesicht in einen Totenschädel verwandelt. Foto M. Obermaier 1989.

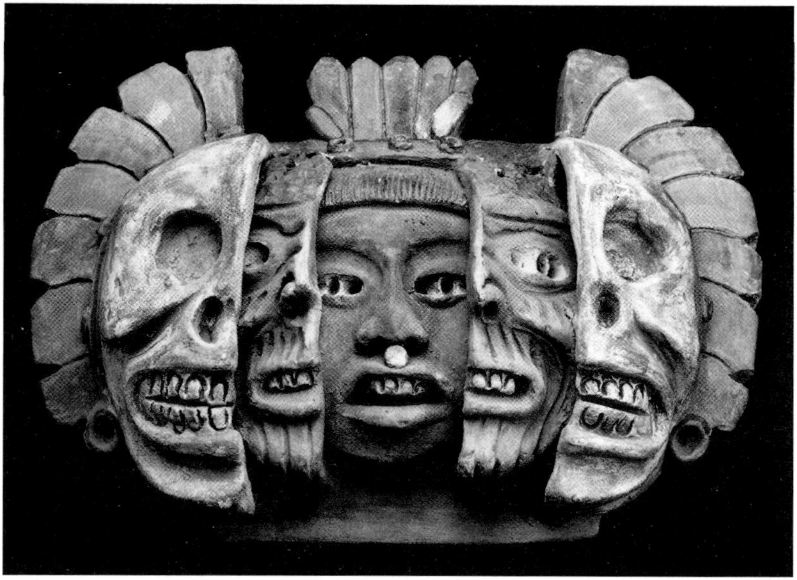

hat dazugeführt, daß sie jetzt während des ganzen Jahres hergestellt werden. (Viele dieser Figuren sind in der Ausstellung zu sehen).

Einige Gegenstände, die für das Totenfest hergestellt werden, gehen über das Fest hinaus. Sie sind eine Bereicherung des traditionellen Gutes, das die Vitalität der künstlerischen Auseinandersetzung der mexikanischen Handwerker und Künstler mit dem Thema Tod ausdrückt.

Die Ortschaft Metepec (50 km von Mexiko-Stadt entfernt) ist seit kolonialen Zeiten ein Zentrum der Herstellung von Tonarbeiten. Hier werden vor allem die großen Kerzenleuchter angefertigt, auf denen die Skelette in verschiedenen Tätigkeiten dargestellt werden. Die Künstler der Ortschaft Metepec stellen immer neue Themen mit dem Hintergrund der skelettartigen Figuren her. Die anfangs einfachen Formen werden um immer neue Motive erweitert[8] (Abb. 109).

107 Ein Friedhof während der Totentage (Janitzio, Michoacan, Mexiko). Foto Mexikanisches Verkehrsbüro Frankfurt.

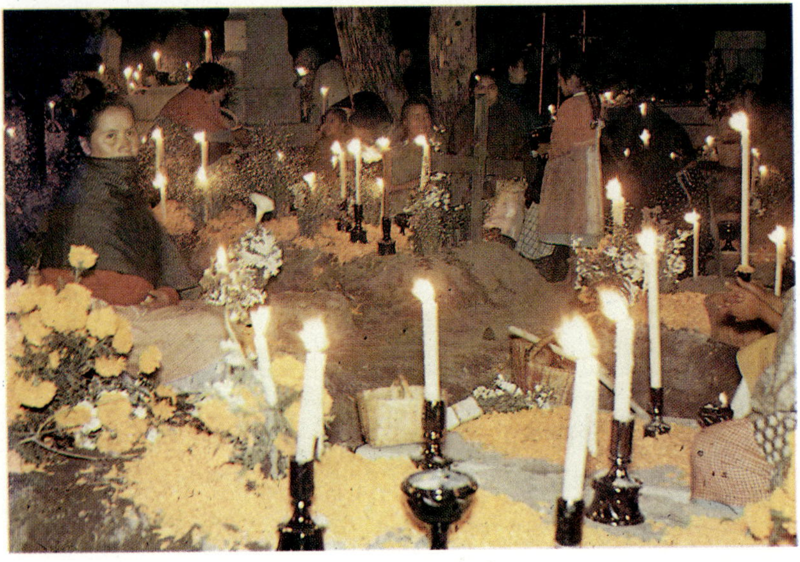

Vielerorts denkt man, daß die Toten besonders gut die Farbe Gelb sehen können. Aus diesem Grund bildet man einen Blütenpfad mit der Tagetes-Blume von der Tür des Hauses bis zum Gabentisch, um der Totenseele die Suche zu erleichtern. Die Tagetesblumen mit ihren grellen gelben oder orangenen Blüten spielen eine wichtige Rolle bei dem Totenfest.

Das Totenfest ist ein gemeinschaftliches Fest, an dem jede Familie ihre Toten ehrt und sich gegenseitig besucht. Die *Ofrendas* (Gabentische) werden von Nachbarn aufgesucht und bewundert. Aber nicht nur im Haus, sondern auch am Grab werden die Toten geehrt. Das Säubern und Schmücken des Grabes sind Teil des Festes. Vielerorts übernachtet man vom 1. auf 2. November auf dem Friedhof.

Die Totenfeste sind seit Jahren keine reine Angelegenheit der Mexikaner mehr, die an diesen Tagen mit viel Besuch aus dem Ausland rechnen müssen. Tausende

108 Nächtliche Totenfeier am Patzcuaro-See, Mexiko. Foto: Mexikanisches Verkehrsbüro Frankfurt.

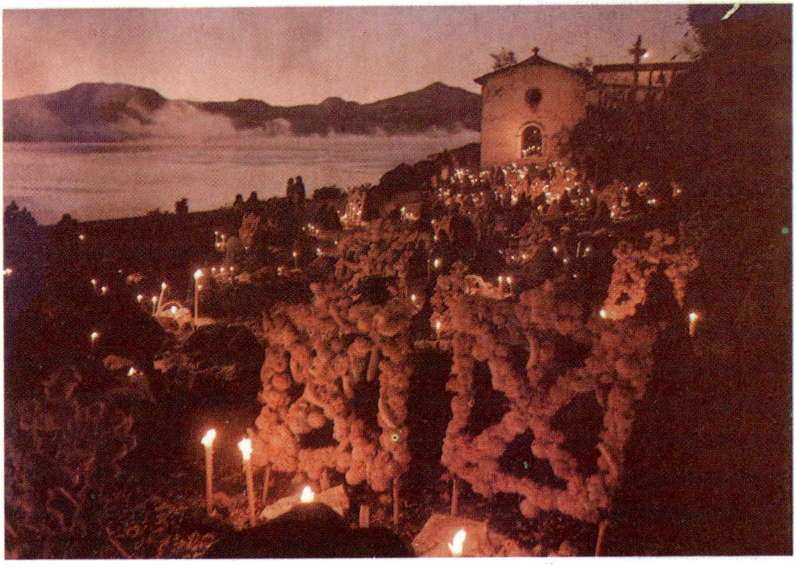

109 Kerzenhalter aus naturfarbenem Ton. Metepec, in der Nähe von Mexiko-Stadt, ist seit der Kolonialzeit ein Zentrum der Töpferei. Alle möglichen Figuren werden hergestellt, u. a. Tote. Hier sitzt ein Toter auf dem Kopf eines Hirsches. Foto M. Obermaier 1989.

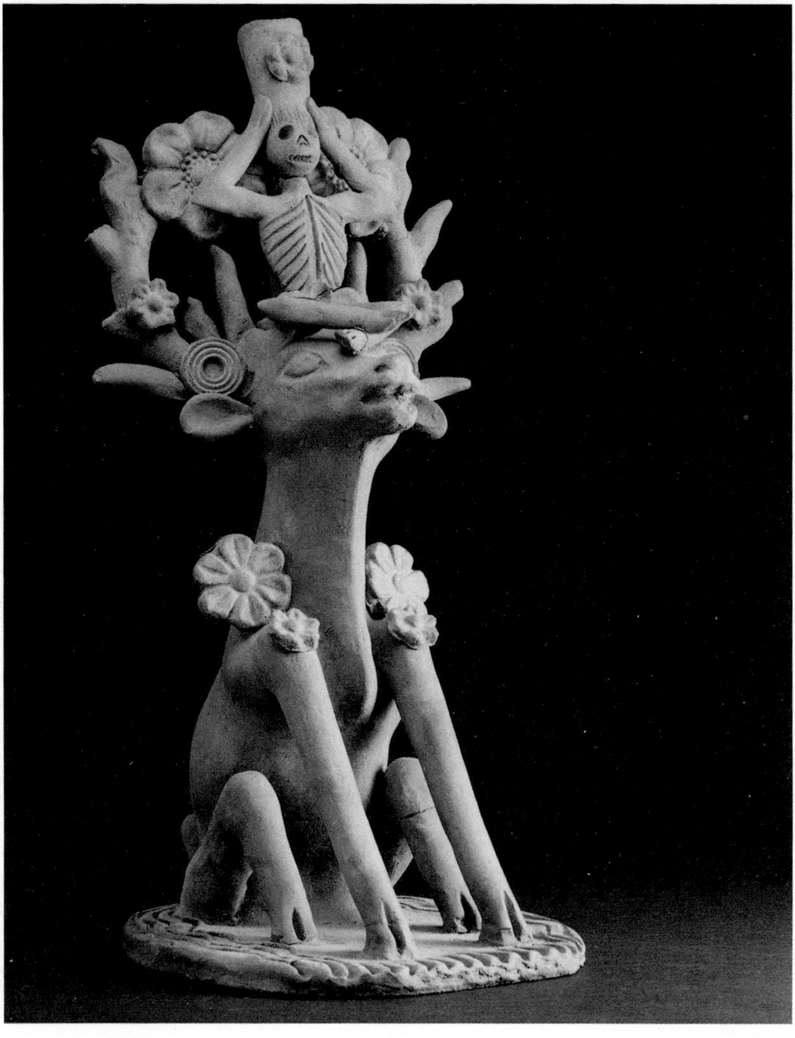

Touristen, vor allem aus den USA, aber auch aus Europa, strömen am 1. und 2. November in die Städte und Dörfer. In Michoacán zählte das mexikanische Tourismus-Ministerium um 1988 einen Besucherrekord: Etwa 200 000 Touristen nahmen an den dortigen Totenfeiern teil [9].

Große Unterschiede in der Vorbereitung des Totenfestes gibt es in vielen Gegenden sowie zwischen größeren Städten und kleinen, einsamen Dörfern. In Xochimilco z. B. geht eine Gruppe von Leuten von Haus zu Haus, um Gaben für die Toten zu sammeln, die keine lebenden Verwandten mehr haben. Oft geben die Teilnehmer gutturale Laute von sich, als ob es die Toten selber wären, die um eine Gabe bitten. Für jeden dieser Toten wird von der Kirche eine Kerze angezündet. Alle Kerzen bilden dann die Form eines Kreuzes [10].

In einigen Gegenden der Stadt Morelos stellt man die Gaben für denjenigen, der eines gewaltsamen Todes gestorben ist, im Hof und nicht im Innern des Hauses auf. Aufgrund seines gewaltsamen Todes hat er von Gott noch keine Verzeihung erhalten. Erst zwei Jahre nach seinem Hinscheiden darf die Totenseele ins Haus kommen und mit den anderen Totenseelen gemeinsam bewirtet werden [11].

Erzählungen über Menschen, die für ihre Toten keinen Altar gebaut hatten und dafür mit Krankheiten oder sogar Unglück bestraft wurden, zeigen, daß die Toten mächtig sind und sich rächen können. Die Rache ist – nach mir bekannten Erzählungen – ziemlich milde, genügt aber, um den betreffenden Menschen an die Pflichten, die er gegenüber den Toten hat, zu erinnern. Eine Erzählung aus der Stadt Morelos besagt, daß ein Mann am 1. November, statt den Totenseelen zu opfern, auf dem Felde arbeitete. Dort verletzte er sich sehr während der Arbeit an einem Bein und gleichzeitig hörte er die Stimmen der Toten. Der eine sagte: „Ich nehme Kuhfladen und Steine mit, weil die mir (nämlich als Gabe) dargebracht wurden. Derjenige, der dies gemacht hat, wird dafür bestraft." Erschreckt kam der Bauer zu seinem Haus zurück und entdeckte einen verbrannten Tisch darin [12].

Für europäische bzw. nordamerikanische Menschen wirkt das Verhältnis der Mexikaner zum Tod oft unverständlich. Es ist nicht etwa die Durchführung des Totenfestes, sondern die Vertrautheit den Toten gegenüber, die das Erstaunen hervorruft. Besonders sind es die Witze, die befremdend wirken. Vor kurzem machten sich in der Nähe von Mexiko-Stadt, die von Volkskünstlern hergestellten

110 Durchbrochenes Papier (PAPEL PICADO), heutzutage meistens maschinell hergestellt. Alle Berufe und Stände werden im modernen Mexiko als Skelette dargestellt.

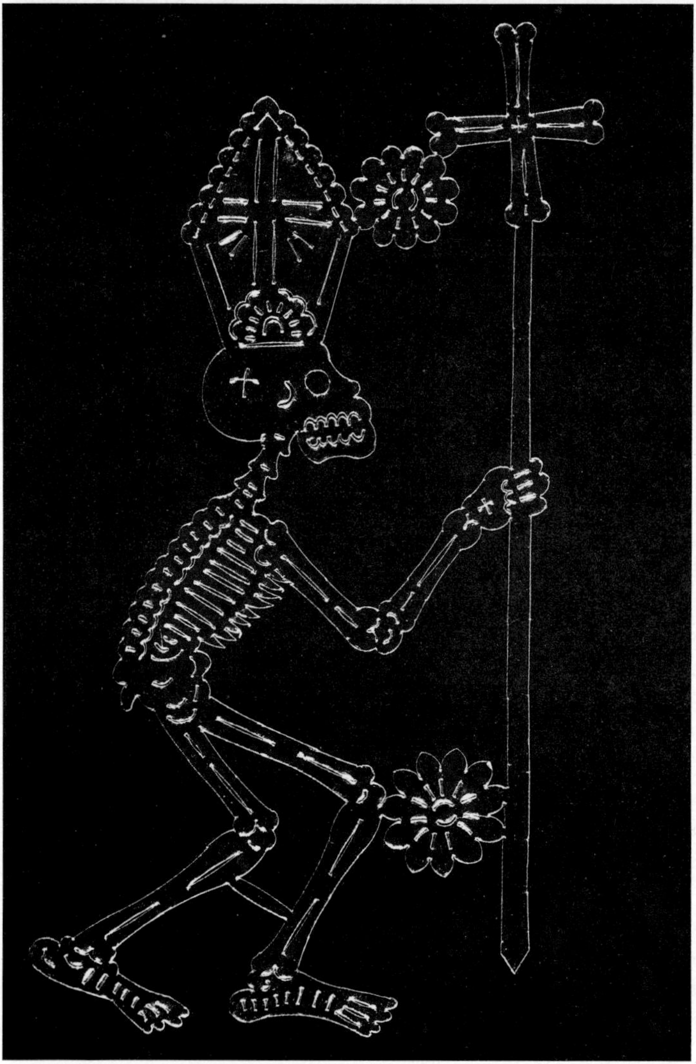

Skelette aus Pappmaché über Themen wie Aids und das schwere Erdbeben von 1985 in Mexiko lustig[13].

Die Vertrautheit mit den Toten ist den Mexikanern eigen. Dies soll nicht zu der Annahme führen, sie hätten etwa weniger Angst vor dem Tod oder daß sie die Frage nach dem Tod weniger beschäftigt. Der Umgang mit dem Thema ist offensichtlich anders. Indem man dem Tod erlaubt, Anlaß für Witze und alle möglichen Darstellungen zu sein, hält man ihn in Schach.

Anmerkungen

1) Vgl. für aztekische religiöse Vorstellungen u. a. Dietrich 1971. León Portilla (1986) wies darauf hin, daß die Azteken Formen zur serienmäßigen Herstellung von Totenschädeln aus Ton angefertigt haben. Dies ist insofern interessant, weil es beweist, daß für Ton-Schädel ein größerer Markt bestand.
2) Vgl. Dietrich 1971.
3) König 1982: 64, vgl. auch Flores 1986: 82, Manrique 1986, Matos Moctezuma 1986.
4) Prignitz 1982: 163.
5) Krause 1986: 47.
6) Herrn Peter Kraus, Frankfurt, verdanke ich den Hinweis auf diesen Gegenstand.
7) Beschreibung nach König 1982: 61ff., Krause 1986.
8) Vgl. Sackmann 1986: 71f., 145.
9) Stausberg 1988.
10) Cortez Ruiz u. a. 1986: 23f.
11) Ebda.: 29.
12) Erzählung aus Xochimilco, Ebda.: 25; vgl. Krause 1986: 46.
13) Krause 1986: 52.

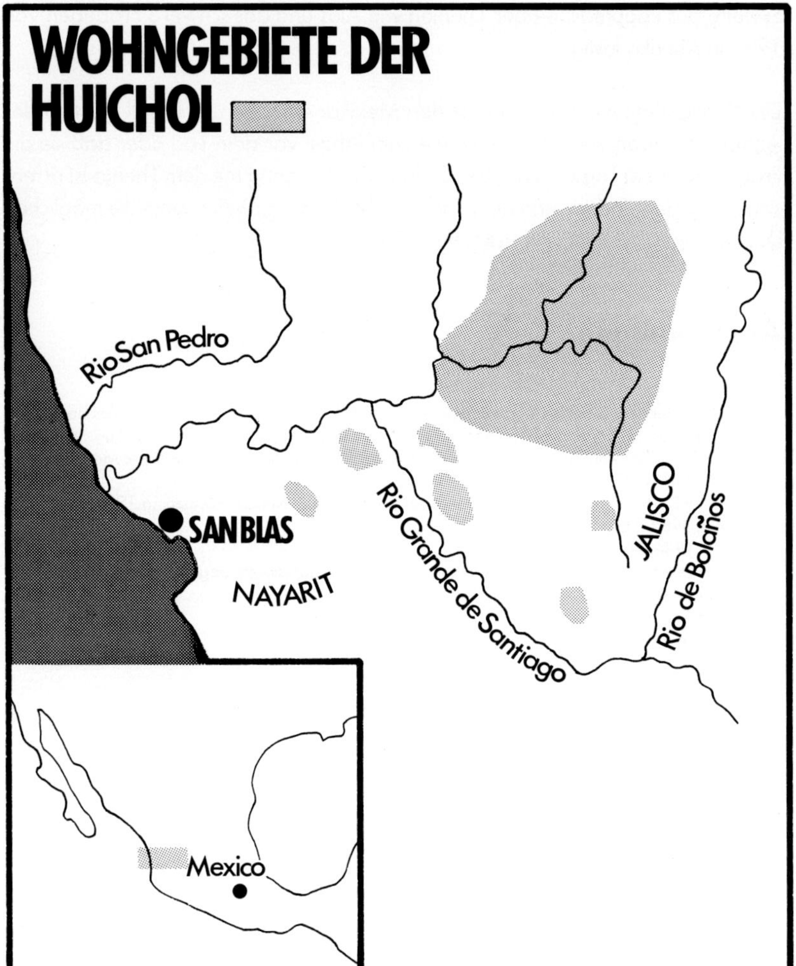
WOHNGEBIETE DER HUICHOL
Rio San Pedro
SAN BLAS
NAYARIT
Rio Grande de Santiago
JALISCO
Rio de Bolaños
Mexico

Bilder der Huichol

Einführung

In der Sierra Madre Occidental, in den Bergen der mexikanischen Staaten Jalisco und Nayarit, leben ungefähr 10 000 Huichol-Indianer. Vereinzelt leben sie auch in unzugänglichen Gebieten in den Staaten Durango und Zacateca. Ihre Sprache gehört zur utoaztekischen Sprachfamilie, ihre zweite Sprache ist Spanisch. Früher waren sie vorwiegend Jäger, seit geraumer Zeit sind sie seßhafte Bauern, die Mais – das Hauptnahrungsmittel – Kürbisse usw. anbauen. Überschüsse werden auf dem Markt verkauft. Eine zusätzliche Einnahmequelle bildet in den letzten Jahrzehnten das Kunsthandwerk, insbesondere Wollbilder und Webereien[1].

111 Huichol-Indianer bei einem Fest (Tuxpan, Jalisco, Mexiko). Foto M. Schäfer 1983.

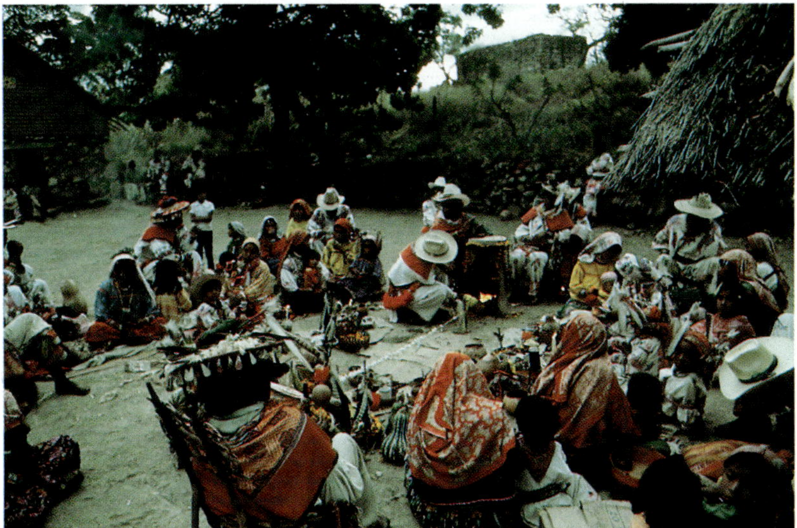

Im folgenden werden bestimmte religiöse Vorstellungen der Huichol behandelt, die zum Teil auf den Wollbildern ihren Ausdruck finden. Die Wollbilder sind nicht nur deshalb interessant, weil sie die Vorstellungen der Huichol von einem Leben nach dem Tode darstellen, sondern auch, weil sie gewissermaßen eine Innovation der letzten Jahrzehnte sind. Bei den Huichol nimmt der Schamane (*Maraakame*) eine Sonderstellung ein. Meistens sind es Männer, seltener auch Frauen, die für bestimmte rituelle Handlungen verantwortlich sind. Ein eigenartiges Phänomen, auf das hier kaum näher eingegangen werden kann, ist die von Schamanen jährlich durchgeführte Reise zu einem wüstenähnlichen, etwa 400 km vom Wohngebiet der Huichol entfernt gelegenen Plateau, um den halluzinogenen Peyote-Kaktus zu sammeln.

Die rituelle Suche nach dem Kaktus und die tiefe Bedeutung seiner Verwendung wurden in verschiedenen Arbeiten hervorgehoben[2]. Wie in anderen indianischen Kulturen Lateinamerikas erwartet man auch hier von der Einnahme verschiedener pflanzlicher Halluzinogene eine Vermittlung zu der Welt der Gottheiten. Peyote-Kaktus und Hirsch sind für den Huichol eng verwandte Konzepte.

Von der Einnahme des Kaktus erwartet man eine Einsicht in eine andere als die alltägliche Welt; gleichzeitig ist der Rothirsch ein mythisches Wesen, das in der Vergangenheit dem Sonnengott *Tatewari* half und heutzutage Helfer der Schamanen ist[3].

Der *Maraakame* ist Heiler für ein Spektrum von Krankheiten, von üblichen Krankheiten bis hin zu Krankheiten, die auf einen Verlust der Seele zurückzuführen sind: Die *Kupuri* (Seele) eines Menschen befindet sich zu Lebzeiten im Kopf. Sie kann unter Umständen verlorengehen. Weil ein Huichol ohne sie bald tot wäre, ist es eine wichtige Handlung des Schamanen, die Seele zu fangen und sie ihrem Besitzer zurückzugeben. Ebenfalls zu seinen Aufgaben zählt das Geleiten der Totenseele ins Jenseits. Fünf Tage nach dem Tod eines Menschen versammeln sich seine Verwandten, um sich von ihm zu verabschieden. Auf einer Plattform hat man seinen Besitz aufgestapelt, damit er alles, was er nötig hat, mitnehmen kann. Damit ist es Aufgabe des *Maraakame*, die Totenseele aus dem Jenseits zu holen und sie vorübergehend in die Welt der Lebenden mitzunehmen, damit die Hinterbliebenen Abschied nehmen können. Später soll er sie wieder ins Jenseits geleiten[4].

Während z. B. Jungverstorbene im Totenreich – im Reich der Sonne – bleiben, ist das Schicksal von älteren, weisen Menschen nach dem Tod verschieden: Fünf Jahre nach ihrem Tod bilden sich aus ihren Knochen Bergkristalle oder farbige Steine. Wenn sich dieser Prozeß vollzogen hat, schickt der Tote einen Pfeil an einen seiner Verwandten, was sich bei diesem als Schmerz ausdrückt. Der Schamane interpretiert dies als Botschaft des Toten, daß dessen Verwandlung vollkommen ist und er in die Welt der Lebenden als Bergkristall zurückkehren will.

Der *Maraakame* geht dann, im Zustand der Trance, ins Reich der Sonne, um die Bergkristalle auf die Erde zu holen. Diese Steine werden an bestimmten heiligen Orten aufgehoben, in einer Art Kapelle, wo man auch andere heilige Gegenstände aufbewahrt. Die Steine, die die verkörperten Toten sind, werden Großvater (*Tewari*) oder Wächter (*Ukuyari*) genannt.

Die Wollbilder

Figürliche Darstellungen auf Stein- oder Holzscheiben waren den Huichol seit früheren Zeiten bekannt, sowie die Technik, auf Tonteller eine Wachsschicht zu geben und Wollfäden hineinzudrücken.

Die Wollbilder, von denen hier die Rede sein wird, werden erst seit den 40er Jahren angefertigt und sollen zum Teil auf Anregung eines Missionars entstanden sein. Die aus dieser Zeit stammenden Motive sind Blumen, Schmetterlinge, Hirsche usw., d. h. einzelne Motive wie es sie auch früher gab[5].

Medina Silva, ein bekannter Huichol-Schamane und Künstler, der 1965 mit dem Ethnologen P. Furst in Kontakt kam, war der erste, der komplexe Mythen und Handlungen statt einzelner Motive darstellte. Dies geschah zum Teil auf Anregung des Ethnologen, der ihn gebeten hatte, die religiösen Themen, die sie miteinander besprochen hatten, darzustellen. Was die heutige Technik der Wollbilder betrifft, so werden als Grundlage Sperrholz- oder Hartfaserplatten benutzt, die mit einer Wachsschicht überzogen werden. Die Wollfäden (heutzutage wird meistens Acrylgarn in grellen Farben verwandt) werden in die Wachsschichten eingebettet. Das Bildmaß variiert zwischen 30 x 30 und 100 x 100 cm. Oft werden die Bilder in

Gemeinschaftsarbeit angefertigt: der Künstler ist für Design und Farbauswahl zuständig, während Frau und Kinder sich mit dem Einpressen der Fäden beschäftigen [6].

Gehen wir nun auf die Motive der Wollbilder ein: Die erste Abbildung (Abb. 112) zeigt die Vorbereitung des Schamanen, um eine Totenseele ins Jenseits zu geleiten. In der Mitte sieht man eine Maispflanze, das wichtigste Nahrungsmittel der Huichol. Unterhalb der Maispflanze ist *Kauyumari* zu sehen, der mythische Rothirsch, der dem Schamanen bei seinen Handlungen hilft. Mit seiner Hilfe geht der Schamane auf die Jenseitsreise, um die Seele eines Verstorbenen ins Totenreich zu geleiten. Um ins Totenreich – ins Reich der Sonne – zu gelangen, muß der Schamane mit Hilfe von *Kauyumari* einen Vorhang von glühenden Sonnenstrahlen

112 Der Schamane [Gestalt unten links] leitet die Seele eines Verstorbenen [skelettierte Gestalt oberhalb des Schamanen] ins Jenseits. Dabei wird ihm von KAUYUMARI, dem mythischen Rothirsch, einem der wichtigsten mythischen Wesen der Huichol, geholfen [Figur unterhalb der Maispflanze]. Um die Reise zu vollenden, muß der Schamane u. a. den Vorhang von glühenden Sonnenstrahlen durchdringen [Wellenlinien in der rechten oberen Ecke] und zahlreiche bösartige Geister [unten rechts] besiegen. Foto. S. Straatman.

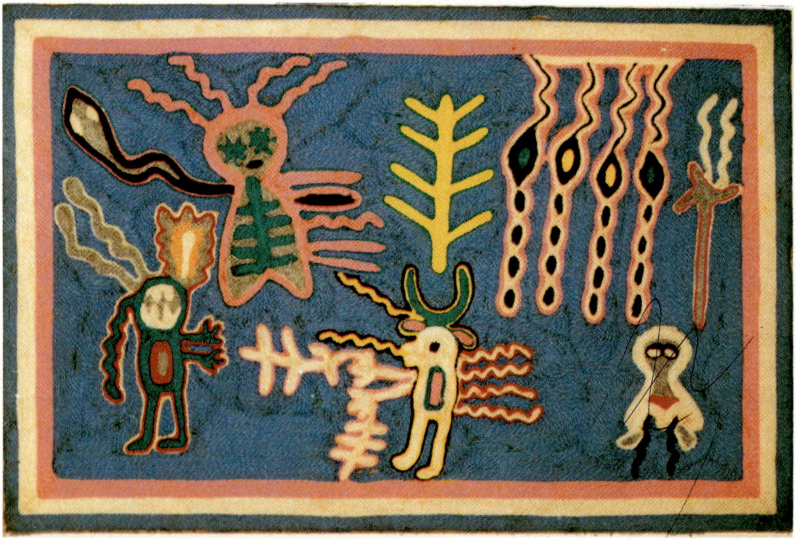

113 Eine Schamanin steigt in die Oberwelt (ins Reich der Sonne), um bestimmte Totenseelen auf die Erde zurückzuholen. Die zwei runden Gebilde [oben rechts und links] stellen die Totenseelen dar. Der gelbe Weg ist der Weg, der zur Sonne führt, und den die Schamanin gehen muß. Sie muß auch den Vorhang von glühenden Sonnenstrahlen [die vier Zick-Zack-Linien unten links] durchdringen. Die kleinen roten Punkte stellen Seelen dar, die sich noch auf dem Weg ins Reich der Sonne befinden, die schwarzen Punkte bedeuten verlorengegangene Seelen. Foto S. Straatman.

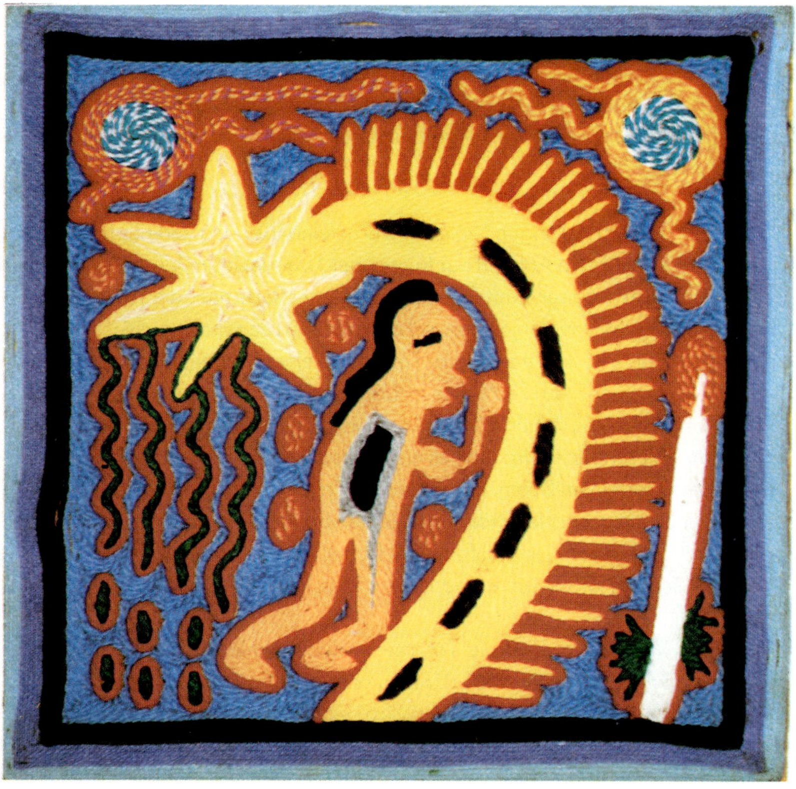

durchdringen. Ferner begegnen dem Schamanen zahlreiche bösartige Geister, die er mit Unterstützung seiner Hilfsgeister besiegen kann. Der Federstab am rechten oberen Bildrand gibt dem Schamanen die Kraft, mit den Gottheiten zu kommunizieren[7].

Ein anderes Wollbild (Abb. 113) zeigt eine Schamanin, die in das Reich der Sonne aufsteigt, um die Seelen bestimmter Verstorbener auf die Erde zurückzuholen. Aufgabe der Schamanin ist es, die in Bergkristalle verwandelten Totenseelen einzusammeln und auf die Erde zurückzubringen, wo sie in den Familienkapellen aufgehoben und verehrt werden. Die zwei runden Gebilde am oberen Bildrand stellen die Seelen (*Kupuri*) dar. Um ins Reich der Sonne zu gelangen, muß die Schamanin den Vorhang von glühenden Sonnenstrahlen durchdringen. Der gelbe Weg ist der Weg, der zur Sonne führt und den die Schamanin gehen muß. Die kleinen roten Punkte stellen Seelen dar, die sich noch auf dem Weg ins Reich der Sonne befinden, die schwarzen Punkte bedeuten verlorengegangene Seelen. In der rechten unteren Ecke ist eine Kerze dargestellt, die zu zeremoniellen Anlässen benutzt wird[8].

Die zwei letzten Darstellungen[9] zeigen zwei miteinander eng verknüpfte Szenen: Eine (Abb. 114) zeigt die Ankunft der *Kupuri*, der Totenseele, im Jenseits nach einer Reise, die mehrere Phasen umfaßt. Während dieser Reise muß die Totenseele die Geschlechtsorgane von denjenigen, mit denen sie zu Lebzeiten geschlechtlich verkehrt hat, auf dem Rücken tragen: die Totenseele eines Mannes muß die Vaginen, die Totenseele einer Frau die Penisse mitbringen. Die Totenseele will das schwere Gepäck auf dem Weg stehen lassen, jedoch wird sie von früher Verstorbenen und mythischen Wesen dazu ermahnt, es weiterzuschleppen. Die Toten erwarten die Totenseele unter einem Baum, der voll von reifen Früchten ist. Nur dadurch, daß die Totenseele die Geschlechtsorgane auf den Baum wirft, kann man die Früchte ernten und dann essen. Die Köpfe stellen früher Verstorbene dar, nämlich Gruppen von Tänzern; in der Mitte sind Feuerstellen, um die sie tanzen[10].

Die seltene Vorstellung, daß die Totenseele die Geschlechtsorgane derjenigen schleppen muß, zu denen sie zu Lebzeiten sexuellen Verkehr unterhielt, ließ vermuten, es könne sich dabei um eine christlich bedingte Vorstellung von Strafe handeln. Diese Vermutung wurde jedoch ausdrücklich verneint: Es handelt sich eher um eine Verknüpfung von Sexualität und Fruchtbarkeit. Nur mittels der

114 Der Empfang der Totenseele: Die Totenseele wird von den früher Verstorbenen feierlich empfangen. Sie mußte auf ihrer Reise die Geschlechtsorgane von denjenigen schleppen, zu denen sie zu Lebzeiten sexuelle Beziehungen gehabt hatte. Die Totenseele einer Frau schleppt somit die Penisse [unten links], die eines verstorbenen Mannes die Vaginas [unten rechts]. Die Köpfe stellen die Verstorbenen dar, die in Gruppen tanzen [die drei Zirkel]; in der Mitte die Feuerstellen, die sie tanzend umkreisen (aus Furst 1972 a).

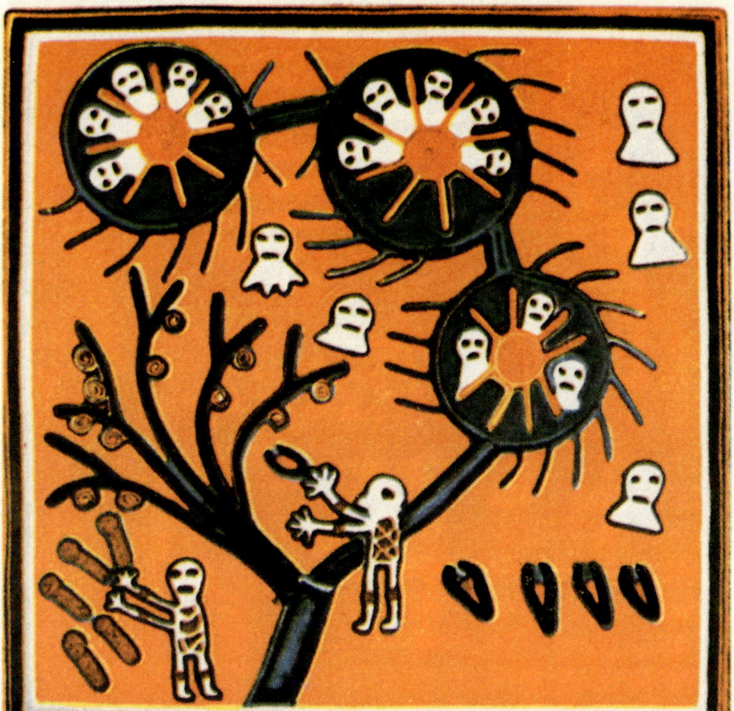

115 Der Abschied der Totenseele: In der Mitte sieht man die Plattform, auf die man den Besitz des Verstorbenen gestellt hat. Die Totenseele (als Fliege) kommt vorübergehend zurück, um verabschiedet zu werden. Der Schamane [unten rechts] bedient sich eines Federstabes, um die Totenseele aus der Unterwelt zu führen. Ihm wird von WAXIEME, dem Seelenfänger, geholfen [weiße Figur mit Garn in den Händen]. (Aus Furst 1972 a.)

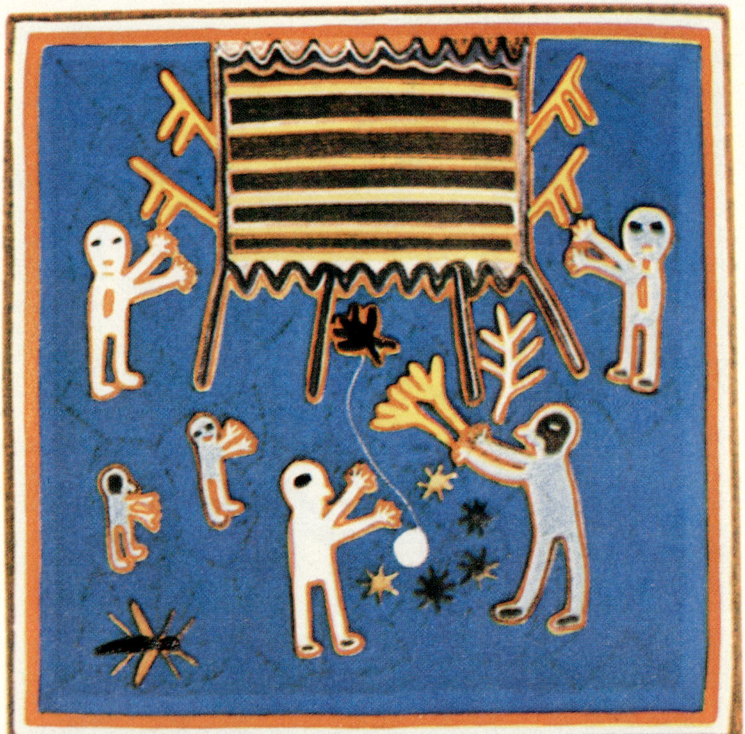

Geschlechtsorgane haben die Toten Zugang zu den wohlschmeckenden Früchten. Das nächste Wollbild (Abb. 115) zeigt die Handlung eines Totenrituals der Huichol. Gleich nach dem Tod unternimmt die Totenseele eine Reise in die Unterwelt, die sie zu dem Baum führt, wo sich die Toten für ihren Empfang versammelt haben. Dort tanzt und trinkt sie mit ihnen.

Der Schamane muß die Totenseele vorübergehend zur Welt der Lebenden zurückführen. Fünf Tage sind nach dem Tod vergangen, und die Hinterbliebenen erwarten sie, um von ihr Abschied zu nehmen. Die Parallele zwischen den Handlungen der Lebenden und all dem, was sich in der Unterwelt abspielt, kommen hier sehr klar zum Ausdruck. Die Verwandten der Verstorbenen übergeben dem Schamanen fünf klebende Holzstücke (falls die Tote eine Frau war) oder fünf Dornen eines bestimmten Baumes (im Fall eines verstorbenen Mannes), die er in den Kreis der tanzenden Toten werfen soll, damit sie stolpern und er die Totenseele fangen kann. Der Schamane unternimmt dann eine ekstatische Reise in die Oberwelt und versucht die Totenseele zu überzeugen, mit ihm in die Welt der Lebenden für kurze Zeit zurückzukommen. Aber die Totenseele, glücklich beim Tanz mit den anderen Toten, verweigert sich. Mit Hilfe von *Waxieme*, einem mythischen Seelenfänger, gelingt es dem Schamanen die Totenseele anzubinden. In Gestalt eines Insekts erscheint sie dann vor den versammelten Verwandten. Nachdem diese die Totenseele mit Getränken und Speisen bewirtet haben, wird sie vom Schamanen wiederum – diesmal in die Oberwelt – begleitet[11].

Anmerkungen

1) Bollhardt 1985: 16-19, Grimes und Himton 1969, Straatmann 1988: 3ff.
2) Furst 1972 a, 1972 c, 1981; Myherhoff 1974.
3) Vgl. Furst und Myherhoff 1966.
4) Furst 1968, 1972 a.
5) Straatmann 1988: 30ff., vgl. hierzu Furst 1972. Der Unterschied in den Darstellungen, vergleicht man sie mit den von Lumholz Anfang des Jahrhunderts (1900, 1904) aufgezeichneten Motive, ist in der Tat frappant.
6) Straatmann 1988: 34ff.
7) Ebda.: 58. Dieses Wollbild sowie das folgende sind in der Ausstellung zu sehen.
8) Ebda.: 57.
9) Sie sind im Besitz der UCLA, University of Los Angeles, California und werden in der Ausstellung lediglich als Foto gezeigt. Autor beider Bilder ist Medina Silva, der erste Huichol-Indianer, der nach Gesprächen mit P. Furst komplexe Szenen darstellte.
10) Furst 1972 a, Abb. zwischen S. 80 und 81.
11) Furst 1972 b: 44f.

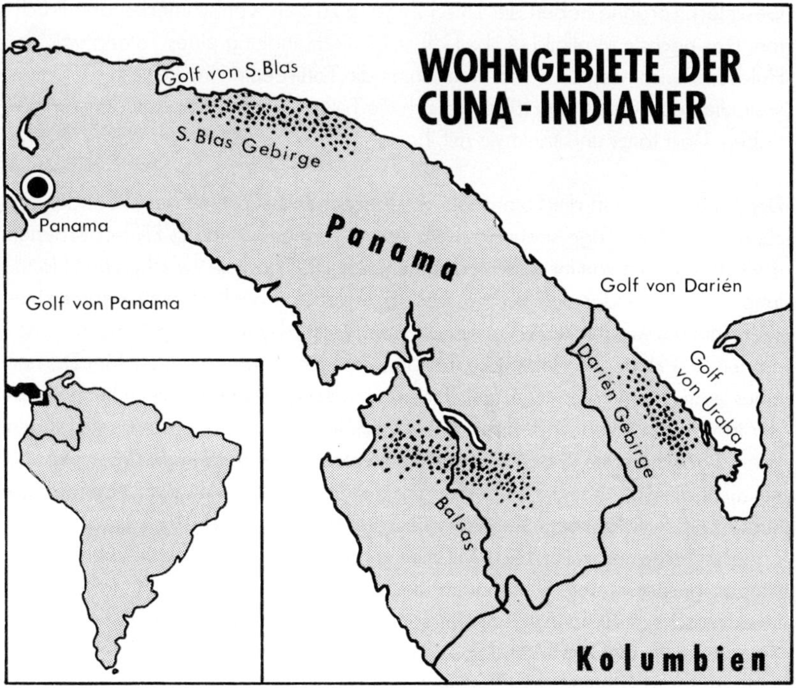
WOHNGEBIETE DER CUNA - INDIANER
Golf von S.Blas
S. Blas Gebirge
Panama
Panama
Golf von Panama
Golf von Darién
Golf von Uraba
Darién Gebirge
Balsas
Kolumbien

Panama – Das farbige Jenseits der Cuna

Cuna ist eine Sammelbezeichnung für etwa 30 000 Indianer der Chibcha-Sprachfamilie [1]. Sie leben an der Atlantikküste Panamas mit den vorgelagerten Inseln, die wenige Kilometer vor dem Festland liegen. Dieses Gebiet steht ihnen seit 1930 durch Gesetz als Reservat zu. Auch in Nord-Kolumbien leben einige Tausend Cuna.

Die Cuna leben hauptsächlich von Ackerbau. Sie kultivieren eine Vielzahl von Anbaupflanzen: Mais, Maniok, Süßkartoffeln, Yams, Zuckerrohr, Tabak usw. Der Fischfang spielt eine wichtige Rolle, dafür verwenden sie Einbäume mit Segel. Die Jagd, die in früheren Zeiten wichtig war, ist heute nur zweitrangig.

Der Kontakt der Cuna mit europäischen Abenteurern und Reisenden bestand seit Anfang der Eroberung der Neuen Welt. Trotz vieler Änderungen in ihrer Kultur haben sich die Cuna als eine unabhängige, vitale Kultur behaupten können.

Sterben und Bestattung

Ein sterbender Cuna wird von Bekannten und Nachbarn besucht, die ihm Botschaften für tote Verwandte und Freunde, die er ja bald treffen wird, geben [2].

Nach dem Tod wird die Leiche gewaschen, mit den besten Kleidern versehen und in die Hängematte gelegt [3]. Die Frauen beweinen den Toten und zählen seine guten Taten auf. Dann wird der Trauersänger *(Masartuleti)* gerufen, der unter der Hängematte des Verstorbenen Platz nimmt und singt. Der Gesang dauert manchmal bis zu einem ganzen Tag; er soll Geleit der Seele *(Purpa)* [4] ins Totenreich sein.

Die Begräbnisplätze der Cuna in San Blas liegen auf dem Festland. Wenn der Verstorbene auf einer Insel lebte, muß er im Kanu dorthin überführt werden. Das Grab ist eine große, rechteckige Kammer; dort wird die Hängematte mit dem Toten darin an zwei Pfähle geknüpft. Das Grab wird mit Bohlen abgedeckt, darauf kommt eine Schicht aus Blättern und Erde, so daß der Tote nicht in Kontakt mit der Erde kommt. Über dem Grab errichtet man eine Grabhütte ohne Wände.

116 Cuna-Frau (Antioquía, Kolumbien).

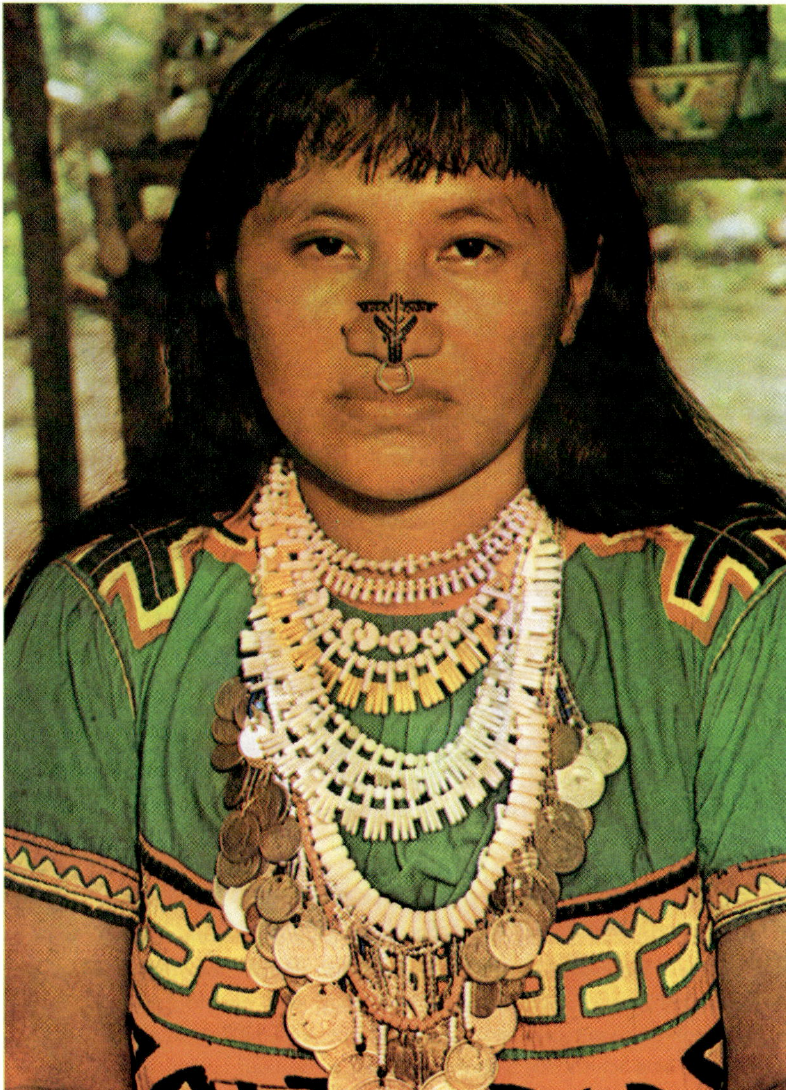

117 Gegenstände, die dem verstorbenen Cuna mit ins Grab gegeben werden. Der Verstorbene nimmt das geknüpfte Baumwollseil (a) auf seiner Reise ins Jenseits mit. Wenn er am Ufer eines Sees ankommt, wirft er es zum anderen Ufer. Das Seil verwandelt sich in eine Brücke, so daß er den See überqueren kann. Die kleine Holzleiter (b) hilft dem Verstorbenen, um von einer Kosmosschicht zur nächsten zu gelangen. In insgesamt vier gleich aussehenden Stöcken mit gelben Federn (c) befinden sich die vier Hilfsgeister (MASARTULE), die den Toten auf seiner Jenseitsreise begleiten (aus Nordenskiöld 1930).

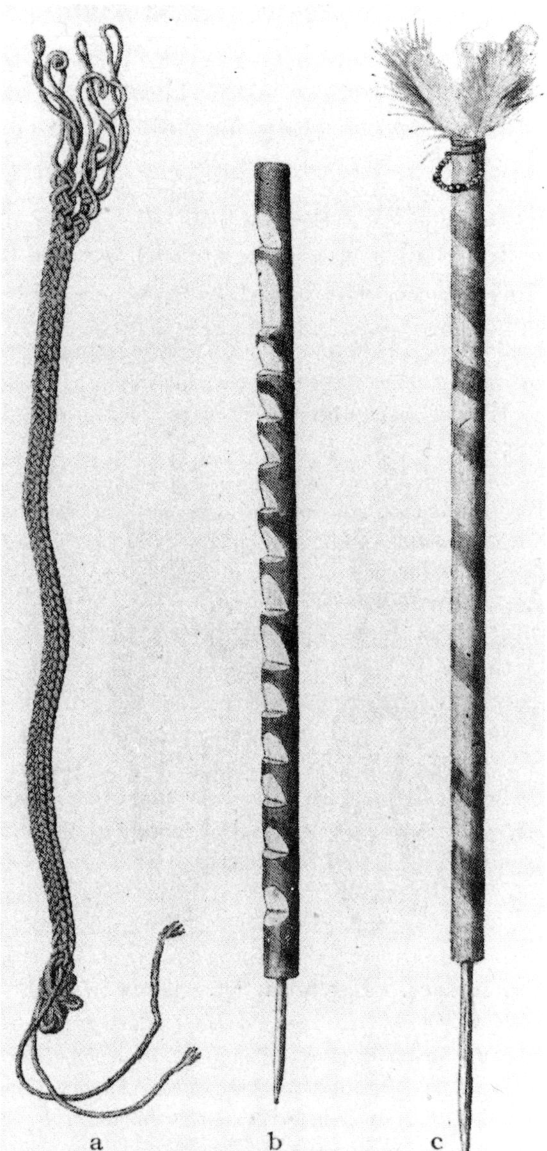

Dem Toten können alle möglichen Gegenstände des Alltags mit ins Grab gegeben werden. Die „Seelen" dieser Gaben gehen mit ihm ins Jenseits ein und dienen ihm dort. Besonders wichtig sind einige Miniaturgegenstände (Abb. 117): Einer davon ist das Baumwollseil, das der Totenseele als Brücke dienen soll, um Seen oder Flüsse im Jenseits zu überqueren (Abb. 117 a). Ein Baumwollseil spielt auch in den Begräbnisriten eine Rolle: Es wird von einem Pfosten des Grabhauses aus über den nächstgelegenen Fluß gespannt. Die erste Person, die dann im Kanu den Fluß entlang fährt, hat die Aufgabe, das Seil zu durchtrennen. Man nimmt an, da das Seil für die Jenseitsreise dient, muß es im Diesseits durchschnitten werden [5].

Meines Erachtens hat diese Handlung zwei Ziele: Indem man das Seil durchschneidet, ermöglicht man der Totenseele die Reise ins Jenseits, gleichzeitig schützt man die Hinterbliebenen; nach dem Durchschneiden gibt es für den Toten keine Rückkehr mehr.

Ein Miniaturkanu, aus Holz geschnitzt, wird am Ufer eines Flusses in der Nähe des Grabes befestigt und dient der Totenseele als Fahrzeug für die Jenseitsreise.

Auf einer Miniaturleiter, die man dem Toten ins Grab gibt, gelangt er von einer Schicht des Kosmos zur nächsten (Abb. 117 b). Ebenfalls gehören vier Rohrstäbe ins Grab (Abb. 117 c), die am oberen Ende einige Federn und eine kleine Kette aus Glasperlen tragen. Im Jenseits nehmen die Stäbe menschliche Gestalt an: Die Federn werden dann zum Federkopfschmuck, die Glasperlen zur Halskette, die spiralförmige Bemalung wird zur Kleidung der vier Wesen, die den Toten leiten. Sie sind als vier menschliche Gestalten in einem Cuna-Manuskript dargestellt (vgl. Abb. 118). An diese vier Wesen *(Masartule)* richtet man den Trauergesang, der unmittelbar nach dem Tod eines Menschen gesungen wird [6].

Es obliegt dem Medizinmann, die vier Rohrstäbe [7] als Begleiter der Totenseele ins Jenseits zu schicken. Das gleiche tut er während des Initiationsprozesses der Mädchen und der Krankenheilung. In beiden Fällen schickt der Medizinmann holzgeschnitzte Figuren ins Jenseits, diesmal jedoch um die Seele *(Purpa)* des Kranken bzw. der Initiandin zurückzuholen. Das bedeutet, daß die geschnitzten Holzfiguren bzw. die Rohrstäbe die Seele eines Menschen begleiten, entweder aus dem Jenseits zurück zur Erde (Heilung und Initiation) oder von der Welt der Lebenden ins Jenseits [8].

Die Jenseitsreise

Im folgenden gebe ich eine Beschreibung der Reise, die die Totenseele nach ihrem Verlassen des Diesseits antritt. Sie wurde von einem *Nele* – einem der verschiedenen Arten von Medizinmännern – diktiert und durch einige Bilder ergänzt[9].

Bilderschriften benutzen die Medizinmänner als Mnemotechnik (d. h. als Erinnerungsmittel) für die Ausführung verschiedener Zeremonien und Gesänge. Die älteren Bilderschriften sind auf Holz gemalt, während die seit den 20er Jahren bekannt gewordenen mit Farbstiften auf Papier gezeichnet sind. Jeder Medizinmann hat ein eigenes System der Darstellung, das andere kaum entziffern können. Die Bilderschriften werden an Festtagen an die Wände der Hütte gehängt[10].

Die Totenseele beginnt, von den vier *Masartule* (die vier Rohrstäbe) begleitet, eine Reise durch den Kosmos, die zunächst durch mehrere Schichten der Unterwelt und dann durch die Schichten der Oberwelt führt[11]. Leider sind nicht alle Einzelheiten der Bilderschriften vom Medizinmann erklärt worden.

Während der Körper des Toten im Grab bleibt, beginnt seine Seele *(Purpa)* die Reise. Zuerst fährt sie mit den vier Schutzgeistern *(Masartule)* in einem Kanu. An einem bestimmten Punkt muß der Tote seine Reise unterbrechen und selber ein Kanu für die Weiterreise finden. Hier erscheinen schon Unterschiede, die von den Tugenden und der sozialen Stellung des Toten zu Lebzeiten abhängig sind: Für die verschiedenen Arten von Medizinmännern gibt es verschiedene Kanus, so auch für die „schlechten" Menschen usw.

Der Fluß auf dem sie fahren, liegt in der Unterwelt und wird „die Mutter aller Flüsse" genannt, da alle Flüsse der Welt aus ihm entspringen. Die „guten" Menschen fahren schnell vorwärts und kommen in einem Wald an, wo es Bäume, Sand, Steine und Früchte aus reinem Gold gibt. Dann fahren sie an mehreren Dörfern vorbei, in denen verschiedene mythische Wesen sowie die Herren der Tauben, der Pekariarten und anderer Tiere wohnen. All dies erklären die vier *Masartulen* der Totenseele. Auf seinem Weg trifft der Tote oft Gabelungen, die mit Pfaden aus Gold und Silber in Verbindung gebracht werden. Der Tote, der zu Lebzeiten einen guten Charakter hatte, wird durch einen dornigen Pfad geschickt, der sich bald in einen mit Gold gepflasterten Weg verwandelt. Die Totenseele und ihre vier Begleiter kommen dann zu einem großen See. Hier wird das Seil von Nutzen, das dem Toten mit ins Grab gegeben wurde: Die *Masartule* werfen es von einem Ufer zum gegenüberliegenden, und das Seil verwandelt sich in eine Brücke. Für den guten Toten ist damit das Hindernis überwunden, der schlechte jedoch fällt ins Wasser und wird von Wassertieren gefressen [12].

Vor einem zweiten See spielt sich ähnliches ab: Ins Wasser fallen hier die Totenseelen derer, die zu Lebzeiten ihre Ehefrauen und Kinder entweder geschlagen oder schlecht behandelt haben.

118 Zeichnung aus einem Cuna-Manuskript (Panama). Der Tote [zweite Reihe oben rechts] wird von vier Schutzgeistern begleitet, die großen Kopffederschmuck tragen. In dem darunter liegenden Streifen sieht man den Fluß, der in der Unterwelt fließt und aus dem alle Flüsse entspringen (die Mutter aller Flüsse). Die goldenen Adler vernichten die Totenseele von denen, die zu Lebzeiten ein ungerechtes Verhalten hatten. Der See [das runde Gebilde] ist einer von mehreren, die der Tote überqueren muß. In der untersten Reihe sind weitere Wesen der Unterwelt dargestellt (aus Nordenskiöld 1930).

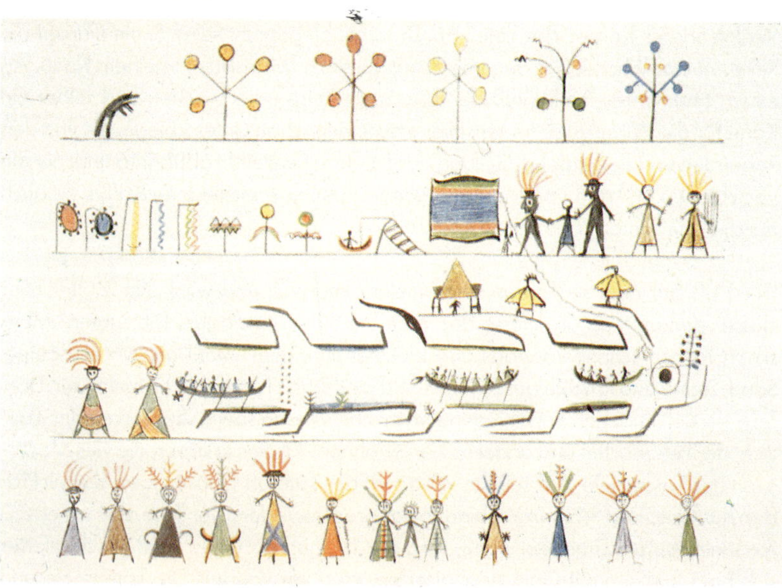

Bis hierhin ist die Jenseitsszenerie die Unterwelt. Von nun an beginnt der Tote seinen Aufstieg in die Oberwelt: Er wird auf den höchsten Punkt geschleudert, der die Erde vom Himmel trennt (Abb. 119, die unteren Figuren)[13].

Die großen, goldenen Adler (Abb. 118) wurden von Gott an diese Stelle plaziert, um diejenigen, die zu Lebzeiten durch schlechtes Verhalten aufgefallen waren, zu strafen und zu vernichten. Eine weitere Probe für die Totenseele stellen die Scheren dar (Abb. 120). Diejenigen, die zu Lebzeiten sexuelle Beziehungen mit verheirateten Frauen unterhielten, werden von ihnen zerstückelt.

119 Zeichnung aus dem Cuna-Manuskript (Panama). Der Tote [die kleine Figur unten] befindet sich an dem höchsten Punkt der Erde auf seinem Weg ins Totenreich (in die Oberwelt). Die obere Hälfte der Zeichnung stellt die Oberwelt dar: Die Schönheit der Oberwelt drückt sich in dem Palast aus; im Vergleich dazu ist die Erde [unten, darauf steht der Tote] winzig und unbedeutend (aus Nordenskiöld 1930).

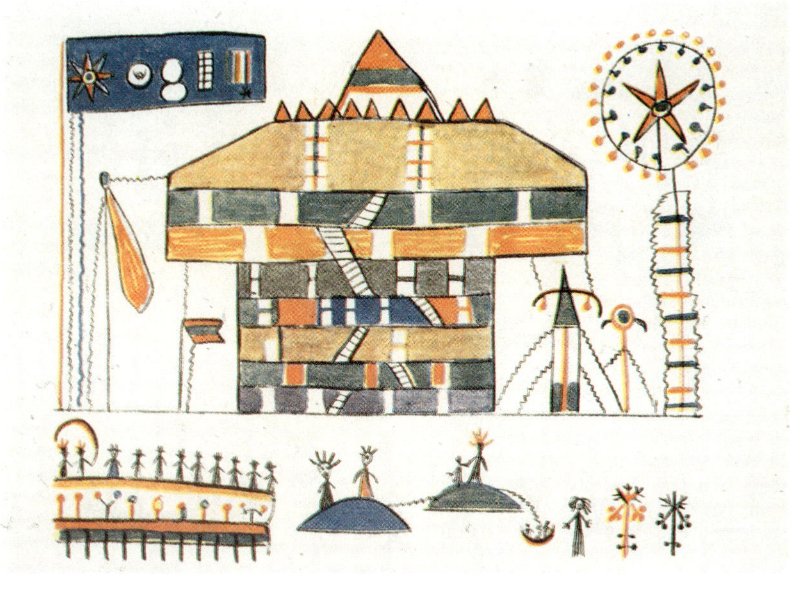

Die Totenseele und ihre vier Schutzgeister kommen in weitere Dörfer. In einem sehen sie einen Baum, der ein Dutzend verschiedene Früchte trägt: Pflückt man eine Frucht, wächst gleich die nächste nach und reift über Nacht.

Der Tote kommt zu einer Mauer, die sich auf ein bestimmtes Wort hin öffnet. In diesem Augenblick erscheinen Jaguare, die die Schlechten auffressen. Weiter als bis hierher können die *Masartule* nicht vordringen. Die Totenseele wird aber jetzt von einem anderen Schutzgeist begleitet.

120 Fortsetzung der vorigen Zeichnung. Weitere Darstellungen der Jenseitsreise: Oben links sieht man die Wasserquellen, die in der Oberwelt stehen und für den Regen verantwortlich sind. Die Scheren [unten links] zerstückeln jene Toten, die zu Lebzeiten sexuelle Beziehungen mit verheirateten Frauen gepflegt haben (aus Nordenskiöld 1930).

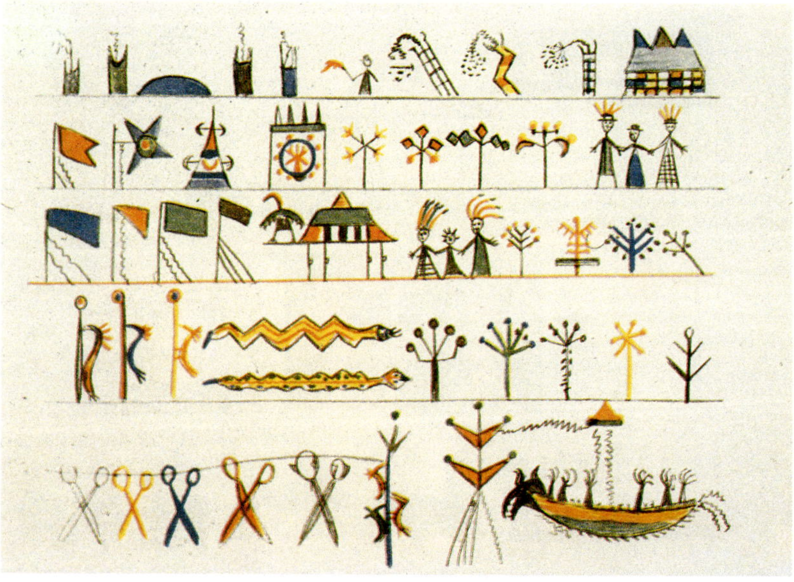

Auf einem Weg trifft die Totenseele ihre verstorbenen Verwandten, die sie begrüßen. Ab hier muß sie ihre Reise allein fortsetzen. Die Totenseele steigt in ein Boot, am Ufer des Flusses sind schöne Gebäude zu sehen. Nach einer langen Reise kommt sie zu einem Haus, in dem ihr Charakter geprüft wird. Ein weibliches mythisches Wesen verschließt sie in einen goldenen Kasten und setzt sich darauf. Wenn sie aufsteht, öffnet sich der Deckel und die Totenseele steigt aus: Jetzt ist sie mit Kleidern aus Gold geschmückt, sogar ihr Körper ist aus reinem Gold [14]. Sie wird zu einem schönen Gebäude geschickt, in dem sich viele Leute befinden. Sie zeigen ihr einen großen Spiegel. Die Totenseele versteht jetzt, wie der menschliche Körper gebaut ist. Sie setzt ihre Reise fort, die Bäume sind aus Gold, und die Flüsse bestehen aus Fruchtsäften. Der Schutzgeist nimmt einen Kasten, worin sich männliche Samen und weibliche Eier befinden. Wenn man sie berührt, werden sie zu Kindern. Der Verstorbene darf im Himmel bleiben, er gelangt jedoch nicht zu Gott [15].

Die Oberwelt wird vom Medizinmann als ein Ort, an dem schöne Paläste stehen, geschildert. Gold und Silber spielen dabei eine Rolle; einiges erinnert an das Schlaraffenland wie z. B. der Baum, an dem alle Früchte wachsen oder die Flüsse, deren Gewässer aus Fruchtsaft bestehen. Das in der Oberwelt gelegene Totenreich wird von jenen Toten erreicht, die zu Lebzeiten ein nach den Stammestraditionen gerechtes Leben geführt haben. Das bis hierher Berichtete wird vom Medizinmann der Cuna erzählt, damit sie erfahren, was sie nach dem Tode erwartet. Die Betonung der Ursachen des Scheiterns während der Reise besitzt offensichtlich eine ethische Bedeutung. Einige Stellen der Beschreibung beziehen sich lediglich auf die guten oder die schlechten Menschen. Andere erklären, was nach den Cuna-Traditionen das Schlechte bedeutet: Schlecht ist, die eigene Frau oder die eigenen Kinder zu schlagen oder mit verheirateten Frauen sexuelle Beziehungen zu unterhalten. – Diese Toten werden entweder von Wassertieren aufgefressen, von goldenen Adlern vernichtet oder von großen Scheren zerstückelt. Diese Strafen, die an den christlichen Glauben des Jüngsten Gerichts erinnern, sind nicht unbedingt auf christlichen Einfluß zurückzuführen. Viele indianische Kulturen Lateinamerikas vertreten ähnliche Auffassungen: Der Verstorbene, der gegen die einheimischen Traditionen verstoßen hat, stirbt oft auf der Jenseitsreise. Hier handelt es sich also um einen zweiten, endgültigen Tod [16].

Da die Cuna seit Jahrhunderten in Kontakt mit der Welt der Weißen stehen, ist nicht verwunderlich, daß einige Züge auf die Welt der Weißen zurückzuführen sind (z. B. die schönen palastartigen Gebäude). Andere Gegenstände gehören ebenfalls zur Welt der Weißen; die Auffassungen jedoch, die dahinter stecken, sind durchaus indianisch. Die (Metall) Scheren z. B., ein nach der Eroberung der Neuen Welt eingeführter Gegenstand, die den ungerechten Toten zerstückeln, haben ihre Parallele in Bergen oder Steinen, die bei anderen Kulturen im Jenseits eine ähnliche Rolle spielen: sie symbolisieren das enge Tor, den sich öffnenden und sich schließenden Durchgang, den nur der Gerechte passieren kann.

Die Interpretation der reichen und oftmals komplizierten religiösen Auffassungen der Cuna würden uns hier zu weit führen. Die Tatsache, daß die Urmutter auf einem Kasten sitzt, in dem die Totenseele eingeschlossen ist, und aus dem sie mit goldenen Kleidern und goldenem Körper herauskommt, wurden als eine umgekehrte Geburt angesehen, diesmal im Reich der Toten [17].

Anmerkungen

1) Helbig 1983: VIff., McKim 1947, Stout 1946: 257-267.
2) McKim 1947: 94.
3) Ich stütze mich bei diesem Abschnitt auf Helbig 1983: 198ff., der die einschläge Literatur ausgearbeitet hat.
4) „Seele" ist nur eine von mehreren Bedeutungen des Cuna-Wortes *Purpa*, das Schattenbild, Echo und auch die „geheime Bedeutung eines Liedes" kennzeichnet (Helbig 1983: 94ff., Holmer 1952: 131. (Zerries 1974: 149).
5) Helbig 1983: 201.
6) Nordenskiöld 1938: 449ff., 478.
7) Es können auch 8 oder 12 oder 16 Rohrstäbe sein, wichtig ist, daß es ein Vierer-Multiplikand ist (McKim 1947: 95). Nordenskiöld (1928: 155) schreibt, die Zahl 4 sei für die Cuna eine magische Zahl und mit den vier Himmelsrichtungen verknüpft.
8) Helbig 1983: 180ff.
9) *Nele* heißt etwa heilig, weise, der die Geister sieht. Im Unterschied zu anderen Medizinmännern wird er durch Geburt (bestimmte Hauptmerkmale) auserwählt. Eine langjährige Ausbildung ist auch erforderlich (vgl. Helbig 1983: 140ff.).
10) Nordenskiöld 1928: 152. Schwedische Ethnologen haben mehrere der Bilderschriften veröffentlicht und analysiert, vgl. u. a. Holmer und Wassén 1953, Wassén 1938.
11) Nordenskiöld 1930: 37-47. Meine im Juni 1988 an das Göteborger-Museum (wo Nordenskiöld tätig war) gerichtete Frage, ob sich noch andere Bilderschriften dort befänden, und ob man sie für die Ausstellung ausleihen dürfe, blieb leider ohne Antwort.

12) Dies heißt, daß die Totenseelen endgültig sterben. Sie erleben einen zweiten Tod, der ein endgültiges Aufhören bedeutet.
13) Weshalb hier die Erde in zwei Teile geteilt erscheint, ist mir unklar. Anscheinend ist der Medizinmann auf diese Einzelheit nicht eingegangen.
14) Hier ist ganz klar ausgedrückt, daß die Totenseele einen neuen Körper bekommt.
15) Nordenskiöld 1930: 37-47. Beschreibungen der Jenseitsreise von anderen Medizinmännern besitzen z. T. andere Einzelheiten, vgl. Keeler 1960.
16) Vgl. Cipolletti 1983: 113ff.
17) Helbig 1983: 210ff., dessen Interpretationen jedoch viel ausführlicher sind.

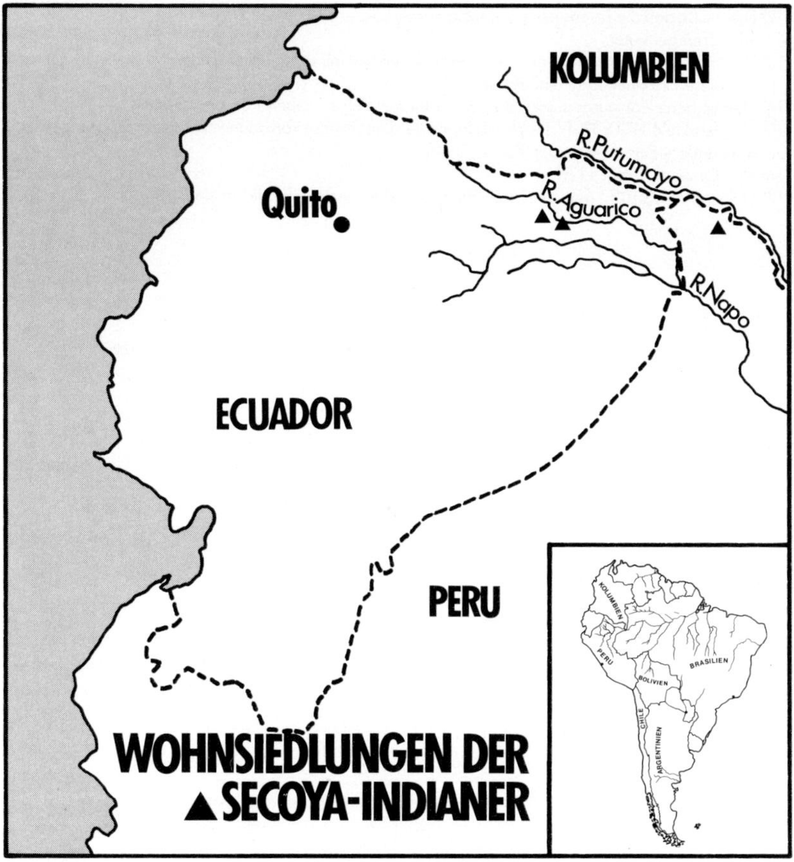
KOLUMBIEN
R. Putumayo
Quito
R. Aguarico
R. Napo
ECUADOR
PERU
WOHNSIEDLUNGEN DER
▲ SECOYA-INDIANER
KOLUMBIEN
PERU
BRASILIEN
BOLIVIEN
CHILE
ARGENTINIEN

Die Secoya Nordwestamazoniens

„Das ganz konkrete und ernsthafte, das eingestandene Ziel meines Lebens ist die Erlangung der Unsterblichkeit für die Menschen."
(Canetti 1979: 35f.)

Das Wohngebiet der Secoya, eine numerisch kleine Ethnie der West-Tukan-Sprachfamilie [1], umfaßt die Urwälder Ost-Ekuadors und Ost-Perus. Ihre Lebensweise ist charakteristisch für die Gruppen der amazonischen Wälder, d. h. sie basiert auf der Jagd und dem Anbau von Bitter- und Süßmaniok, Bananen usw. Die Wildfrüchte spielen ebenfalls eine Rolle in der Ernährung. Das größte Problem der Gegenwart ist für die Secoya die zunehmende Emigration von Bevölkerungsgruppen von der Küste und aus dem Hochland Ekuadors in die scheinbar leeren

121 Teilansicht einer Secoya-Siedlung (San Pablo, Rio Aguarico, Ekuador). Foto M. S. Cipolletti 1984.

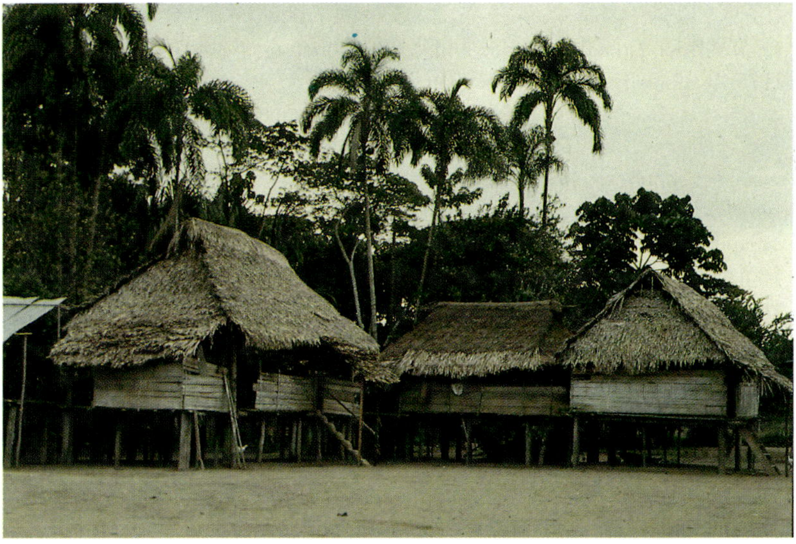

Gebiete des Urwalds. Die auf der Suche nach neuem Wohnraum befindlichen Emigranten nehmen dabei jedoch Gebiete in Anspruch, die Jagdgründe der Secoya sind.

Seit ca. 1955 lebten sie unter dem Einfluß der Missionare des Summer Institutes of Linguistics, einem Zweig des amerikanischen Protestantismus [2]. So gründete 1972 ein Missionar der genannten Institution ein Dorf am Aguarico-Fluß. Dazu muß man wissen, daß die Siedlungsweise in Dörfern nicht der traditionellen Lebensweise der Secoya entspricht. Sie hatten nie in Dörfern gelebt. 1981 wurde jedoch der Vertrag zwischen der Regierung Ekuadors und den Missionaren nicht verlängert, was zur Folge hatte, daß der Missionar, welcher bei den Secoya tätig war, das Dorf verließ. Dieses Ereignis führte einige Änderungen herbei – so z. B. eine Wiederaufnahme der Begräbnisart, welche von dem Missionar bekämpft worden war, und eine Rückkehr zur alten Siedlungsweise. Zunehmend leben heute mehr und mehr Familien wieder in Großfamilien zerstreut.

Tod und Begräbnis

Das Sterben ist für die Secoya keine biologische, natürliche Tatsache, sondern geht eher auf den Einfluß eines bösartigen Schamanen oder *Yajé unkuke* (*Yajé*, d. h. Halluzinogene-Trinker), zurück [3]. Lediglich der Tod eines Kindes, welcher z. B. durch einen Schlangenbiß verursacht wurde, wird manchmal – im Gegensatz zum Tod eines alten Mannes – als natürlicher Tod anerkannt. Der Tote wird im Haus, in einer Art Sepulkralkammer, begraben. Diese wird *Dadipe* genannt und bezeichnet gleichzeitig einen „Ort, wo eine Gruppe von miteinander verwandten Menschen lebt." In der Tat, wenn *Dadipe* in der zweiten Bedeutung gebraucht wird, sagt man *Dadipe pai,* etwa: „Das Grab, wo lebendige Menschen leben," um Mißverständnisse zu vermeiden. Diese Bezeichnung kann in einem weiteren Rahmen verstanden werden. Der Tod bedeutet demnach kein Aufhören des Lebens, worauf aber erst später eingegangen werden soll.

Das geräumige Grab wird mit flachgeschlagenen Bambusarten und Baumrinden ausgelegt, damit die Leiche nicht in Kontakt mit der Erde kommt und genügend Platz hat. Der Tote wird in seine Hängematte gelegt, die dann im Grab auf zwei Pfosten aufgehängt wird – gerade so, wie man zu Lebzeiten im Hause schlief. Bei-

122 Porträt eines Secoya-Schamanen. Die Kette aus Jaguareckzähnen ist wichtiger Bestandteil des Männerbesitzes, da sie bezeugt, wieviele Jaguare er in seinem Leben getötet hat. Der Kopfring aus Türkis und roten Brustfedern, zweier seltener Vögel ist ein Zeichen der Schamanen. Beide Gegenstände sind als die wichtigsten anzusehen, die einem Toten beigegeben werden; er braucht sie für das Weiterleben im Jenseits. Da beide Gegenstände unersetzlich sind, wurde nicht versucht, sie zu erwerben (San Pablo, Rio Aguarico, Ost-Ekuador). Foto M. S. Cipolletti 1984.

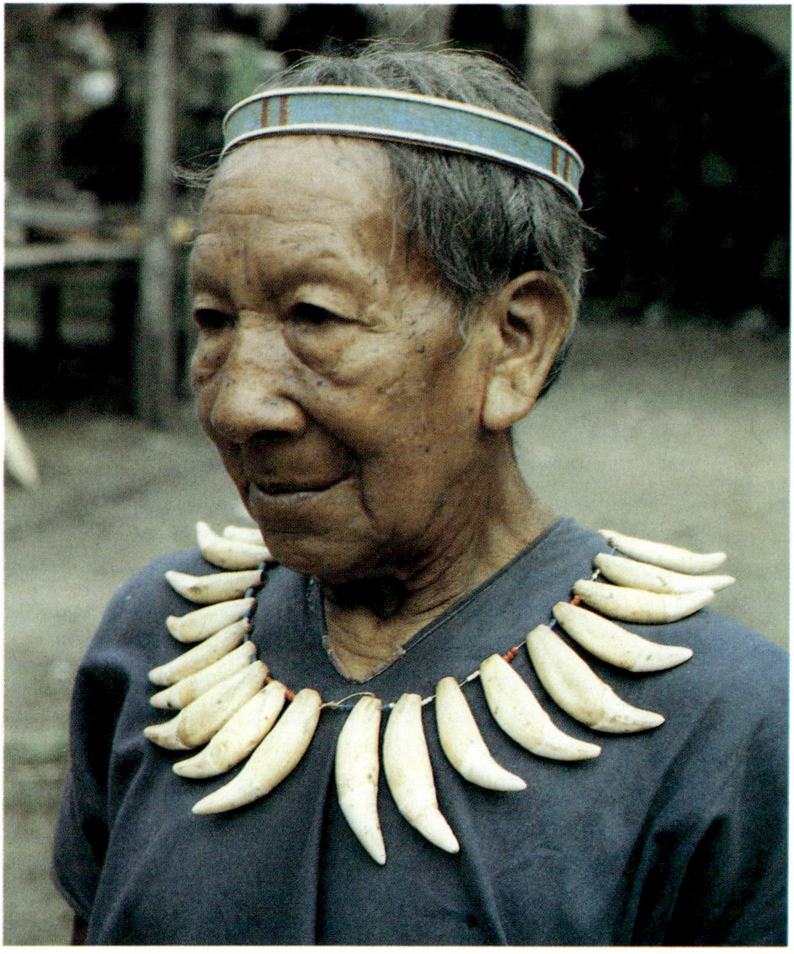

gegeben wird der Besitz des Verstorbenen: Körbe, Halsketten, Töpfe usw. Einem Mann wird auch sein Kopfputz und seine Kette aus Jaguareckzähnen beigegeben. Wenn ein Schamane stirbt, wird ihm sein Kopfputz, welcher aus den Federn zweier bestimmter kleiner Vögel (Farben Türkis und Rot) hergestellt ist, beigegeben (Abb. 122)[4]. Die Schamanen sind die einzigen, die solch einen Kopfputz anfertigen und tragen dürfen. Sie sind ein Zeichen ihrer Jenseitsreisen und ihrer Beziehungen zur Oberwelt (die sie zu Lebzeiten gehabt haben), wo der Sitz der Gottheiten und des Totenreiches ist.

Der restliche, nicht beigegebene Besitz, wird verbrannt. Die Pflanzungen des Toten werden einige Jahre nicht bewirtschaftet, seine Lieblingspflanzen nicht mehr versorgt, so daß sie eingehen. Für diese Handlungen gibt es mehrere Gründe: Einerseits will man, daß der Tote all das weiter besitzt, was er in seinem neuen Leben in der Oberwelt braucht. Damit verbunden ist auch die Angst, daß er sich sonst seine Sachen holen möchte und damit die Lebenden gefährdet. Aber auch das intensive Gefühl der Trauer spielt eine große Rolle. Alles, was dem Toten gehörte, erinnert an ihn und verursacht tiefe Wunden bei denjenigen, die ihn geliebt haben. Indem man all das zerstört oder eingehen läßt, was ihm lieb und teuer war, setzt man sich über die Trauer hinweg.

Bei anderen Völkern wird der Tote so hingelegt, daß er mit dem Gesicht in die Richtung des Totenreiches schaut. Bei den Secoya muß der Tote in die Richtung des vorbeifließenden Flusses schauen, da die Strömung ihm hilft, sich zu erheben und so den Weg in die Oberwelt, den Ort des Totenreiches, anzutreten.

Ein weiteres Beispiel wird dies verdeutlichen: Der Missionar des Summer Institute of Linguistics, welcher bei den Secoya lebte, bemühte sich jahrelang darum, daß die Toten in einem Friedhof (und nicht im Haus) begraben wurden. Es gelang ihm, etwa fünf bis sechs Tote in dieser Weise zu begraben. Als der Missionar 1983 weg war, bereitete diese Tatsache immer noch großes Nachdenken: Wie würden diese Toten, die in einem Sarg gefangen lagen, auferstehen können? Wie würden sie sich von dem großen Gewicht der Erde, das auf ihnen lag, befreien können? Mit dem Weggang des Missionars wurde aus diesen Gründen die traditionelle Begräbnisart wieder von den Secoya aufgenommen.

Das neue Leben im Jenseits

Ein Blick auf zwei Zeichnungen (Abb. 123, 124) mag uns als Einstieg in die Secoya-Auffassung von dem Leben nach dem Tode dienen. Die Zeichnungen wurden 1985 von einem etwa 20jährigen Secoya-Jungen angefertigt, um der Ethnologin zu zeigen, wie es im Jenseits aussieht. Die eine Zeichnung zeigt die Parallelen auf, die zwischen der Welt der Lebenden und der der Toten bestehen. Das menschliche Haus ist identisch mit dem Haus, wo *Repáo* (eine mythische Frau) wohnt, das seinerseits identisch ist mit dem Haus, wo die Verstorbenen endgültig wohnen. Interessant ist hier, daß das gezeichnete Haus der traditionellen Bauweise entspricht, nach der jedoch seit ca. 15 Jahren nicht mehr gebaut wird. (Das auf Pfählen stehende Haus hat sich seither durchgesetzt, Abb. 121). Nachdem sich der Tote mit Hilfe des Flußstromes erhoben hat, gelangt er in das Haus von *Repáo.* Gehen wir auf die Figur der *Repáo* ein, da sie entscheidend für die Fortsetzung des Lebens ist. In der mythischen Zeit war *Repáo* eine von zwei Schwestern, die beide mit dem Kulturheros *Ñañë* verheiratet waren. Die Taten des *Ñañë* auf Erden – bevor er sich in den Mond verwandelte und in den Himmel stieg – umfassen zahlreiche Erzählungen.

Eine Sintflut verschlang die frühere Welt; schuld daran war die Schwester von *Repáo* (die zweite Frau *Ñañës).* In dem Augenblick, da die Welt nicht mehr bestand, (*Ñañë* stand auf einem winzigen Stück Erde), schickte er seine treue Frau *Repáo* in den Himmel, damit sie für die Toten sorge. Seine andere Frau ließ er in die Unterwelt verschwinden, wo sie immer noch sitzt und darauf wartet, erneut einen Weltuntergang verursachen zu können. D. h., daß nach der Secoya-Mythologie das Totenreich schon vor der heutigen Welt existierte. Es existierte sogar schon, bevor je ein Mensch gestorben war, denn zu diesem Zeitpunkt gab es noch keine Menschen.

Wenn der Tote in dem Haus *Repáos* ankommt, muß er sich auf eine Hängematte legen, da er nicht laufen kann (Abb. 124). *Repáo* gibt ihm zu trinken und zu essen. Seine Haare und Nägel fallen aus und werden von kräftigen, jungen Haaren und Nägeln ersetzt. Allmählich lernt er die Totensprache, da nach Meinung der Secoya jene eine andere Sprache sprechen. Wenn dieser Umwandlungsprozeß, der klar als eine Überwindung eines Schwächezustandes konzipiert wird, beendet ist, wird der Tote von einem Wind auf die andere Seite des Flusses getragen. Der

123 Die Zeichnung ist zweigeteilt: Unten sieht man das Haus der lebenden Menschen; oben sind die Häuser von REPÁO und den Toten, die in der Oberwelt stehen. Der Fluß bildet die sicht-

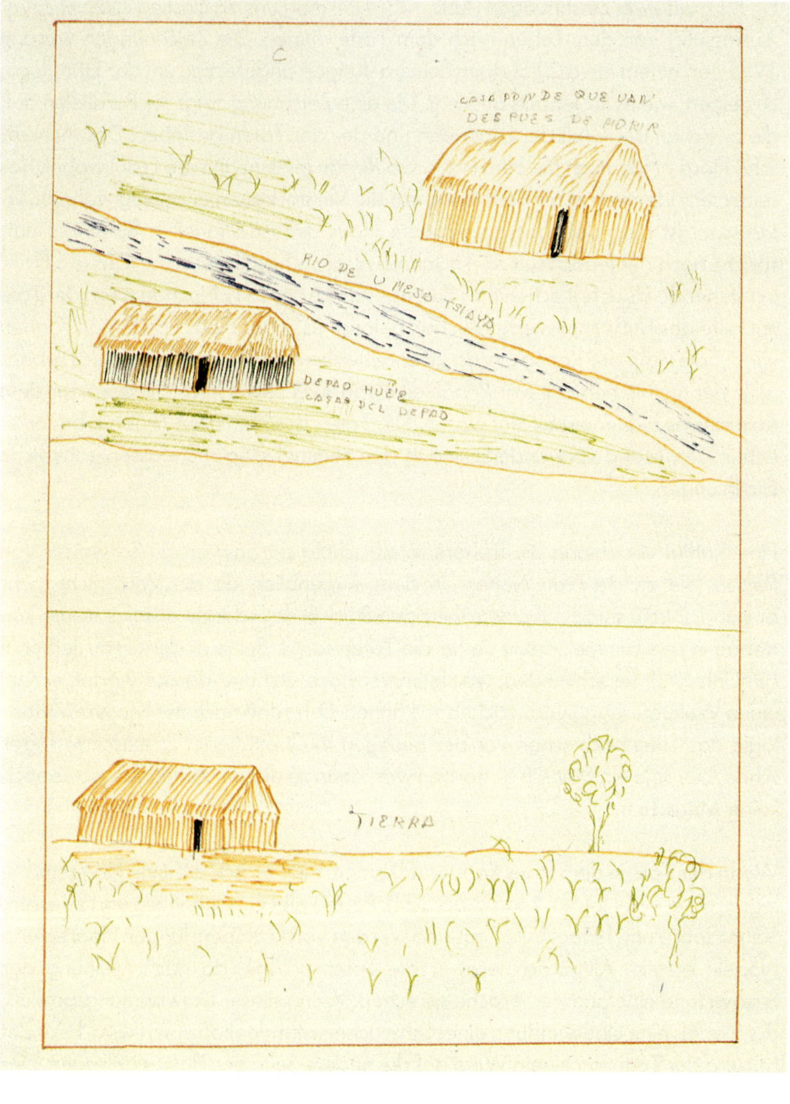

bare Grenze, er heißt UMEJATSIAYA, „der Fluß der heißen Sande". Die Ähnlichkeit zwischen beiden Kosmosschichten springt ins Auge (Zeichnung von J. Payawajë, San Pablo, Rio Aguarico, Ost-Ecuador, 1985). Foto M. Obermaier 1989.

124 REPÁO HUE'Ë, „das Haus der REPA'O" (eine mythische Frau). Das Haus REPA'OS liegt im Himmel. Auf der Hängematte liegt der Neuverstorbene. REPA'O gibt ihm zu essen und zu trinken, bis er seinen Schwächezustand überwindet und zu neuen Kräften gelangt. Nach einiger Zeit wird er vom Wind über einen Fluß getragen, an dessen gegenüberliegendem Ufer das Totenreich im engeren Sinne beginnt (Zeichnung von J. Payawajë, San Pablo, Rio Aguarico, Ost-Ecuador, 1985).

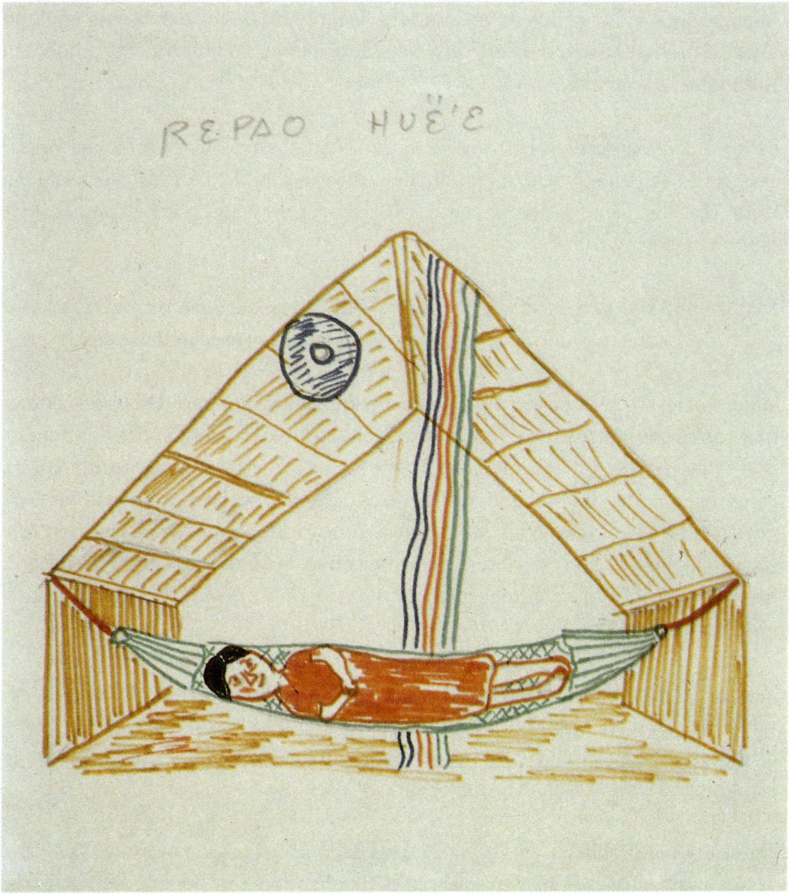

Umejatsiaya – der „Fluß des heißen Sandes" – bildet im engeren Sinne die Grenze zwischen der Welt der Lebenden und der Welt der Toten (Abb. 123). Dort angekommen, wird er von seinen verstorbenen Verwandten empfangen und beginnt ein neues Leben, das sich wenig von dem diesseitigen Leben unterscheidet.

Die Mythologien des Todes

Mythologisch existiert das so verstandene Totenreich, bevor der Mensch auf die Welt kam. Man könnte denken, daß eine Gottheit den Tod für die Menschen von Anfang an bestimmte.

Bevor *Ñañë* die Erde verließ, wollte er den Menschen die Unsterblichkeit verleihen. Sie sollten eine Nacht Wache halten und auf den Ruf *Ñañës* „Wechsele die Haut" dies tun. Sie schliefen aber ein, weshalb nur die Heuschrecken und Schlangen unsterblich wurden[5].

Trotzdem fällt es den Secoya schwer, die Tatsache zu akzeptieren, daß die Menschen sterblich sind und für immer von den Toten getrennt leben müssen.

In der Tat kreist das Denken der Secoya oft um die Problematik des Todes, und es gibt zahlreiche Versuche, den Tod und die Trauer zu überwinden. Bestes Beispiel dafür sind einige Erzählungen, von denen hier zwei angeführt werden sollen. Einem Schamanen der Vergangenheit wird folgendes nachgesagt: Er soll versucht haben, die Toten in die Welt der Lebenden zurückzubringen. Doch war der Versuch erfolglos, da die Toten ihrem früheren Leben und ihren geliebten Wesen entfremdet waren und nach mehreren Mißverständnissen wieder zurückgeschickt werden mußten.

Eine andere Erzählung handelt von einer Witwe, welche sich nicht mit dem Ableben ihres Mannes abfinden konnte. Sie wird schließlich von dem verstorbenen Mann abgeholt und mit ins Totenreich genommen. Dort ist aber das Leben für sie nicht möglich, und am Ende kommt sie zur Welt der Lebenden zurück.

Diese beiden Erzählungen vermitteln das Bild von einer „verkehrten Welt": Die Toten machen alles – im Vergleich zu den Lebenden – anders herum; oder die

Lebenden bzw. die Toten können nicht verstehen, was die anderen möchten oder meinen [6]. Trotzdem halten die Secoya am Glauben fest, den Tod unter bestimmten Umständen überwinden zu können. So glaubt man, daß es mehreren Leuten in der Vergangenheit gelungen sei, in die Oberwelt zu steigen. Dorthin zu gelangen, bedeutet für sie, an der Welt der verschiedenen Gottheiten teilzuhaben. Diese Gottheiten werden im allgemeinen *Wi'ñao wa'i* genannt, was soviel heißt, wie „diejenigen, die nicht sterben," oder als „die Frische, die frisch bleibt" übersetzt werden kann. So versuchte vor 20 Jahren eine Gruppe von Secoya durch strenges Fasten und Einnahme von Halluzinogenen, die Welt der Menschen zu verlassen und in den Himmel zu steigen. Die Erklärungen für das Scheitern dieses Versuchs sind unterschiedlich, und es würde zu weit führen, diese einzeln hier anzuführen. Dieser Versuch war wahrscheinlich der letzte in dieser Richtung. Seitdem haben sie sehr oft die Lehren des Christentums gehört, die ein ewiges Leben im Himmel nach dem Tode versprechen. Die Secoya glauben aber nach wie vor an die traditionellen Lehren über das Schicksal nach dem Tode. Sie haben sich mit der Idee abgefunden, daß das Leben im Himmel nur nach dem physischen Tod folgt. Das Christentum hat eigentlich bei ihnen keine fremden Lehren eingeführt, sondern sie paradoxerweise z. T. in den traditionellen Lehren bestärkt.

Anmerkungen

1) Im Norden und Nordosten ihres Gebietes leben andere West-Tukano-Gruppen (Siona, Coreguaje usw.). Die Informationen, die ich im folgenden vermittle, wurden in mehreren Forschungsaufenthalten bei den Secoya Ost-Ecuadors aufgezeichnet (Cipolletti 1983, 1984, 1985, 1987). Die einzige bisher vorliegende Monographie stammt von Vickers 1976.
2) Über die Methoden der Missionierung ist schon viel geschrieben und gesagt worden. Am deutlichsten hat m. E. an diesen Vorgehensweisen Münzel Kritik geübt (Münzel 1977: 118ff.).
3) Die Halluzinogene spielen eine herausragende Rolle im Leben der Secoya; ihre Einnahme bildet die Basis der religiösen Erfahrungen überhaupt (vgl. Cipolletti 1986).
4) In der Ausstellung sind Gegenstände zu sehen, die man beim Tod eines Mannes ins Grab stellen würde.
5) Tiere, die sich häuten, werden in Südamerika oft als unsterblich angesehen (vgl. Cipolletti 1983: 32ff.).
6) Diese Themen wurden bereits ausführlich von Cipolletti 1987 am 1987 b, 1988 a, und 1988 b behandelt.

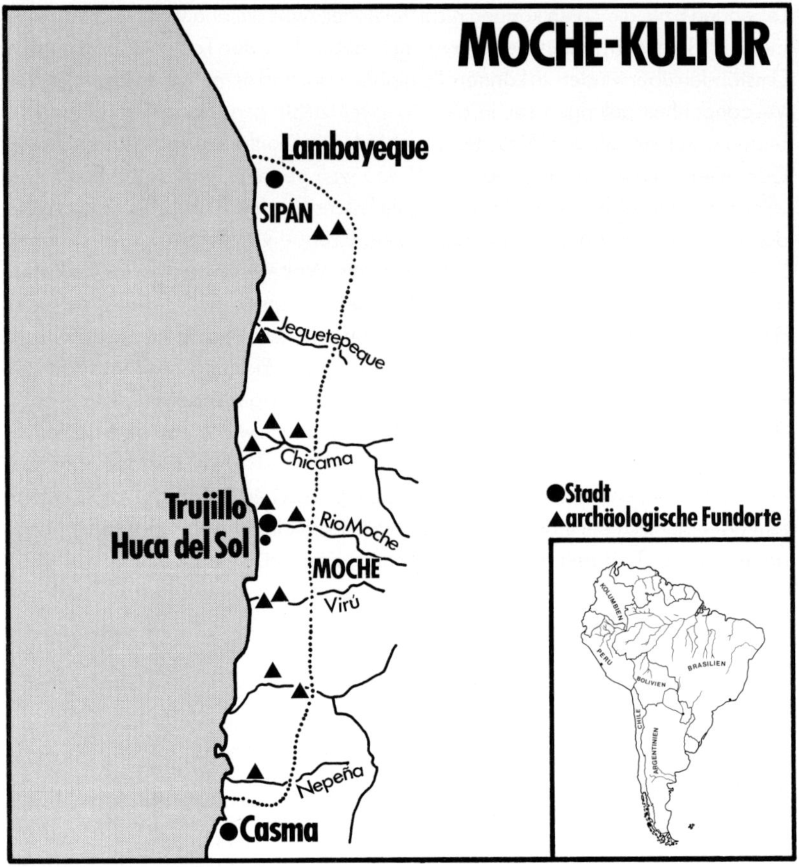
MOCHE-KULTUR
Lambayeque
SIPÁN
Jequetepeque
Chicama
Trujillo
Huca del Sol
Rio Moche
MOCHE
Virú
Nepeña
Casma
Stadt
archäologische Fundorte
KOLUMBIEN
PERU
BRASILIEN
BOLIVIEN
CHILE
ARGENTINIEN

Alt-Peru – Die geheimnisvollen Toten der Moche

»Zu jeder Statue, zu jeder Figur in einem Flachrelief oder auf einer Säule macht der Lehrer ein paar knappe sachliche Angaben, und jedesmal fügt er dann unweigerlich hinzu: „Man weiß nicht, was es bedeuten soll."«
(Calvino 1988: 12f.)

Die Moche-Kultur

Etwa zwischen dem 2. und 7. Jahrhundert nach Christus hatte im Wüstengebiet der heutigen peruanischen Nordküste die Moche- oder Mochica – Kultur ihre Blütezeit. Während dieser ihrer glanzvollen Periode existierten zur gleichen Zeit südlich des Mochica-Gebiets die Kulturen von Lima, Paracas und Nazca, die ebenfalls hohe künstlerische Leistungen hervorbrachten.

Als die Spanier Ende des 15. Jahrhunderts Amerika eroberten, war die Moche-Kultur schon längst ausgestorben. Weil in Amerika keine Schrift entwickelt worden war, ist es nicht möglich, durch schriftliche Informationen etwas über sie zu erfahren. Warum hier auf eine Kultur eingehen, über die Informationen so spärlich sind? Der Grund ist, daß es selten eine Kultur gegeben hat, die sich so intensiv mit den Beziehungen zwischen Toten und Lebenden beschäftigt und dies plastisch dargestellt hat. Vor allem auf Tongefäßen von hohem künstlerischen Rang stellten sie Skelette und Tote dar.

Wer waren die Moche[1]? Die Moche-Kultur war vermutlich in der Gegend von Chicama kurz vor Beginn unseres Zeitalters entstanden und verbreitete sich zwischen dem 3. und 5. Jh. über die benachbarten Täler. Wasser ist in den wüstenartigen Gegenden der Küste von großer Bedeutung. Die Moche verstanden es, Bewässerungsanlagen (Aquädukte, Kanäle usw.) von großer Vollkommenheit zu bauen, die zum Teil bis in die Gegenwart hinein benutzt werden.

125 Steigbügelgefäß (Moche-Kultur, Alt-Peru). Foto M. Obermaier 1989.

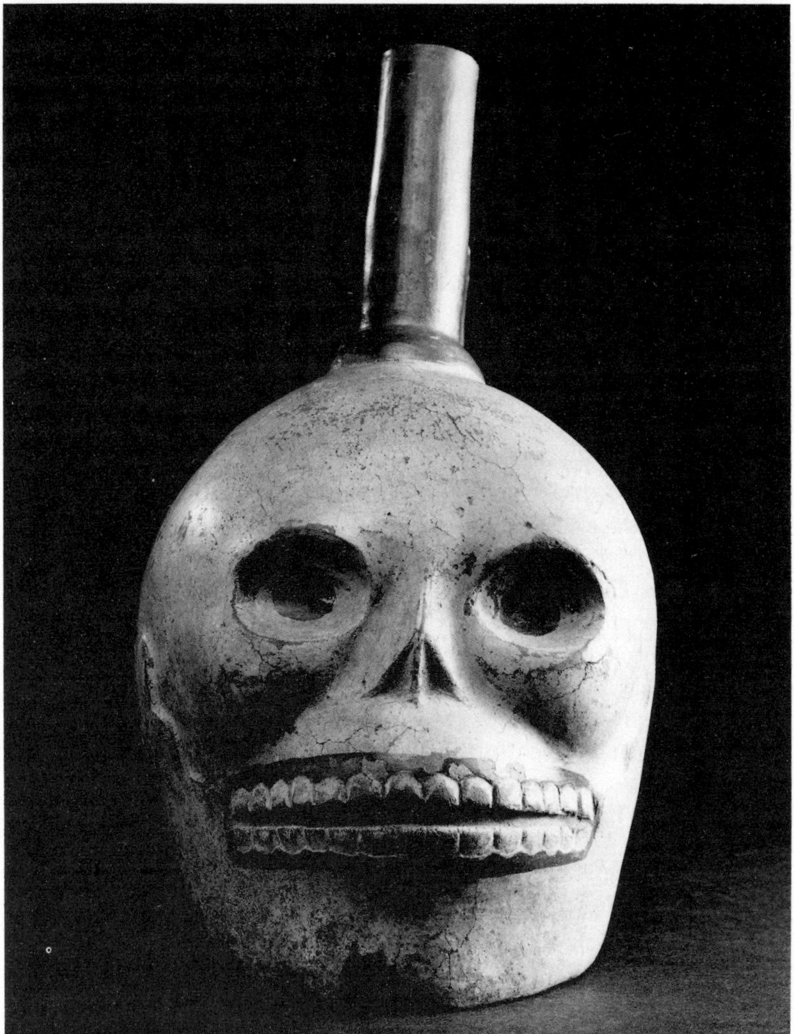

Über ihre Wohnhäuser ist wenig bekannt. Die Häuser von Bauern waren klein und quadratisch, die Wände aus Schilfgeflecht mit Lehmbewurf. Diese Wohnhäuser standen am Fuße der großen Zeremonialgebäude – Pyramiden mit Esplanaden. Eines der bedeutendsten Zeremonialzentren erhob sich an der Mündung des Moche-Flusses und umfaßte zwei große pyramidenartige Komplexe, die ca. 50 m hoch waren. Es wird geschätzt, daß bei ihrer Errichtung mehr als 50 Millionen flache kubische Lehmziegel verwendet wurden. Der dafür erforderliche Zeit- und Arbeitsaufwand läßt auf eine zentralorganisierte Gesellschaft schließen, die genügend Autorität besaß, um Tausende von Menschen auf einer Baustelle zusammenzuziehen.

Die wichtigste archäologische Entdeckung der Moche-Kultur ist so neu, daß darüber bis jetzt nur kurze Berichte vorliegen[2]. 1987 wurde in Sipán eine Plattform ausgegraben, die mehrere Sepulkralkammern umfaßt. Der Reichtum an Gold, Edelsteinen und der Bestattungsaufwand der dort Begrabenen ist so beeindrukkend, daß man unter den Toten einen Priester-Krieger vermutet. Dieser Tote, dessen Gesicht eine goldene Maske bedeckt, liegt mit zwei Frauen und Dienern (die offensichtlich nach seinem Tode geopfert wurden) begraben. Mehr als 1 000 Tongefäßte wurden bis jetzt ausgegraben. Dieser neue Fund wird sicher Auskunft über wenig bekannte Elemente der Moche-Kultur geben[3].

Die Tongefäße und ihre Darstellungen

Die meisten Tongefäße wurden in Gräbern gefunden und anscheinend speziell für Bestattungszwecke hergestellt, d. h. es handelt sich dabei nicht um alltägliche Gebrauchsgegenstände; eine Tatsache, die für einen großen Teil der vorkolumbischen Kulturen Lateinamerikas zutrifft[4].

Häufig waren die Tongefäße aus zweiteiligen Modeln geformt, dann geglättet, poliert und schließlich vor dem Brand bemalt worden. Typische Formen sind Gefäße mit Ausguß und Henkel in Steigbügelform (Abb. 126) und kugelige Krüge mit langem Hals[5]. An Farben wurden verschiedene Nuancen des Dunkelrot und Rostbraun, kombiniert mit Elfenbein- oder Cremeweiß, verwendet.

Was malten die Moche-Künstler auf die Tongefäße? Früher neigten die Archäologen zu der Ansicht, daß alle Handlungen des Alltags dargestellt wurden. Nicht

126 Steigbügelgefäß mit masturbierendem Skelett (Moche-Kultur, Alt-Peru). Foto Rautenstrauch-Joest-Museum für Völkerkunde, Köln 1989.

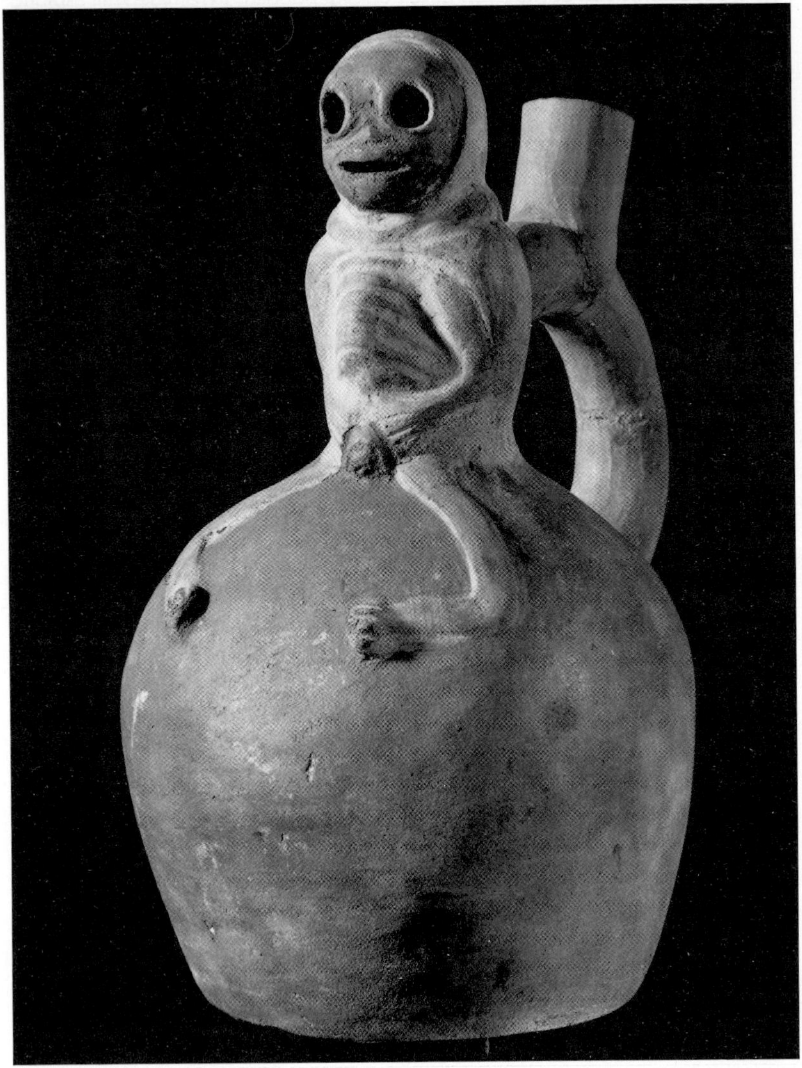

127 Steigbügelgefäß mit einem aus einem Schneckengehäuse herauskriechenden Skelett (Moche-Kultur, Alt-Peru). Foto Museum für Völkerkunde Berlin 1989.

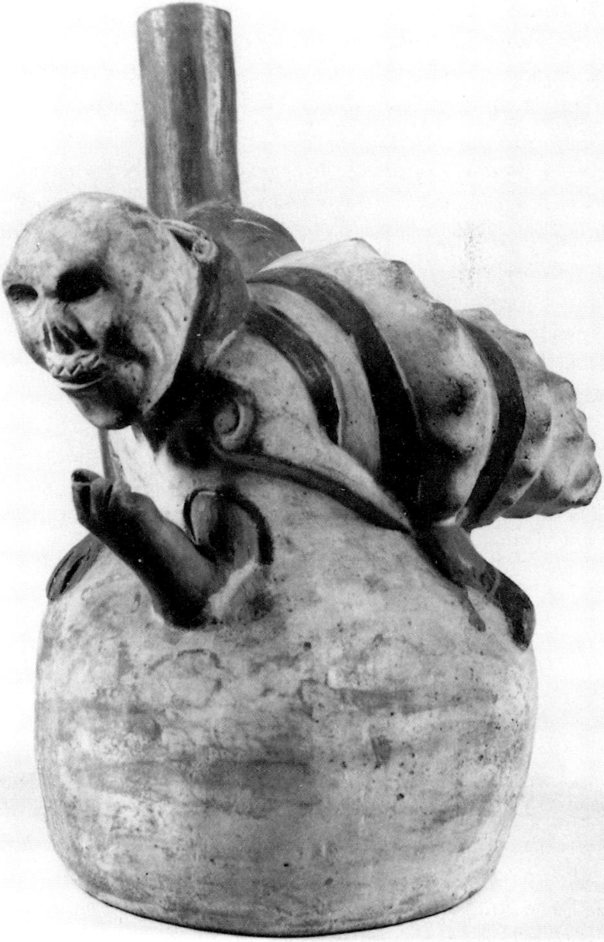

nur die Pflanzen (Mais, Bohnen usw.) und Tiere (Hirsche, Meerestiere), die im Leben der Moche eine Rolle spielten, sondern auch Jagd- und Opferszenen, Darstellungen von verschiedenen Krankheiten und Behinderungen wurden gemalt. Beliebte und häufig übliche Darstellungen sind die von Kriegsopfern bzw. Sklaven, die offensichtlich gedemütigt und gefoltert wurden. Berühmt sind auch die Porträts, die lachende, schlafende, junge oder greise Menschen zeigen. Im Gegensatz zu der zuvor erwähnten Auffassung meinen heute einige Autoren, daß es sich um eine nicht-säkulare Kunst handelt, daß viele Szenen des Moche-Alltags überhaupt nicht dargestellt wurden [6].

Diese Töpferkunst erfuhr um das 7. Jh. einen deutlichen Niedergang. Die Formen verloren ihre Proportionen, der Dekor wurde nachlässig aufgetragen. In der Endphase drangen fremde Einflüsse aus anderen Gegenden ein, u. a. aus den südlichen Anden (Huari bei Ayacucho) [7].

Daß die Moche oft Tote auf den Tongefäßen dargestellt haben, könnte vermuten lassen, es seien bewegungslose Leichen oder Verstorbene in einem Grab abgebildet worden. Dagegen sind Lebendigkeit und die vitalen Aspekte des Lebens Hauptmerkmal der Moche-Darstellungen von Toten. Die Tatsache, daß es sich um einen Toten handelt, wird durch die Abbildung eines Totenschädels ausgedrückt, manchmal durch leere Augenhöhlen oder Streifen, die auf Gerippe schließen lassen (Abb. 130). Oft ist der Darstellungskontrast zwischen diesen Merkmalen und einem eregierten männlichen Glied kraß. Eine umfassende Analyse der Darstellungen von Toten ist m. W. bis jetzt noch nicht gemacht worden [8]. Hier kann nur auf einige dieser Darstellungen eingegangen werden. Jedes der folgenden ikonographischen Motive hat zahlreiche Parallelen, d. h. es handelt sich nicht um Einzelmotive, sondern um Themen, die offensichtlich bei den Moche-Künstlern populär waren.

Musik und Tanz sind oftmals Aspekte, die mit einem oder mehreren Toten assoziiert werden. Die Figuren spielen z. B. eine Panflöte, ein Musikinstrument, das erstaunlich oft mit den Toten in Erscheinung tritt (Abb. 128) [9]. Ein beliebtes Thema – sowohl auf Ton gemalt als auch als Reliefdekor dargestellt – ist der Totentanz, in dem eine Reihe von Totenfiguren tanzt [10]. Ebenfalls häufig sind große Maisbierkrüge dargestellt, die auf die dionysische Lebensweise der Toten – Musik, Tanz und Trunkenheit – hinweisen.

128 Steigbügelgefäß, mit musizierenden und tanzenden Toten bemalt (Moche-Kultur, Alt-Peru). Foto Museum für Völkerkunde Berlin 1989.

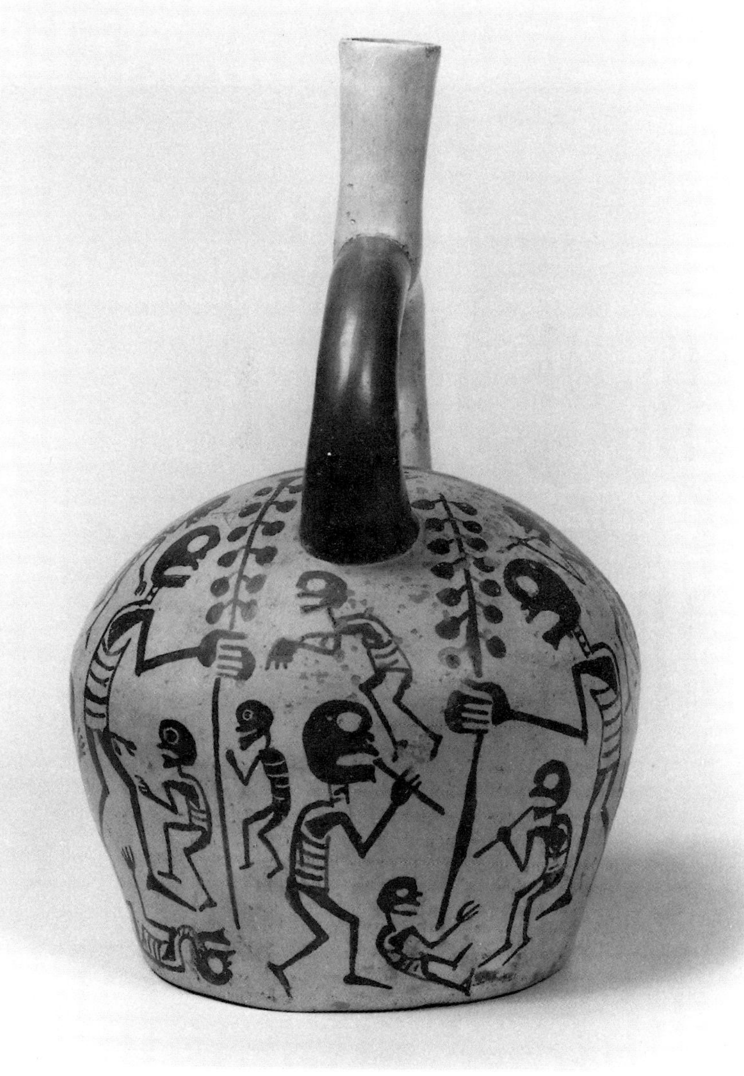

129 Jagdszene im Jenseits? Der Tote trägt auf dem Rücken ein erlegtes Tier (Moche-Kultur, Alt-Peru). Foto M. Obermaier 1989.

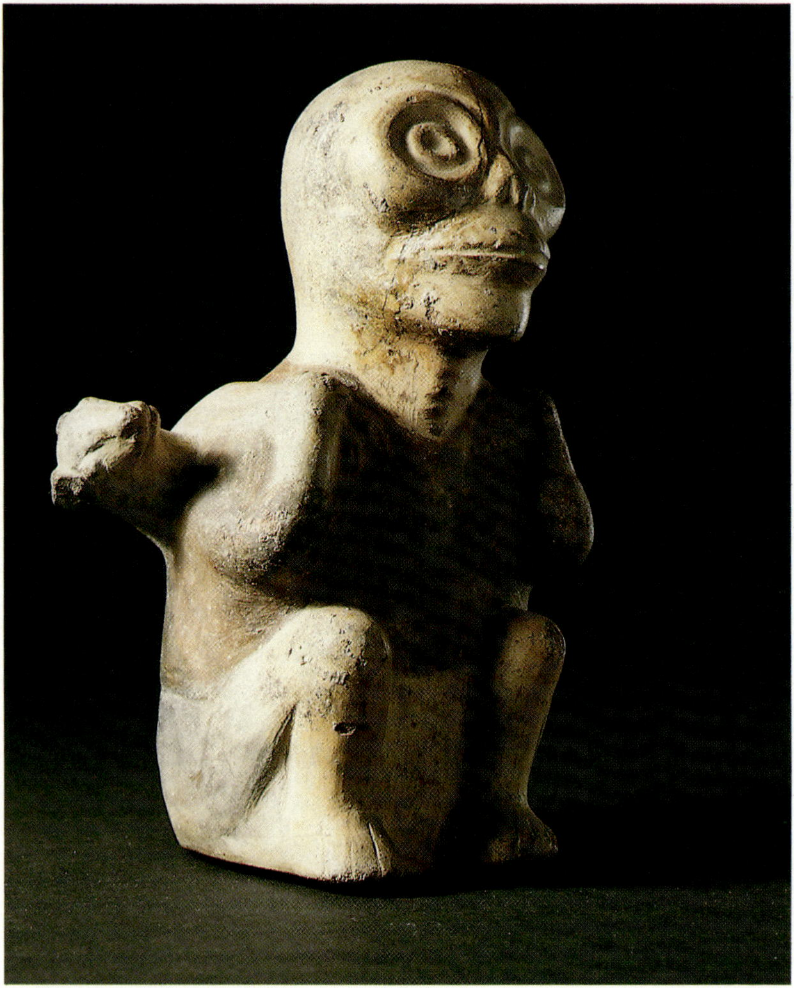

130 Steigbügelgefäß, eine erotische Szene darstellend (Moche-Kultur, Alt-Peru). Foto Rautenstrauch-Joest-Museum für Völkerkunde, Köln 1989.

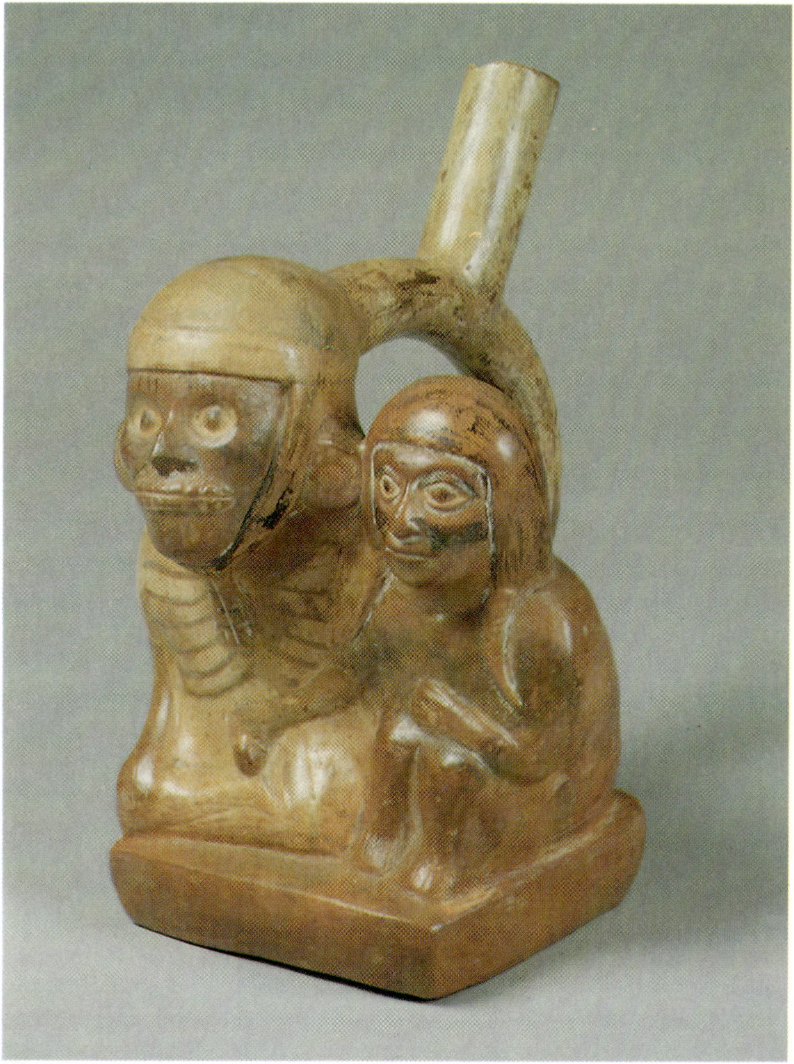

Darstellungen von Toten werden oft mit einem Hirsch in Zusammenhang gebracht: so beispielsweise ein Toter, der von der Jagd zurückzukommen scheint und auf seinem Rücken ein erlegtes Tier mitbringt (Abb. 129)[11].

Erstaunlich oft werden Tote bei sexuellen Handlungen dargestellt: z. B. beim Masturbieren, oder ein Mann, der von einer Frau masturbiert wird[12]. Häufig werden lebende Frauen dargestellt, die sexuelle Handlungen mit einem Toten haben; oder aber es gibt Gefäße, auf denen sowohl der Mann als auch die Frau klar als Verstorbene erscheinen[13].

Die erotischen Szenen, in denen Tote die Hauptprotagonisten sind, bilden nur einen Teil aller erotischen Darstellungen der Moche. Sie haben praktisch die ganze Palette möglicher Formen sexuellen Verkehrs ausgeschöpft. Dies ist insofern einzigartig, als es in dieser Hinsicht unter den vorkolumbischen Kulturen Lateinamerikas keine Parallele gibt. Erotische Kunst ist dort nämlich kaum bekannt[14]. Diese Darstellungen sind in der Tat so dominant, daß man sogar eine Theorie über den Untergang der Moche-Kultur auf Grund ihres moralischen und sittlichen Verfalls postuliert hat[15].

Der Versuch, ikonographische Darstellungen zu deuten, für die es weder schriftliche noch mündliche Informationen gibt, ist äußerst schwierig. Man hat Parallelen zwischen der Moche-Ikonographie und den Aufzeichnungen früher spanischer Quellen gezogen, und sogar gegenwärtige indianische Kulturen der Zentralanden wurden als Interpretationsmöglichkeiten einbezogen. Autoren, die diese Methode benutzen, rechnen damit, daß einige Vorstellungen und Rituale in den Anden sehr alt sind[16]. So faszinierend diese Projektionen von Informationen der jüngeren Vergangenheit und Gegenwart in eine ferne Vergangenheit sind, so darf man nicht vergessen, daß zwischen dem Untergang der Moche-Kultur und den ersten schriftlichen Aufzeichnungen in den Zentralanden fast ein Jahrtausend vergangen ist!

Und dennoch erlauben uns die Moche-Darstellungen von Toten einige allgemeine Aussagen: Beeindruckend an ihnen ist, daß es sich bei den Toten um „lebende Toten" handelt, die ihre irdische Existenz vollendet haben und trotzdem ein Weiterleben genießen. Den Ort des Moche-Totenreiches werden wir wohl nie kennenlernen. Die Ikonographie vermittelt deutlich : Die Lebensweise der Toten beinhaltet offensichtlich auch das Trinken und das Tanzen. Die Betonung des sexuellen Lebens der Toten beeindruckt die Betrachtenden vielleicht am tiefsten, denn die Moche-Künstler verstanden es, das primäre, elementare physische Leben mit den Zügen des Todes zu vereinen.

Anmerkungen

1) Im folgenden stütze ich mich vor allem auf die Ausführungen Lavallées 1986: 153ff. Vgl. Bennett 1946, Donnan und MacKey 1978, Kosok 1965, Matos Mendieta 1983.
2) Vgl. Alva 1988 und Donnan 1988. Die zahlreichen Fotos und Zeichnungen in den Berichten geben Auskunft über die Relevanz der Funde.
3) Moche-Grabstätten sind wegen ihrer Goldobjekte häufig Opfer von Plünderern gewesen. Das war auch hier der Fall, jedoch gelang es ihnen offensichtlich nicht, bis zu den Sepulkralkammern vorzudringen.
4) Coe 1972: 191f.
5) Es wurden fünf verschiedene Stilphasen – auf Grund des aufgemalten Dekors und der Veränderungen der Steigbügelform – festgestellt (Larco Hoyle 1946).
6) Donnan 1976: 130.
7) Lavallée 1986: 177.
8) Benson 1972 a, Donnan 1976, Hocquengham 1979, 1983, Kaufmann Doig 1979, Kutscher 1950, 1954.
9) U. a. Kaufmann Doig 1979: Abb. 85.
10) Benson 1972 b: Abb. 6-5, 6-6. Kaufmann Doig 1979: 83.
11) Benson 1972 b: Abb. 6-4, Kaufmann Doig 1979: 83.
12) Insbesondere von Larco Hoyle (1965) abgebildet. Vgl. auch Benson 1972, Kaufmann Doig 1979: Abb. 58, 59, 63, 84, 86, 87.
13) Z. Beispiel in Benson 1972 b: 6-12.
14) Ebda.: 130.
15) Larco Hoyle 1965.
16) Hocquengham 1979, 1983: 71.

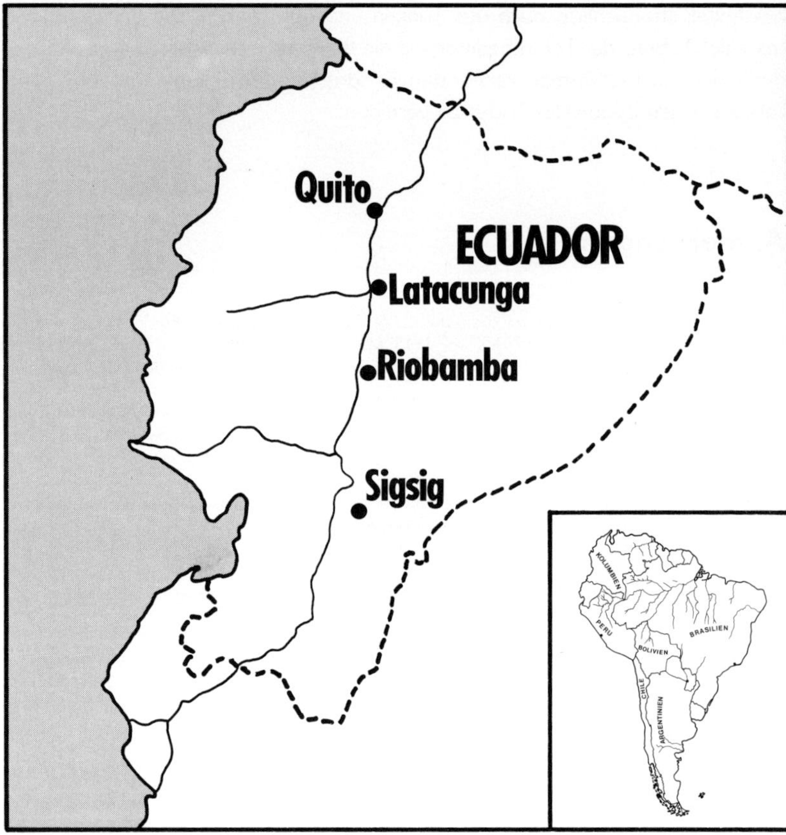
Quito
ECUADOR
Latacunga
Riobamba
Sigsig
KOLUMBIEN
PERU
BRASILIEN
BOLIVIEN
CHILE
ARGENTINIEN

Totenspiele im Hochland

Wenn jemand gestorben ist, halten die quechua-sprachigen Indianer der ekuadorischen, peruanischen und bolivianischen Anden eine Totenwache *(velorio)*. Die Totenwache, die auch unter der nicht-indianischen Bevölkerung Lateinamerikas verbreitet ist, wird vor allem im Hochland Ekuadors und Perus von Gemeinschaftspielen begleitet. Diese Spiele haben sehr verschiedene Zielsetzungen; sie dienen u. a. dazu, daß man in der langen Nacht, wenn Verwandte und Nachbarn der Familie des Verstorbenen Gesellschaft leisten, nicht einschläft[1].

Andere Spiele – vor allem das *Huairu-* und das *Pishca*-Spiel – besitzen einen noch tieferen Sinn. In einigen Regionen z. B. können die Spieler die Tiere des Verstorbenen gewinnen, oder man bezahlt aus dem Erlös des Spiels die Kosten der Totenwache – zu der auch die üppige Bewirtung der Anwesenden gehört. Manchmal sieht man das Spiel auch als Möglichkeit an, den Toten die Reise ins Jenseits zu erleichtern. Vor allem in einigen Hochlandgegenden Ekuadors drückt das Spiel das Verhältnis aus, das den Dahingeschiedenen bis über den Tod hinaus mit den Lebenden verbindet: Der Tote, denkt man, lenkt den Würfel und zeigt so seine Abneigung oder Zuneigung den einzelnen Spielern gegenüber. Das Glück im Spiel wird dann als positiv für das persönliche Wohlergehen des Betreffenden gewertet.

Die Analyse der früheren Quellen bezeugt, daß es sich um Spiele vorspanischen Ursprungs handelt[2]; man hat z. B. archäologische Spielbretter und Objekte gefunden, die als Würfel interpretiert werden.

In der Provinz Tungurahua im Hochland Ekuadors baut man um den aufgebahrten Leichnam herum alle möglichen Speisen auf. Die Spieler nehmen in einer Reihe zu beiden Seiten Platz und werfen sich den *Huairu*-Würfel über den Leichnam hinweg gegenseitig zu. Der Gewinner erhält ein Tier aus dem Besitz des Verstorbenen. Der Sinn des Spiels ist, sein Hab und Gut zu verspielen und neu aufzuteilen. Die Angehörigen behalten nur die zur Neuaufzucht erforderlichen Tiere für sich.

Von der Üppigkeit des Leichenschmauses, an dem auch die Seele des Toten teilnimmt, soll das Wohlergehen der Anwesenden in der Zukunft abhängen. Falls die blanke Seite des Würfels wiederholt fällt, gilt dies als schlechtes Zeichen, Äußerung des Mißfallens seitens des Toten gegenüber einem der Abwesenden. Man betet dann und ersucht den Verstorbenen gnädig zu sein. Denn man ist überzeugt, daß es die Seele des Toten selbst ist, die den Würfel lenkt und in den einzelnen Würfen Sympathie oder Antipathie für einen Spieler zum Ausdruck bringt[3].

Etwas weiter östlich, bei den Canelo Indianern, ist es Pflicht der Verwandten, das Spiel zu veranstalten, um den Toten zu ehren und auf seiner letzten Reise zu begleiten. Er wird sich dafür bedanken. Spielt man nicht, muß man mit allen möglichen Schicksalsschlägen rechnen. Das Spiel, das die Canelo veranstalten, besteht darin, Maiskörner in die Löcher eines Spielbretts zu werfen. Die tiefe Verknüpfung zwischen dem Toten und dem Spiel drückt sich in der Tatsache aus, daß auf dem Spielbrett eine kleine menschliche Figur dargestellt ist, die die Totenseele repräsentiert. Dieses Spiel wird als eine Ehre für den Toten verstanden, gleichzeitig erleichtert man auf diese Weise die Reise der Totenseele ins Jenseits[4].

Gehen wir jetzt auf das *Huairu*-Spiel ein, wie es in Sigsig (Provinz Azuay, Hochland-Ekuadors) gespielt wird. Das Spielbrett, die Würfel und die „Seelenbilder", die darin benutzt werden, sind in der Ausstellung zu sehen[5].

Das Spiel setzt sich aus einem Würfel, einem Spielbrett und „Spielmarken", Bohnen oder Maiskörner zusammen. Der Würfel besteht in diesem Fall aus dem Knochen eines Rindes. Von seinen sechs Längsflächen sind fünf mit Kreisaugenmotiven ornamentiert, Standfläche und Oberseite sind unverziert. Die Punktmarkierung von 1 bis 5 ist auf den Längsseiten vertikal angeordnet.

Das Spielbrett schneidet man etwa rechteckig aus dem Blatt einer Agavenpflanze zurecht und stanzt runde Löcher heraus: 5 große und 24 kleinere (Abb. 131). Das Spielbrett muß auf dem Boden liegen, niemals kann man auf einem Tisch spielen.

Das Spiel wird zwischen zwei Parteien, zu denen sowohl Frauen als auch Männer gehören, ausgetragen. Zunächst wirft ein Spieler den Knochenwürfel in die Luft. Fällt er so, daß die mit dem Kreuz bezeichnete Seite nach oben zu liegen kommt, so darf die Partei des Werfers das Spiel beginnen, und zwar auf einem kurzen Weg. Die andere Partei muß den längeren Weg spielen, d. h. sie muß mehr Löcher überwinden. Als Sieger geht die Partei hervor, die als erste ihre Marke in das „Haus" in der Mitte legt.

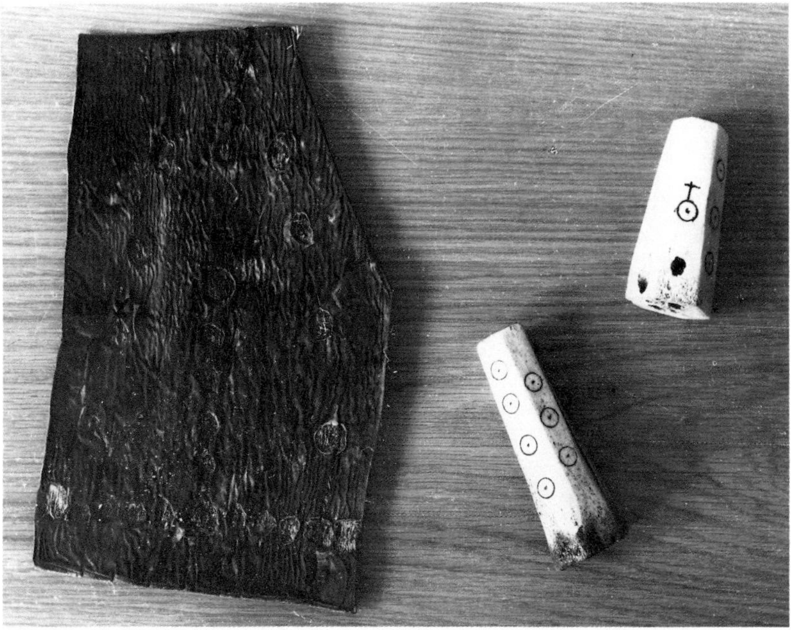

131 HUAIRU-Spiel. Spielbrett aus Agavenblatt und zwei Spielwürfel aus Rindsknochen. Als Spielmarken dienen Bohnen oder Maiskörner. Aus dem Agavenblatt sind 5 größere und 24 kleinere runde Vertiefungen herausgeschnitten. (Sigsig, Provinz Azuay, Hochland Ekuadors). Foto J. Wentscher 1967.

Man spielt um Geld; wird aber kein Geld gesetzt, dann sprechen die Verlierer Gebete für den Verstorbenen. Das gewonnene Geld wird dem Veranstalter der Totenwache zur Verfügung gestellt als eine Art Beihilfe für die entstandenen Kosten.

Für das Spiel sind sogenannte Seelenbilder erforderlich *(cuadro de almas)*, die aufgehängt werden und vor denen das Spiel stattfindet. Die Seelenbilder sind auf Leinwand gemalte Bilder (Abb. 132), dazu gehört noch eine Reihe von kleineren Bildern aus Papier. Auf dem großen Zentralbild sind eine Reihe von Szenen dargestellt: die Dreifaltigkeit, das Jüngste Gericht, die Hölle und das Fegefeuer: Sie berichten also vom Schicksal, das die Verstorbenen nach christlicher Lehre erwartet. Die kleinen Zeichnungen (Abb. 133) stellen ihrerseits Totenschädel dar, kombi-

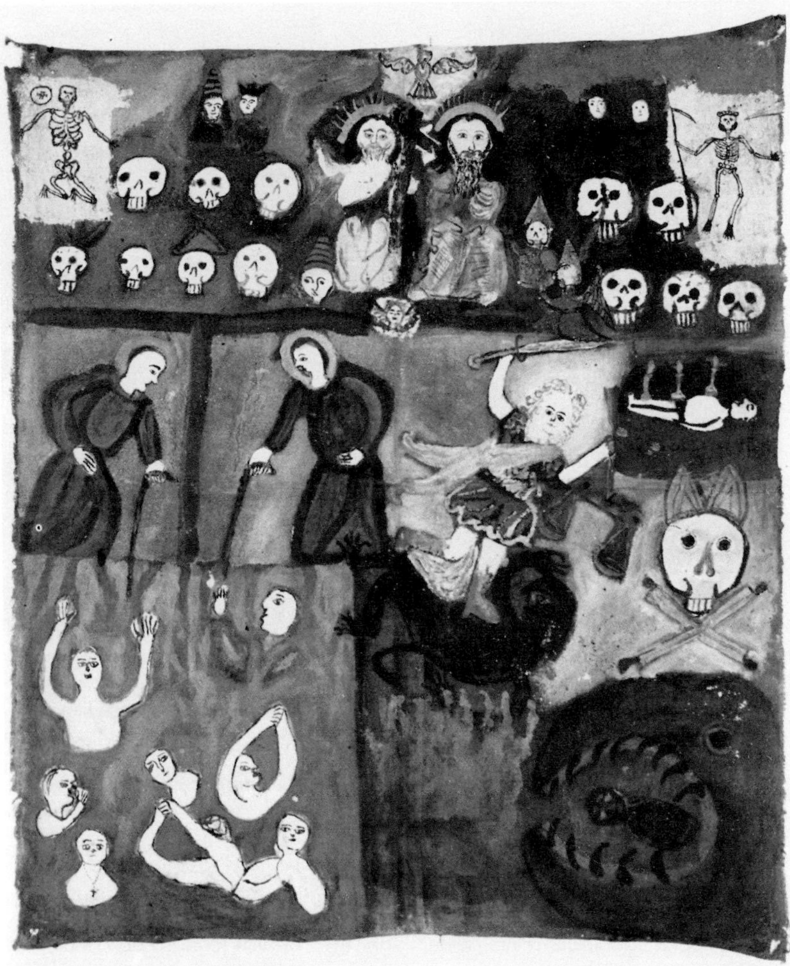

132 Seelenbild. Das HUAIRU-Spiel wird während der Totenwache vor einem Seelenbild gespielt. Oben ist die Dreifaltigkeit mit der Taube des Heiligen Geistes. Zu beiden Seiten befinden sich Totenköpfe sowie zwei Skelette. Unten gestikulieren nackte Figuren in den Höllenflammen. Rechts ein Engel mit Schwert und Waage, der den Teufel in die Hölle zurücktreibt. In der unteren Ecke rechts ist die Höllenschlucht (Teufel?) mit einem Menschen im Maul wiedergegeben (Sigsig, Provinz Azuay, Hochland Ekuadors). Foto J. Wentscher 1967.

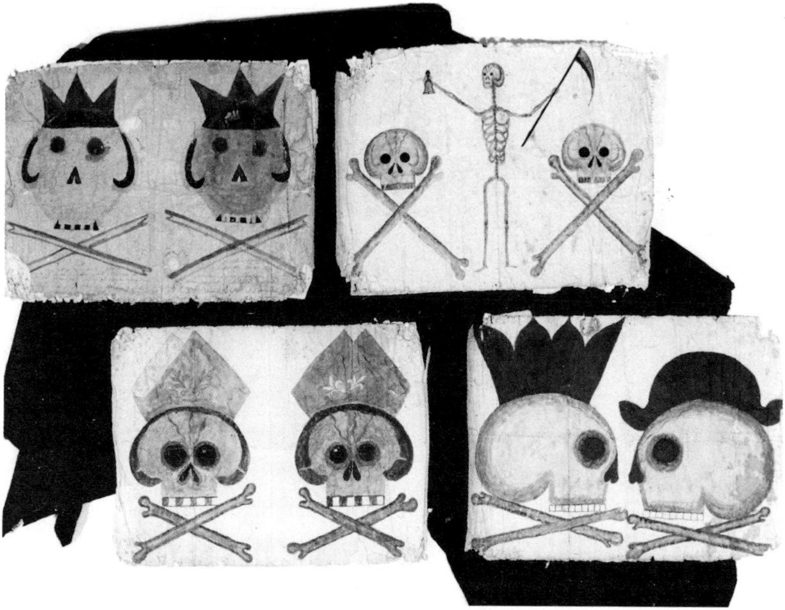

133 Papierbilder (CUADROS DE ALMAS) mit Darstellungen von Totenschädeln werden bei einer Totenwache symmetrisch um das dazugehörige Seelenbild (Abb. 132) aufgehängt. Vor diesem Arrangement spielt man das HUAIRU-Spiel (Sigsig, Provinz Azuay, Hochland Ekuadors). Foto J. Wentscher 1967.

niert mit Gebeinen von verstorbenen Verwandten, aber auch von Priestern, Bischöfen, Kardinälen. Eine Zeichnung bildet den Tod als Skelett mit der Sense ab.

Das gesamte Seelenbild wird das ganze Jahr über in einem schwarzen Tuch zu einem Bündel geschnürt, aufbewahrt und nur zu Allerseelen oder für eine Totenwache ausgepackt und aufgebaut.

Anmerkungen

1) Vgl. Hartmann 1981.
2) Scholten 1988: 10ff.
3) Karsten 1920: 7ff.
4) Karsten 1920: 82-85.
5) Der nächste Abschnitt basiert auf der Arbeit von Hartmann und Oberem (1968: 240ff.), die ebenfalls die einschlägige Literatur herangezogen haben

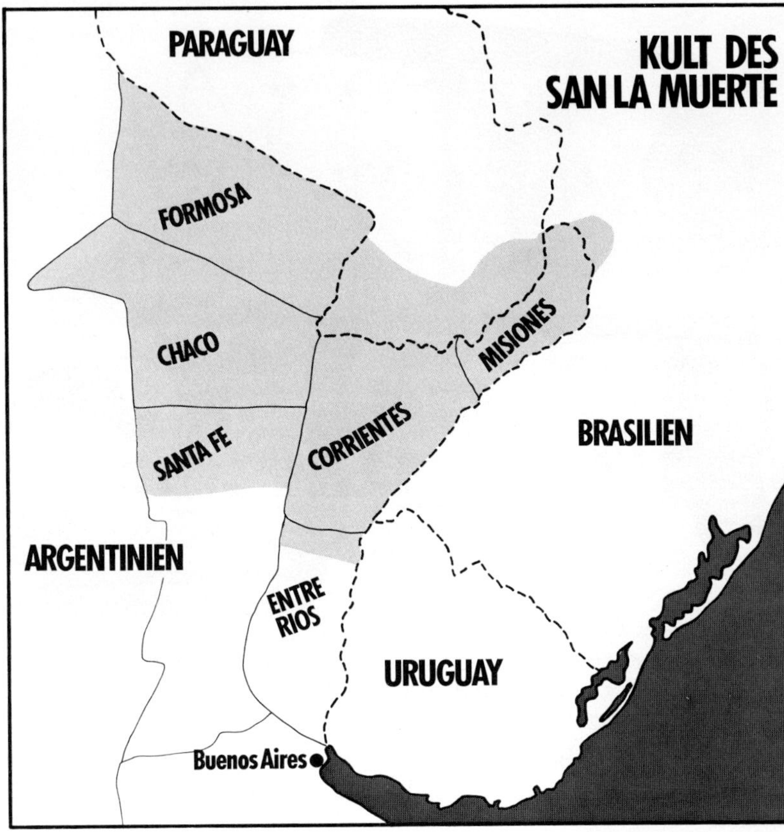
KULT DES
SAN LA MUERTE
PARAGUAY
FORMOSA
CHACO
MISIONES
SANTA FE
CORRIENTES
BRASILIEN
ARGENTINIEN
ENTRE
RIOS
URUGUAY
Buenos Aires

San La Muerte – Der Tod als christlicher Heiliger

Die Abteilung, die Südamerika gewidmet wurde, endet mit *San la Muerte* („Heiliger Tod"). Hier handelt es sich nicht um Begräbnisrituale oder Jenseitsvorstellungen einer Stammeskultur, sondern um den Glauben an die mögliche Wirksamkeit einer skelettartigen Figur, die als ein Heiliger konzipiert wird, und zu der man u. a. betet, um anderen Menschen Böses anzutun.

Das Zentrum des zum Teil verborgenen Kultes des *San la Muerte* sind die nordöstlichen Provinzen Argentiniens (Santa Fe, Chaco, Corrientes, Formosa, Misiones) und die angrenzenden Regionen Paraguays und Brasiliens. Diese Gegenden dekken sich z. T. mit dem früheren Wohngebiet der Guaraní-Indiander; in der Tat ist die zweite Sprache hier die Guaraní-Sprache. Die Einwohner haben oft indianische Vorfahren, jedoch sind viele europäischer Herkunft. Nicht nur die Land-, sondern auch die Stadtbevölkerung in diesen Regionen betet den *San la Muerte* an, aber auch katholische Heilige. *San la Muerte* wird selbstverständlich von der katholischen Kirche nicht anerkannt, er ist Teil eines in den südamerikanischen Ländern bekannten Phänomens des „populären Katholizismus." Die sog. *santos populares* (Volksheilige) sind meistens Individuen, die auf Grund ihres gewaltsamen Todes als Wundertätige angesehen werden. An sie richtet man seine Gebete.

Die Legenden, die auf die Taten des *San la Muerte* eingehen, zeigen aber seine Einbettung in das Christentum: sie erzählen davon, daß der Heilige von Gott damit betraut wurde, über den Tod der Menschen zu herrschen bzw. seinen Zeitpunkt zu bestimmen [1].

Traditionell werden die skelettartigen Figuren aus Knochen oder Holz geschnitzt. Sie reichen von 2 oder 3 cm bis zu 15 oder 20 cm. Die kleinen Figuren sollen unter der Haut angebracht werden. In einigen Fällen geschah es, daß der Volksheilige, stark verwundet, nicht sterben konnte, ehe man die Figur des Todes nicht entfernt hatte. Menschliche, aus alten Gräbern stammende Knochen werden als besonders wirksam angesehen. Es soll bei archäologischen Ausgrabungen oft passiert sein, daß menschlichen Skeletten Fingerknochen fehlten. Angeblich wurden sie gestohlen und als Material für das Schnitzen von *San la muerte* verwendet [2].

134 San la Muerte, in Holz geschnitzt (Provinz Corrientes. Nordost-Argentinien). Foto M. Obermaier 1989.

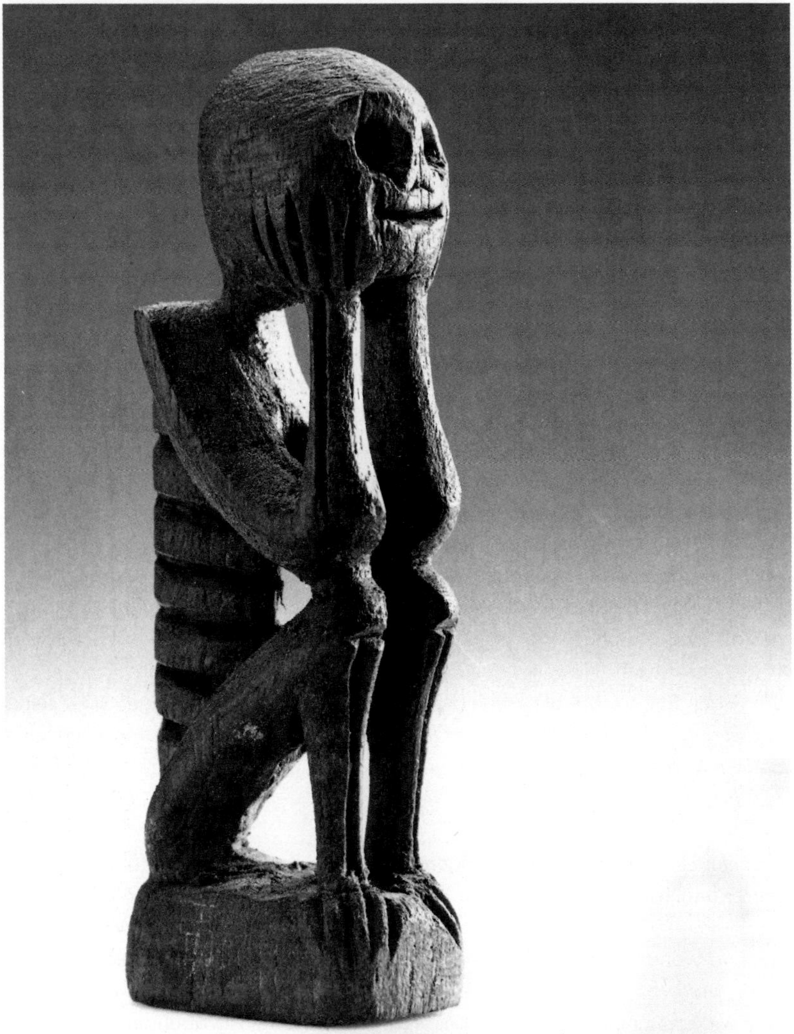

135 Räucherkräuterpackung. Kräuterbrennen als Teil des Kultes für SAN LA MUERTE ist eine rezente Erscheinung, wahrscheinlich ein Einfluß der UMBANDA-Kulte Brasiliens. (Argentinien). Foto M. Obermaier 1989.

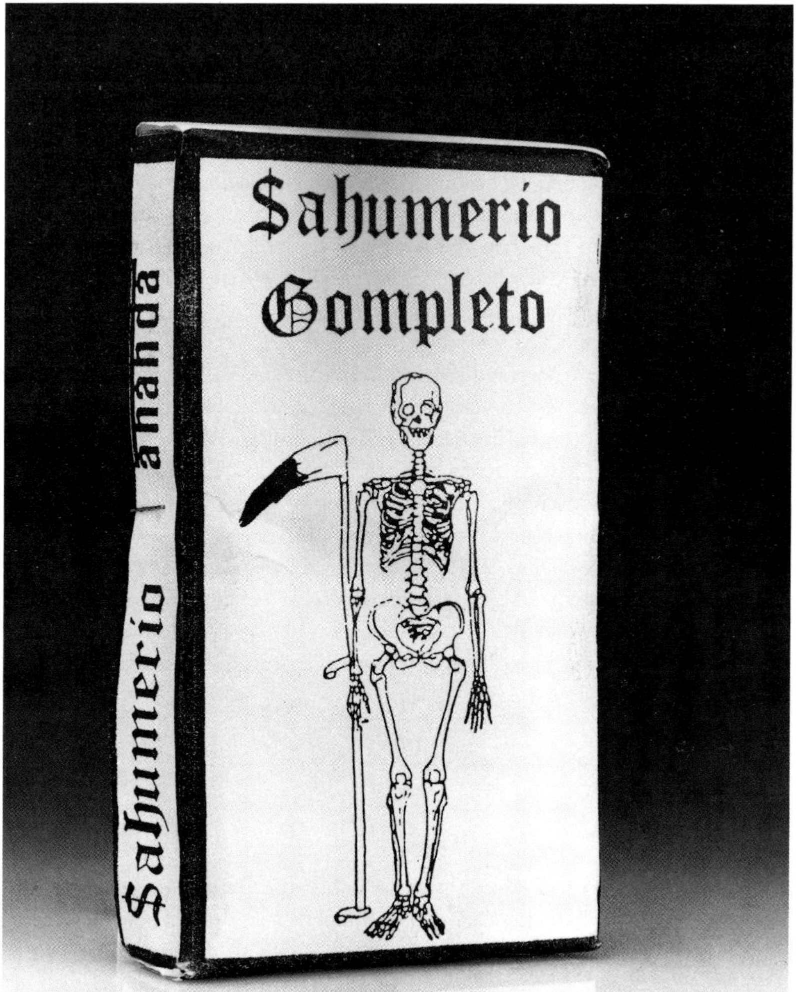

In den letzten Jahren werden die Figuren auch maschinell, aus Metall oder Plastik, angefertigt, was für die wachsende Verbreitung des Kultes spricht. Der Tod wird auf zweierlei Weise dargestellt: entweder sitzend oder stehend (Abb. 134, 136).

Damit die Figur wirksam werden kann, muß sie „getauft" werden, und zwar von einem Priester. Man nimmt die Figur zur Sonntagsmesse mit, und während der nichtsahnende Priester die Anwesenden segnet, wird die Figur mitgesegnet. Sie wird dann entweder als Amulett in einer Tasche getragen oder aber an geheimen Orten des Hauses aufbewahrt. Manchmal steht sie auf privaten Altären, etwa in Häusern „weiser Frauen," die heilen können. Einzelheiten des Kultes beziehen sich auf den Gebrauch der Figur. Entweder wird sie begraben, oder sie wird zur Strafe bis der Heilige ein Versprechen macht, mit dem Kopf nach unten aufgestellt, oder man stellt sie mit dem Gesicht in die Richtung blickend, aus der man böse Absichten (z. B. von einer neidischen Nachbarin) vermutet[3].

Das Wirken des *San la Muerte* deckt sich zum Teil mit dem, was man im populären Katholizismus Lateinamerikas von den Heiligen erwartet: Hilfe bei der Krankenheilung, in Liebesaffären, bei der Suche nach verlorengegangenen oder gestohlenen Gegenständen. Jedoch besitzt er eine Fähigkeit, die den christlichen Heiligen fehlt, nämlich die Möglichkeit, andere Menschen krank zu machen oder sogar zu töten. Der dunkle Charakter des Heiligen erschwert es, über diese Aspekte seines Kultes Auskunft zu bekommen. Ein Gebet an *San la Muerte*, das seit einigen Jahren gedruckt zirkuliert, zeigt auf beeindruckende Weise, wie man sich mit seiner Hilfe an anderen rächen kann. Das Gebet befindet sich in Spanisch auf der Rückseite einer Schachtel mit Räucherkräutern, die neuerdings zum Kult gehören (Abb. 135). In der Übersetzung lautet es:

> Oh Herr Tod
>
> Gebet
>
> „Oh Du, Herr Tod, skelettgestaltiger, mächtiger Geist, grenzenlos stark wie Samson in all Deiner Majestät, unentbehrlich im Augenblick der Gefahr, rufe ich Dich an, Deiner Güte gewiß. Bitte den allmächtigen Gott, daß er mir alles, was ich von Dir verlange, zugesteht, daß derjenige, der mir mit Zauber oder dem bösen Blick geschadet hat, es sein Leben lang bereut,

und daß sich das Böse unverzüglich gegen ihn selbst kehrt. Ich bitte Dich, veranlasse denjenigen, der mir in der Liebe untreu wurde, zu mir zurückzukehren, und, wenn er Deiner außerordentlichen Stimme kein Gehör schenken will, Guter Geist des Todes, dann laß ihn die Macht Deiner Sense spüren. Für Glücksspiel und Geschäfte ernenne ich Dich als den Besten zu meinem Rechtsanwalt, und laß jeden, der gegen mich agiert, zum Verlierer werden. Oh, Herr Tod, mein schützender Engel! Amen."[4]

Bis vor einigen Jahren war der Kult um *San la Muerte* auf die nordöstlichen Provinzen Argentiniens begrenzt. Seit 1987 kann man in Buenos Aires, der Hauptstadt des Landes, zwei überraschende Erscheinungen sehen: Es entstehen Läden, die sich auf den Verkauf von Gegenständen für den *Umbanda*-Kult spezialisieren. Sie bieten maschinell angefertigte *San la Muerte*-Figuren an sowie Kräutermischungen mit der Darstellung des Todes, kleine Särge und sogar Sensen.

Die *Umbanda*-Kulte aus Brasilien sind von verschiedenen Strömungen des Spiritismus (vor allem des *Allan Kardec*) beeinflußt. In den letzten Jahrzehnten haben sie die an Brasilien angrenzenden Provinzen Argentiniens erobert und verbreiten sich neuerdings auch in anderen Gebieten des Landes. Wie kommt es dazu, daß in den Läden des *Umbanda*-Kultes *San la Muerte*-Figuren zusammen mit anderen Gegenständen verkauft werden, obwohl es sich dabei ursprünglich um zwei getrennte Glaubensrichtungen verschiedener Herkunft handelt?

Die *Umbanda*-Kulte Brasiliens sind u. a. für ihre große Fähigkeit, fremde Darstellungen miteinzubeziehen, bekannt. Im Bereich der Grenzen beider Länder, Brasilien und Argentinien sind offensichtlich die verschiedenen Glaubensphänomene ineinandergeflossen. Die (bisher wenigen) *Umbanda*-Läden in Buenos Aires bieten aber weiterhin als Teil des neuen Kultes den *San la Muerte* an. Die traditionellen Figuren aus Holz oder Knochen liegen neuerdings in einem Sarg (Abb. 136). Zusätzlich kauft man dort die Kräutermischungen, die zum Kult benutzt werden, und auch die Sense, ein traditionelles Attribut des *San la Muerte,* das vormals nur in der Ikonographie eine Rolle spielte, keinesfalls aber als getrenntes Requisit feilgeboten wurde.

Über die Herkunft des *San la Muerte* können nur Hypothesen aufgestellt werden. Die Tatsache, daß sein (ursprünglicher) Kult sich mit dem Wohngebiet der Guaraní-Indianer deckt, legt die Vermutung nahe, es gebe hier eine Verknüpfung. Während der zweiten Hälfte des 16. Jahrhunderts und während des 17. Jahrhunderts unterhielten die Jesuiten Missionen in diesen Gegenden. Ihr Einfluß drückte sich nicht nur in der Religion selbst aus, sondern u. a. auch in der Architektur der Kirchen. Da die Figur des *San la Muerte* europäische Motive aufweist, ist es möglich, daß man hier mit dem Einfluß des europäischen spanischen Barocks (skelettartige Darstellungen, Knochen als Zeichen der Vergänglichkeit des Lebens usw.) rechnen muß. Vielleicht handelt es sich ursprünglich um eine christliche Figur, die mit neuen Eigenschaften ausgestattet wurde? (Bekannt ist nämlich der *Señor de la Buena Muerte,* der Herr des guten Todes, der den Gläubigen ein friedliches Hinscheiden bescheren soll).

Mit diesem Phänomen sind wir an einem anderen Punkt angelangt: nämlich bei den Vorstellungen über den Tod. Hier handelt es sich nicht mehr um Begräbnisri-

136 Die Figur des SAN LA MUERTE ist traditionell, der Sarg aus Gips dagegen eine neue Erscheinung (Provinz Corrientes. Nordost-Argentinien). Foto M. Obermaier 1989.

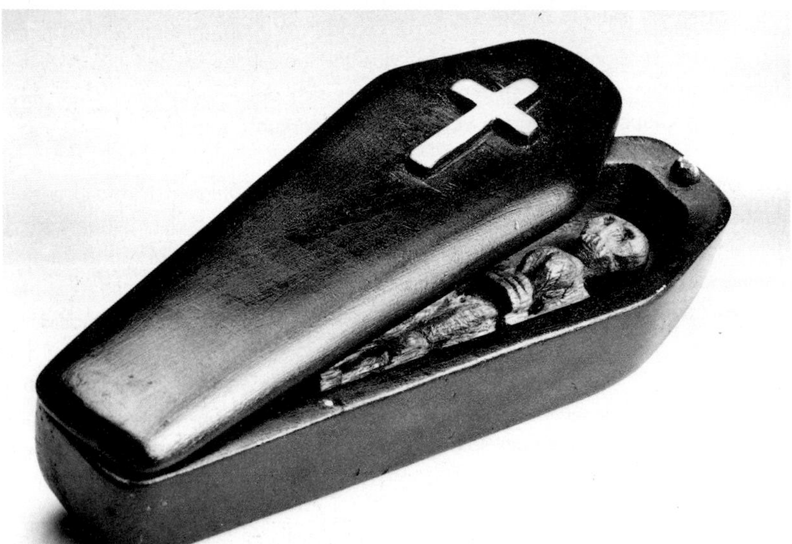

ten oder Jenseitsvorstellungen einer Stammeskultur, sondern um den Glauben einer gemischten, städtischen Bevölkerung an ein Wesen, das über den Tod herrscht.

Wie lebendig diese Phänomene im populären Katholizismus Lateinamerikas sind, drückt sich in der raschen Verbreitung des Kultes aus. Er dringt neuerdings mit brasilianischen *Umbanda*-Kulten gekoppelt in Gegenden vor, wo es vor einigen Jahren noch undenkbar gewesen wäre.

Anmerkungen

1) Die Literatur über *San la Muerte* ist spärlich, vgl. Borelli o. J., Cerrutti 1965, Miranda 1963. Ein Teil der hier ausgeführten Informationen wurde von der Autorin in den Provinzen Argentiniens selbst gesammelt.
2) Borelli o. J.: 24.
3) Andere Gebete wurden von Borelli (o. J.: 32-35) aufgezeichnet.
4) Der spanische Text lautet:
Señor, La Muerte, espiritu esquelético poderosímo y fuerte por demás como un Sansón en tu Majestad, indispensable en el momento de peligro yo te invoco seguro de tu bondad. Ruega a Dios Todopoderoso de concederme todo lo que te pido, que se arrepienta por toda su vida al que daño o mal de ojo me hizo y que se vuelva contra él enseguida. Para aquél que en amor me engaña pido que le hagas volver a mi, y si desoye tu voz extraña Buen Espiritu de La Muerte hazle sentir el poder de tu guadaña, en el juego y en los negocios mi abogado te nombro como el mejor, y, todo aquél que contra mi se viene, hazlo perdedor; Oh, Señor La Muerte, mi Angel Protector! Amén.

Literaturverzeichnis

ALVA, Walter

1988 Into the Tomb of a Moche Lord. In. National Geographic, 174 (4): 516-549. Washington.

BENNET, Wendell C.

1946 The Archaeology of the Central Andes., In: Julian E. Steward (Hrsg.) Handbook of South American Indians, 2: 99-103. Bulletin 143. Smithsonian Institution. Washington.

BENSON, Elisabeth

1972 a Death associated Figures in Mochica Pottery. In: E. Benson (Hrsg.) Death and the After life in Pre-Columbian America. Washington.

1972 b The Mochica. A Culture of Peru. London.

BOLZ, Ingeborg

1975 Sammlung Ludwig. Altamerika. In: Ethnologica, NF, 7. Recklinghausen.

BOLLHARDT, Thomas Benno

1985 Nearika. Visiones der Huichol. In: E. Gerhards (Hrsg.): Umgarnte Mythen. Völkerkundemuseum. Freiburg i. Br.

BORELLI, José M.

o/J Un mito regional del Nordeste: San la Muerte.

CALVINO, Italo

1988 Herr Palomar. München und Wien.

CANETTI, Elias

1979 Aufzeichnungen 1942-1972. München.

CERRUTTI, Raúl O.

1965 San la Muerte. Selecciones Folklóricas, 1 (5). Buenos Aires.

CIPOLLETTI, María Susana

1983 Jenseitsvorstellungen bei Indianern Südamerikas. Berlin.

1986 El rostro de las deidades. La ingestión de alucinógenos entre los Secoya de la Amazonía ecuatoriana. In: Curare, Sonderband 5: 93-109. Wiesbaden.

1987 a The Visit to the Realm of the Dead in Amazonian Mythologies of Siona and Secoya. In: Latin American Indian Literatures Journal, 3 (2): 125-155. Palo Alto, California.

1987 b El ascenso al cielo en la tradición oral secoya (Noroeste amazónico). In: Indiana, 11: 181-199. Berlin.

1988 a Die mythische Zeit und ihre Protagonisten bei den Secoya-Indianern Ost-Ecuadors. In: Münchner Beiträge zur Völkerkunde, 1: 33-52. München.

1988 b Aipe koká: La palabra de los antiguos. Tradición oral secoya. Quito.

COE, Michael D.
1972 Death and the Afterlife in Pre-Columbian America: Closing Remarks. In: E. Benson (Hrsg.) Death and the Afterlife in Pre-Columbian America. Washington 1972.

CORTES RUIZ, Efraín u. a.
1986 Los dias de muertos. Una costumbre mexicana. Mexico.

CUESTA DOMINGO, Mariano
1980 Cultura y cerámica Mochica. Museo de América. Madrid.

DIETRICH
1971 Tod und Jenseits in der aztekischen Religion. Berlin.

DONNAN, Christopher Bruce
1976 Moche Art and Iconography. UCLA. University of California. Los Angeles.

1988 Iconography of the Moche. Unraveling the Mystery of the Warrior-Priest. In: National Geographic, 174 (4): 551-555. Washington.

DONNAN, Christopher Bruce und Carol J. MacKEY
1978 Ancient burial patterns of the Moche Valley, Peru. Austin und London.

FLORES, Felipe
1986 Der Tod der Mexikaner. In: Herbert Ganslmayr (Hrsg.): Lebende Tote: 82-98.

FURST, Peter T.
1968 The Parching of the Maize: An Essay on the Survival of Huichol Ritual. In: Acta Ethnologica et Linguistica, 14: 3-42. Wien.

1972 a Mitos y artes huicholes. Mexico.

1972 b House of Darkness and House of Light: Sacred Functions of West Mexican Funerary Art. In: E. Benson (Hrsg.): 33-68.

1972 c To find our life: Peyote among the Huichol Indians of Mexico. In: P. Furst (Hrsg.) Flesh of the Gods. The ritual use of hallucinogens. New York and Washington.

1981 Peyote und die Huichol Indianer in Mexico. In: G. Völger (Hrsg.): Rausch und Realität. Drogen im Kulturvergleich: 468-478. Köln.

FURST, Peter und Barbara MYHERHOFF
1966 Myth as History: The Jimson Weed Cycle of the Huicholes of Mexico. In: Antropológica, 17: 7-39. Caracas.

GANSLMAYR, Herbert (Hrsg.)
1986 Lebende Tote. Totenkult in Mexiko. Übersee-Museum. Bremen.

GRIMES, Joseph E. und Thomas B. HINTON
1969 The Huichol and the Cora. In: Robert Wauchope (Hrsg.) Handbook of Middle American Indians, 8: 792-813. Austin.

HARTMANN, Roswith
1973 Conmemoración de muertos en la sierra ecuatoriana. In: Indiana, 1: 179-197. Berlin.

1981 Juegos de velorio en la sierra ecuatoriana. In: Indiana, 6: 225-274. Berlin.

HARTMANN, Roswith und Udo OBEREM
1968 Beiträge zum „Huairu-Spiel." In: Zeitschrift für Ethnologie, 93: 240-259. Braunschweig.

HELBIG, Jörg W.
1983 Religion und Medizinmannwesen bei den Cuna. Münchner Beiträge zur Amerikanistik, 5. Hohenschäftlarn.

HOCQUENGHAM, Anne-Marie
1979 Rapports entre les Morts et les Vivants dans la Cosmovision Mochica. In: J. Guiart (Hrsg.): Les Hommes et la Mort. Rituelles funéraires à travers le Monde. Objets et Mondes. Paris.

1983 Les Cerfs et les Morts dans l'Iconographie Mochica. In: Journal de la Société des Américanistes, LXIX: 71-83. Paris.

HOLMER, Nils Magnus
1952 Ethno-Linguistic Cuna Dictionary. In: Ethnologiska Studies, 19. Göteborg.

HOLMER, Nils Magnus und S. Henry WASSEN
1953 The Complete Mu-Iglia in Picture Writing. In: Ethnologiska Studier, 21: Göteborg.

KARSTEN, Rafael
1920 Zeremonielle Spiele unter den Indianern Südamerikas. In: Beiträge zur Sittengeschichte der südamerikanischen Indianer: 73-104. Acta Academiae Aboensis Humaniora 1 (4). Abo.

1930 Ceremonial Games of the South American Indians. In: Societas Scientarum Fennica, III (2): 1-38. Helsingfors.

KAUFMANN DOIG, Federico
1979 Sexualverhalten im Alten Peru. Lima.

KEELER, Clyde E.
1960 Secrets of the Cuna Earthmother. New York.

KÖNIG, Viola
1982 Mexiko. Volkskunst. Volksglaube. Volksfeste. Rautenstrauch-Joest-Museum für Völkerkunde. Köln.

KOSOK, Paul
1965 Life, Land and Water in Ancient Peru. New York.

KRAMER, Fritz W.
1970 Literature among the Cuna Indians. In: Ethnologiska Studier, 30. Göteborg.

KRAUSE, Hans O.
1986 Ein Besuch des Totenfestes in Mizquic. In: H. Ganslmayr (Hrsg.) Lebende Tote: 41-52.

KUNST AUS MEXIKO
1974 Ausstellungskatalog Villa Hügel. Recklinghausen.

KUTSCHER, Gerdt
1950 Chimu. Eine altindianische Hochkultur. Berlin.

1954 Nordperuanische Keramik. Monumenta Americana I. Berlin.

LARCO HOYLE, Rafael
1946 The Mochica Culture. In: Julian E. Steward (Hrsg.) Handbook of South American Indians, 2: 161-176. Bulletin 143. Smithsonian Institution. Washington.

1965 Checan. Studie über die erotischen Darstellungen in der peruanischen Kunst. München usw.

LAVALLÉE, Danièle und Luis LUMBRERAS
1986 Die Andenvölker. Von den frühen Kulturen bis zu den Inka. München.

LEÓN-PORTILLA, Miguel
1986 Die Vorstellung vom Tode im alten Mexico. In: H. Ganslmayr (Hrsg.), Lebende Tote: 117-137.

LUMHOLTZ, Carl
1900 Symbolism of the Huichol Indians. Memoirs of the American Museum of Natural History, III. New York.

1904 Decorative Art of the Huichol Indians. Memoirs of The American Museum of Natural History. New York.

MANRIQUE, Jorge A.
1986 Der Tod in Neuspanien. In: H. Ganslmayr (Hrsg.). Lebende Tote: 99–109.

MATOS MENDIETA, Ramiro
1983 Die Regionalkulturen. In: Peru durch die Jahrtausende. Ausstellungskatalog. Wien.

MATOS MOCTEZUMA, Eduardo
1986 Präsenz des alten Gedankengutes über den Tod bei den Nahua-Völkern unserer Zeit. In: H. Ganslmayr (Hrsg.), Lebende Tote: 110-115.

McKIM, Fred
1947 San Blas. An Account of the Cuna Indians of Panama, In: Ethnologiska Studier, 15. Göteborg.

MEYER, Roger
1987 Alt-Peru. Leben-hoffen-sterben. Lippisches Landesmuseum. Detmold.

MIRANDA, José
1963 San la Muerte. In: Cuadernos de Antropología, 4. Instituto Nacional de Antropología, Buenos Aires.

MÜNZEL, Mark
1977 Schrumpfkopf-Macher? Jíbaro-Indianer in Südamerika. Roter Faden zur Ausstellung, 4. Museum für Völkerkunde, Frankfurt/Main.

MYHERHOFF, Barbara G.
1974 Peyote Hunt. The Sacred Journey of the Huichol Indians. Cornell University. Ithaca und London.

NORDENSKIÖLD, Erland
1928 Les Rapports entre l'Art, la Religion et la Magie chez les Indiens Cuna et Chocó. In: Journal de la Société des Américanistes, N.S., XXI: 141-158. Paris.

1930 Picture-writings and other Documents by Nele, Charles Slater, Charlie Nelson and other Cuna Indians. Comparative Ethnographical Studies, 7 (II). Göteborg.

1938 An Historical and Ethnographical Survey of the Cuna Indians, in Collaboration with the Cuna Indian Rubén Pérez Kantule. Comparative Ethnographical Studies, 10. Göteborg.

PRIGNITZ, Olga
1982 José Guadalupe Posada. In: Wandbild Mexico: 155-164. Ausstellung der Nationalgalerie. Berlin.

REYNOSO, Luisa
1986 Totentag und Volkskunst. In: H. Ganslmayr (Hrsg.), Lebende Tote: 69-81.

SACKMANN, Wolfgang (Hrsg.)
1986 Wer den Tod beseelt ... Cerámica mexicana. Katalog zur Ausstellung Zeitgenössische mexikanische Keramik. Hildesheim.

SCHOLTEN, Christina
1988 Das Huairu-Spiel. Seminar für Völkerkunde der Universität Bonn. Manuskript.

STAUSBERG, Hildegard
1988 Die Nacht der Toten. In: Frankfurter Allgemeine Zeitung 5.11.1988.

STOUT, David B.
1946 The Cuna. In: Julian E. Steward (Hrsg.) Handbook of South American Indians, 4: 257-267. Bulletin 143. Smithsonian Institution. Washington.

STRAATMANN, Silke
1988 Die Wollbilder der Huichol-Indianer. Marburger Studien zur Völkerkunde, 6. Marburg/Lahn.

VALDERRAMA, F., Ricardo und Carmen ESCALANTE G.
1980 Apu Qorpuna (Visión de los muertos en la comunidad de Awkimarka). In: Debates en Antropología. 5: 233-264. Lima.

VICKERS, William Tylor
1976 Cultural Adaptation to Amazonian Habitats: The Siona-Secoya of Eastern Ecuador. Phil. Diss. Gainesville. Univ. of Florida. Florida.

VOLLAND, Antje
1988 Die heutigen Jenseitsvorstellungen in Mexico. Seminar für Völkerkunde der Universität Bonn. Manuskript.

WASSÉN, Henry
1938 Original Documents from the Cuna Indians of San Blas, Panama. In: Ethnologiska Studier, 6: 1-178. Göteborg.

1949 Contributions to Cuna Ethnography. In: Ethnologiska Studier, 16. Göteborg.

ZERRIES, Otto
1974 Die Indianer der Wälder und Savannen. In: Hans Dietrich Disselhoff und Otto Zerries: Die Erben des Inkareiches und die Indianer der Wälder. Berlin.

6. Europa

Ein Blick nach Europa

„Wenn es keine Lebenden mehr geben wird, wird es
auch keine Toten mehr geben."
(Sternberger 1977: 25)

In den vergangenen Kapiteln haben wir versucht, uns den Auffassungen vom Tod, wie sie in Mythologie und Ritualen fremder Völker vom Tod zum Ausdruck kommen, anzunähern. Aber jede Auseinandersetzung mit anderen Kulturen bringt, bewußt oder unbewußt, Gedanken über die eigene Kultur mit sich. Die folgenden Seiten beschränken sich auf eine sehr allgemeine Betrachtung der Auffassungen vom Tod in Europa. Bedenkt man, welche räumliche und zeitliche Vielfältigkeit Europa geprägt hat, so versteht es sich von selbst, daß aus den facettenreichen Vorstellungen über den Tod nur einige ausgewählte Denkrichtungen behandelt werden können. Zudem ist die Literatur zum Thema in den letzten 20-25 Jahren derart gewachsen, daß sie für einen einzelnen Menschen kaum mehr zu bewältigen ist.

Das Interesse am Thema Tod beschäftigt alle Wissenschaften und auch die breite Öffentlichkeit: Das Konzept Tod nimmt seit etwa 15 Jahren eine eigene Abteilung in völkerkundlichen Bibliographien ein, und die Titel vermehren sich weiter[1]. Eine Reihe deutscher und ausländischer Wissenschaftler, seien es Theologen[2] oder Volkskundler[3], kann mit Recht als Spezialisten für dieses Thema angesehen werden.

Friedhof-Kultur und Sepulkral-Kunst sind seit Jahren Ziel der Forschung eines Arbeitskreises in Kassel[4], wo auch ein Museum für Sepulkral-Kultur gerade im Bau ist. In Wien existiert seit Jahren ein Begräbnis-Museum, aus dem mehrere Kataloge vorliegen[5]. Andere Museen haben Trauersitten und Sterberiten aus bestimmten Regionen eine Ausstellung gewidmet, wie z. B. die über Oberbayern

1984 in München[6]. Die gegenwärtig vom Museum für Völkerkunde in Frankfurt organisierte Ausstellung wird wahrscheinlich nicht die letzte in Deutschland sein.

Die unterschiedlichsten Symposien, in denen das Thema Tod theologisch, psychologisch, ethnologisch und soziologisch analysiert wird, sind keine Seltenheit mehr. Historiker und Kunsthistoriker, die sich mit dem Thema des Totentanzes in der Kunst beschäftigen, treffen sich seit einigen Jahren periodisch, das letzte Mal 1988 in Italien.

Die Beschäftigung mit dem Thema Tod beschränkt sich aber nicht nur auf Fachpublikum[7]. Lesen doch auch Wissenschaftler nicht nur Bibliographien oder Fachliteratur. Auf dem Weg zur Arbeit werden ihre Blicke auch von Titeln der Zeitung gefesselt, die der Nachbar liest. Oder sie schauen sich eine Sendung im Fernsehen an. Die Fälle von Menschen, die in verschiedenen Teilen Deutschlands mit Tonbandgeräten die Stimmen von Toten aufzeichnen und dann entziffern, sind nicht selten. Aber auch auf anderem Wege tritt man heute in Kontakt mit dem Jenseits; Titel wie „Toter Freund meldete sich aus dem Computer" sind kein Einzelfall[8].

Es würde sich lohnen, derartige Nachrichten zu sammeln, da sie über Zeitbewegungen informieren, die manchen Leuten seltsam erscheinen. Zu Zeitungsmeldungen von ungewöhnlichen Todesfällen der letzten Jahre liegt schon eine Anthologie vor[9]. Im letzten Jahr strahlte das Fernsehen verschiedene Sendungen aus, die sich mit dem wachsenden Interesse an Okkultismus beschäftigten (die bayerische Regierung hat schon einen Okkultismus-Beauftragten, der sich um diese Problematik kümmert). Unter Okkultismus versteht man eine Reihe von heterogenen Praktiken, auf die einzugehen den Rahmen dieser Arbeit sprengen würde. Hier interessieren uns jedoch jene Praktiken, durch die man versucht, Kontakt mit dem Jenseits herzustellen. Auf welche Weise man mit den Verstorbenen in Kontakt treten kann, zeigte einmal eine besonders beeindruckende Fernsehsendung:

Mehrere Jugendliche saßen um einen Tisch herum, auf dem Buchstaben verteilt waren. Ein Glas rückte, wie von Geisterhand bewegt, von einem Buchstaben zum nächsten. Die von den Jugendlichen formulierten Fragen an Verstorbene beantworteten diese mit entsprechenden Buchstabenkombinationen. Auf diese Weise „sprachen" die geliebten und ungeliebten Verstorbenen zu ihren Verwandten[10].

Der Zuschauer wurde nachdenklich, da die Jugendlichen keinerlei Wichtigtuerei in ihrem Verhalten und ihren Aussagen an den Tag legten, sondern nüchtern über etwas ihnen inzwischen ganz Selbstverständliches sprachen: die Möglichkeit, mit dem Jenseits Kontakt zu knüpfen und mit bestimmten einzelnen Toten zu sprechen.

Die Erklärung für das neue Erscheinen dieser Phänomene wird in verschiedenen Richtungen gesucht. Unsicherheit der Jugend in einer zunehmend technisierten Welt, Rebellion gegen einen wachsenden Atheismus usw. Mir steht nicht zu, diese Phänomene zu analysieren, vielmehr möchte ich die heterogenen, mannigfaltigen Meinungen, die über Aspekte des Todes in Umlauf sind, aufzeigen.

Wenn der Soziologe Elias schreibt: „Der Tod verbirgt kein Geheimnis. Er öffnet keine Tür. Er ist das Ende eines Menschen[11]." spricht er vielen Zeitgenossen aus der Seele. Diejenigen aber, die eine feste Verankerung in der christlichen Lehre haben, oder auch Jugendliche, die sich weigern zu glauben, daß nach dem Tod das Nichts folgt, erreicht er mit dieser Aussage nicht. – In der Tat ist die Palette der Auseinandersetzungen mit dem Thema Tod und Jenseits so breit, daß es schwierig ist, sie in einzelne Richtungen zu trennen[12].

Im europäischen Raum dominieren überwiegend theologische, soziologische oder historische Untersuchungen. Letztere behandeln die Todesauffassungen in einer bestimmten Zeitperiode oder Region Europas[13]. Am breitesten angelegt und für einen größeren Leserkreis geöffnet sind die Untersuchungen des französischen Historikers Philippe Ariès, die weiter unten vorgestellt werden.

Die wachsende Kritik an den einsamen Sterbefällen der Gegenwart, an der Rolle der Krankenhäuser und der Unfähigkeit der Menschen zur Trauer wird in zahlreichen Veröffentlichungen laut. Sie berücksichtigt vor allem die diesseitigen Aspekte des Sterbens, die Idee der Weiterexistenz wird ausgeklammert. Das Anliegen ist hier, das Verhalten gegenüber Todkranken zu humanisieren. Die überaus zahlreiche Literatur dazu stammt von Sozialpädagogen und Sozialarbeiten. Hierzu gehört besonders auch die Frage, wie man die Themen Tod und Trauer Kindern vermitteln kann[14].

Eine andere Richtung wird meist von Ärzten vertreten: Erlebnisse von als klinisch tot angesehenen Patienten, die sich wieder erholten, sind durch bestimmte Züge gekennzeichnet: Sie sahen einen Tunnel, dessen Ende erleuchtet war. Dort standen Gott oder früher Verstorbene. All dies vermittelte ein Gefühl von Ruhe und Glück. – Diese Erzählungen deuten sowohl die Autoren als auch viele Leser als quasi-wissenschaftlichen Beweis für ein Leben nach dem Tode.

Diese Richtung wurde von der Ärztin Kübler-Ross in den Vereinigten Staaten begründet; inzwischen kann man an die hundert Bücher zählen, deren Titel entweder das Wort Jenseits oder Leben nach dem Leben beinhalten [15].

Die Einstellung gegenüber dem Tod

Untersuchungen über die Todesauffassungen bestimmter Perioden in verschiedenen Teilen Europas sind sehr zahlreich [16]. Selten sind dagegen jene Arbeiten, die breite Zeitspannen umfassen. Die anspruchsvollsten Arbeiten dieser Art verfaßte der französische Historiker Philippe Ariès. Da sie nicht nur die Vergangenheit analysieren, sondern auch eine Kritik an der Gegenwart beinhalten, aber auch weil sie z. T. bahnbrechend sind, werden sie hier in ihren allgemeinen Aspekten vorgestellt.

Über viele Jahre hinweg untersuchte Ariès die Einstellung der europäischen Menschen dem Tod gegenüber – er beginnt mit dem 8. oder 9. Jahrhundert und endet mit unserer Zeit. Als Material benutzte er alle verfügbaren Quellen, seien es schriftliche: Literatur, Testamente, Chroniken usw. oder ikonographische: Kunstmotive im weitesten Sinne, Friedhöfe, Grabskulpturen. Gerade dieses engagiert ausgewertete, breite Spektrum an Quellen wurde von einigen Forschern kritisiert. Trotzdem (oder gerade deshalb) bleibt der Versuch von Ariès einzigartig.

Seine Methode besteht darin [17], eine Masse von Dokumenten verschiedenster Art durchzumustern, um (jenseits der Intention des Schriftstellers oder Künstlers) den

137 Ein frühes Beispiel des Totentanzes, vom Buchdrucker H. Knoblochtzer um 1486 in Heidelberg verlegt. Hier sind die einzelnen Toten, die tanzen und Instrumente spielen. Die (auf dem Foto nicht zu sehende) Inschrift lautet:
„Merckendt jr frawen und jr mann
was dise figur thuet zaigen an
Allso muessen wir alle werden

wann der tod zu uns thuet keren
Darumb sol sich der mensch wol besynnen
dann er mag jm nicht entrinnen."
Foto Universitätsbibliothek Heidelberg 1988.

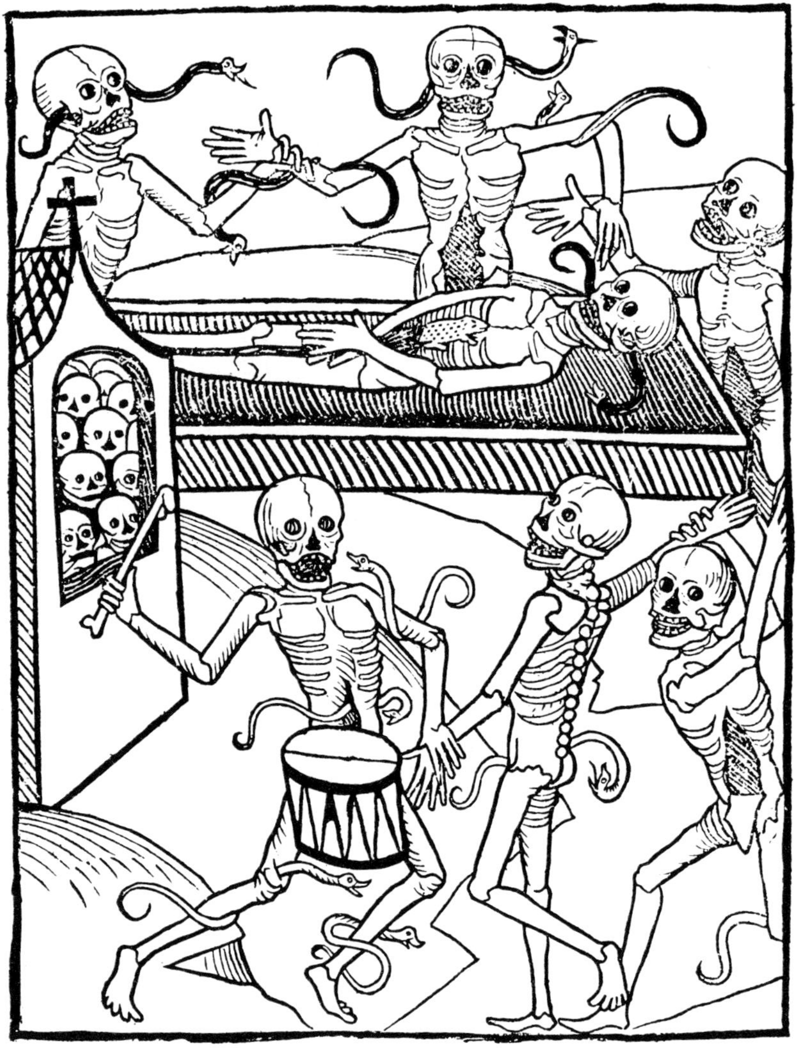

Ausdruck einer kollektiven Sensibilität zu finden. Damit befindet er sich im Kern der in Frankreich entstandenen historischen Richtung der „Geschichte der Mentalitäten, der sogenannten „Mentalitätsforschung."

Da es in diesem Rahmen nicht möglich ist, die Arbeitsmethode von Ariès in ihren Einzelheiten zu verfolgen, beschränken sich folgende Ausführungen auf seine wichtigsten Ergebnisse. Nach Ariès bleiben die Einstellungen der Menschen zum Tod über lange Zeit gleich und wandeln sich dann nur sehr langsam. Die Zeitgenossen nehmen den Wandel aus diesem Grund nicht wahr. Für die gegenwärti-

138 Ein weiteres Blatt des 1486 in Heidelberg verlegten Totentanzes: Ein Toter fordert eine Frau zum Tanz (zum Sterben) auf. Foto Universitätsbibliothek Heidelberg 1988.

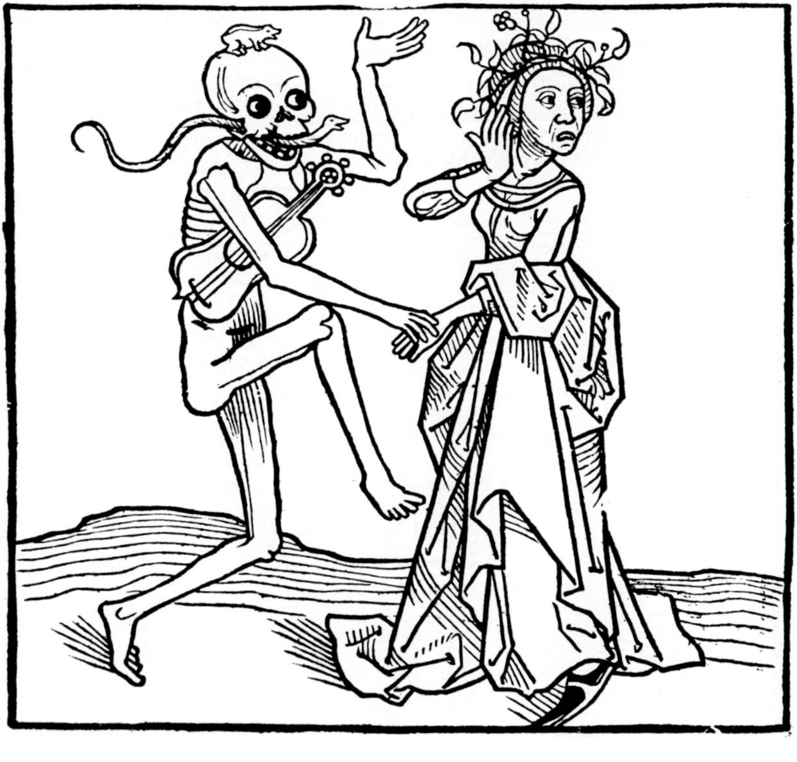

gen Einstellungen dem Tod gegenüber macht er eine Aussage: seit etwa 40 Jahren haben sich die Einstellungen derart radikal verändert, daß sogar die zeitgenössischen Beobachter dies bemerken.

Ein erstes bedeutendes Gegensatzpaar besteht für Ariès aus der Zeit des „gezähmten Todes" (die die letzten Jahrhunderte umfaßt) und der Gegenwart. Trotz aller historischen und gesellschaftlichen Veränderungen dieses Jahrtausends erhielt sich die Vertrautheit des einzelnen dem Tod gegenüber. Sterben war eine Zeremonie im Kreis der Familie.

Innerhalb des letzten Jahrtausends unterscheidet Ariès verschiedene Perioden, die er anhand einer uferlosen Anzahl an Dokumenten analysiert. Mit der Bezeichnung „der eigene Tod" charakterisiert er die Einstellung der Menschen seit dem 11. oder 12. Jh.; er konzentriert sich dabei vor allem auf die im 15. und 16. Jh. üblichen

139 Der Prediger-Totentanz. Aquarell von Johann Rudolf Feyerabend, 1806. Foto Historisches Museum, Basel.

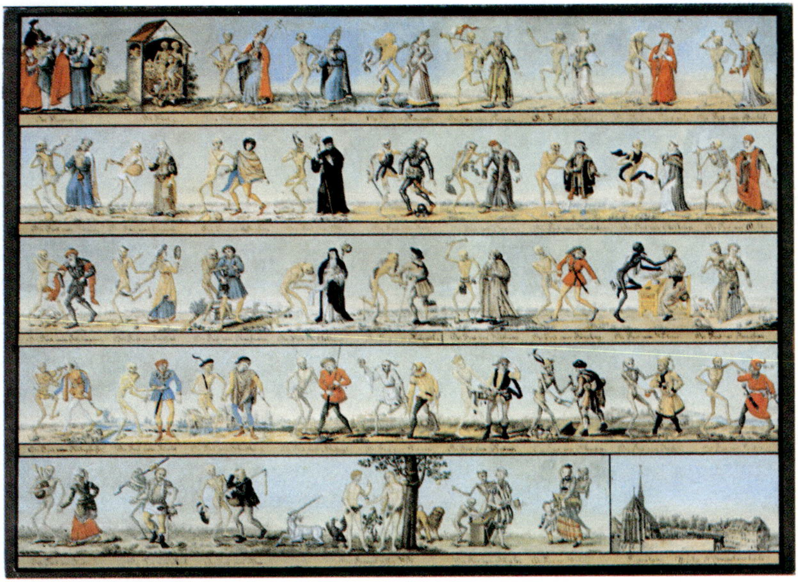

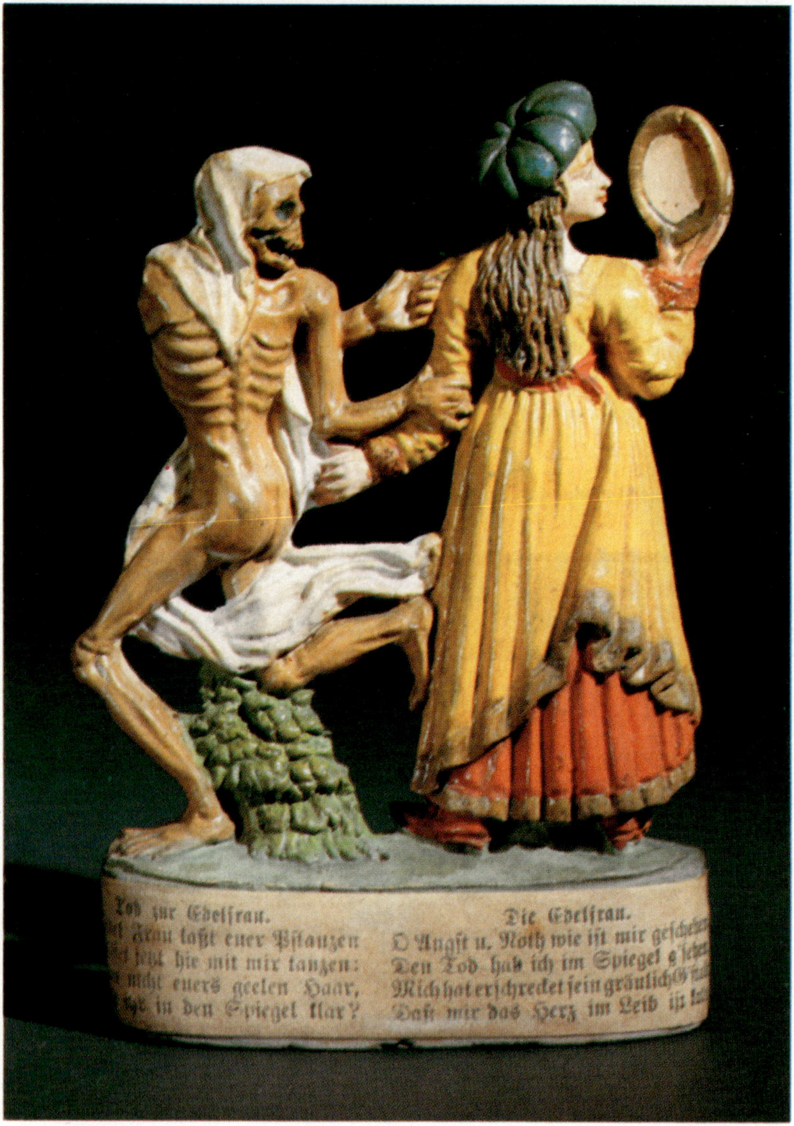
Tod zur Edelfrau.
Frau laßt euer Pflanzen
hie mit mir tanzen:
euers geelen Haar,
in den Spiegel klar?
Die Edelfrau.
O Angst u. Noth wie ist mir
Den Tod hab ich im Spiegel
Mich hot erschrecket sein gräulich
Daß mir das Herz im Leib ist

Darstellungen und Bücher der *ars moriendi* (Abhandlungen über die Art des heilsamen Sterbens) sowie auf zahlreiche makabre Themen, wie etwa das Auftauchen des Kadavers in der Sepulkralskulptur, den Totentanz usw[18].

Dieser Periode folgt im 18. Jh. „der gezähmte Tod," mit einer Betonung auf dem Tod des anderen und einer maßlosen Übertreibung der Gefühle und Gedanken an die Vergänglichkeit des Lebens.

Mit „der verbotene Tod" bezeichnet Ariès die Einstellung dem Sterbenden gegenüber, die seit etwa 40 Jahren herrscht[19]. Der Tod ist den Menschen weniger vertraut als früher, er wird zum verbotenen Objekt. Für Ariès sind die Vereinigten Staaten das erste Land, das bemüht war, die tragische Bedeutung des Todes abzuschwächen; diese Einstellung sei dann von dort nach Europa vorgedrungen.

Man hält es heutzutage für ausgemacht, daß das Leben – zumindest dem Anschein nach – Glück bedeutet. Als Zeichen dafür wertet Ariès die Praktik, Kranke über ihren Zustand im Unklaren zu lassen, angeblich um sie zu erleichtern. In Wahrheit aber ziele dieses Verhalten darauf ab, den Angehörigen und der Gesellschaft die unerträgliche Belastung der Wahrheit zu ersparen. Dies ist mit einem anderen typischen Phänomen gekoppelt: Der Ort des Todes verschiebt

140 Zizenhausener-Figur, eine von insgesamt 46 Figuren mit Motiven des Totentanzes. Von Anton Sohn serienmäßig hergestellt.
„Tod zur Edelfrau:
Vom Adel Frau laßt euer Pflanzen
Ihr müsset jetzt hie mit mir tanzen,
Ich schon nicht euers geelen Haar,
was seht ihr in den Spiegel klar.

Die Edelfrau:
O Angst und Noth wie ist mir geschehen,
Den Tod hab ich im Spiegel g'sehen.
Mich hat erschreckt sein gräulich Gestalt,
Daß mir das Herz im Leib ist kalt."
(Terrakotta, mit Leintempera bemalt. Überzug aus Firnis. Süddeutschland um 1825.) Historisches Museum, Basel.

141 „Tödlein". Diese kunstvolle Kleinplastik, die Hans Leinberger zugeschrieben wird, wird als die erste Statuette, die den Typus des Todes als Skelett, das von Hauthülsen „bekleidet" ist, darstellt, angesehen. Sie wird um 1520 datiert. Foto Schloß Ambros bei Innsbruck.

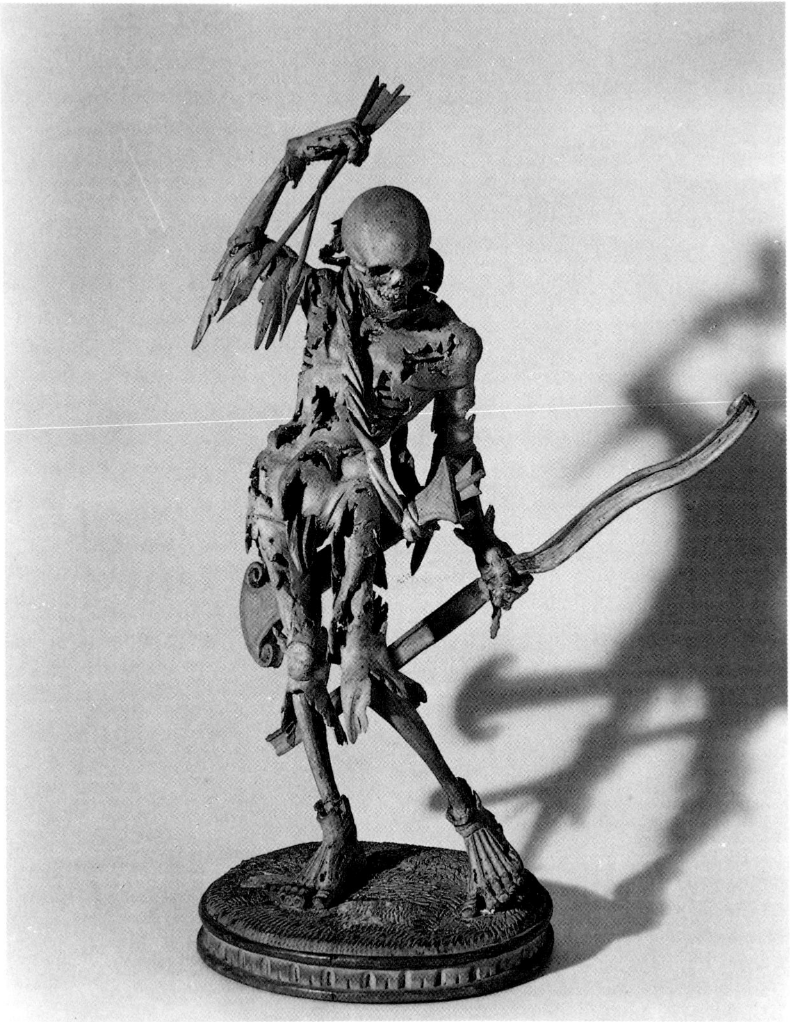

sich, man stirbt nicht mehr zu Hause, sondern im Krankenhaus. In dieser Atmosphäre ist der Tod zu einem technischen Problem geworden. Hier werden, wie auch überall sonst in der Gesellschaft , Emotionen vermieden. Der augenfällige Schmerz erweckt Widerwillen, die einsame und verschämte Trauer ist die einzige Flucht:

> „Die Trauerzeit ist also keine unabdingbare Phase mehr, deren Respektierung von der Gesellschaft gefordert wird; sie ist zu einem morbiden Zustand geworden, der behandelt, verkürzt und getilgt werden muß[20]."

An einer anderen Stelle schreibt Ariès:

> „Die neue Konvention erfordert es, daß verheimlicht wird, was früher zur Schau gestellt, sogar vorgetäuscht werden mußte: das eigene Leid ...." „Die Angehörigen der Toten sind mithin gezwungen, Gleichgültigkeit vorzutäuschen. Die Gesellschaft fordert von ihnen ein Maß an Selbstkontrolle, das dem der Zurückhaltung und Würde entspricht, das sie den Todkranken abverlangt[21]."

Kritik an Ariès wurde u. a. von Seiten des Soziologen Norbert Elias laut: Seiner Meinung nach erklärt Ariès nicht; seine Analyse beruhe eher auf einer vorgefaßten Meinung: im Namen der besseren Vergangenheit sehe Ariès mit Mißtrauen auf die schlechtere Gegenwart[22]. Für Elias kann die Haltung zum Sterben in entwickelten Gesellschaften nicht ohne Bezug auf die folgenden Tatsachen gesehen werden: die größere Sicherheit des Lebens, die höhere Lebenserwartung und die Vorhersehbarkeit des Todes. In der Gegenwart herrsche eine hohe Individualisation, die eine Phase in der Entwicklung des Zivilisationsprozesses ist; ein Konzept, das den Kern von Elias' Überlegungen bildet[23].

Selbst wenn Elias eine Kritik an der Gesellschaft vermeidet, sind jedoch am Ende einige seiner Überlegungen denen von Ariès ähnlich: Die gegenwärtige Haltung dem Tod gegenüber sei von Wortkargkeit und Mangel an Spontanität geprägt, und es herrsche ein Unvermögen, starken Emotionen Ausdruck zu geben. Über die Vereinsamung des Todkranken im Krankenhaus schreibt er: „Im übrigen ist die Sterbesituation in unseren Tagen weitgehend umgeformt, ein weißer Fleck auf der sozialen Landkarte[24].

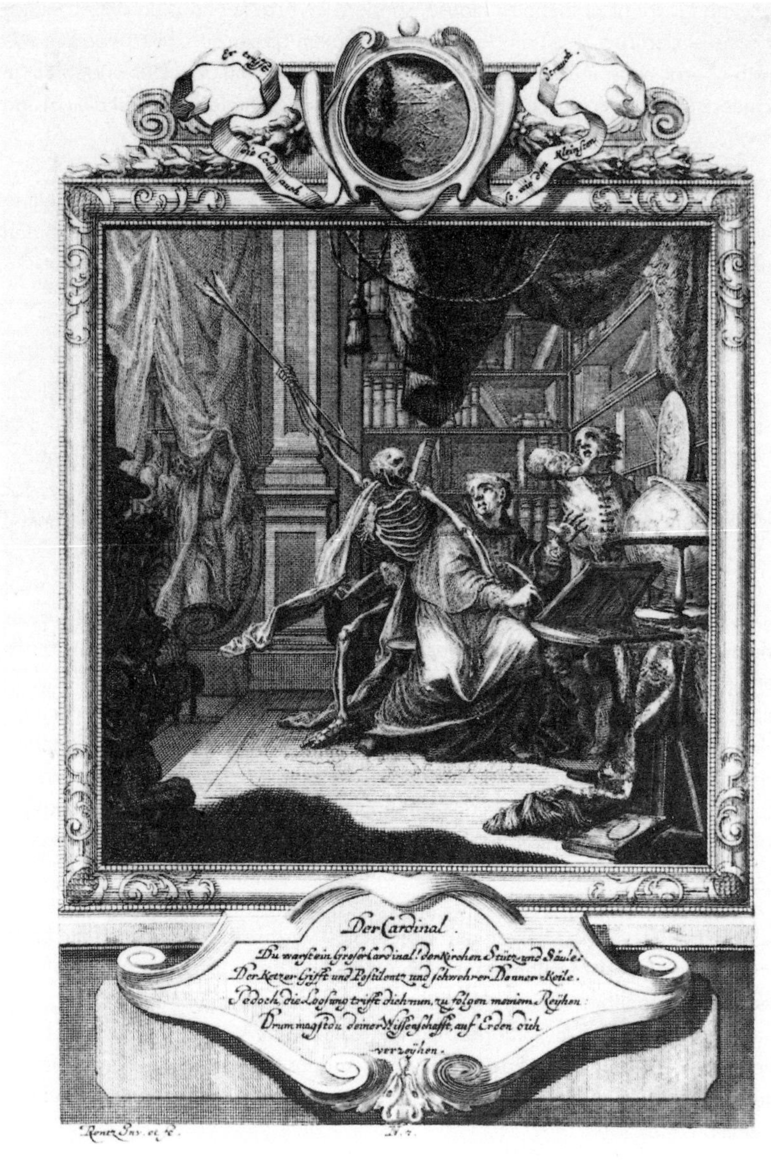
Der Cardinal.
Du warst ein Groser Cardinal! der Kirchen Stütz und Säule:
Der Ketzer Gifft und Pestilentz und schwehrer Donner-Keile.
Jedoch, die Loosung trifft dich nun, zu folgen meinem Reyhen:
Drum magst du deiner Wissenschafft, auf Erden dich
verzeyhen.

Dem möchte ich eine persönliche Erfahrung hinzufügen: Als ich nach Deutschland kam, sagte mir eine aus Chile stammende Freundin, die schon viele Jahre in Deutschland lebte: „Du wirst sehen, hier stirbt man nicht!" Diese Worte, die einigen wie ein skurriler Witz erscheinen mögen, fassen all das zusammen, was als „der verschwiegene Tod" bezeichnet wird und was in Lateinamerika bisher noch nicht verbreitet ist. Es wird keine Totenwache mehr abgehalten, niemand wirft mehr einen letzten Blick auf die Leiche. Von Trauernden hört man, aber man sieht sie kaum. „Der verschwiegene Tod" – existiert er heute noch? Während die Kritik von Ariès und anderen Autoren an den formalen Aspekt des Sterbens noch heute zutrifft, hat man den Eindruck, daß sich eine Rebellion gegen diese Formen ankündigt. In den letzten Jahren stoßen die bislang praktizierten Formen des Sterbens und des Trauerns vermehrt auf Ablehnung. Stellen die in unserer Zeit mannigfaltigen Auseinandersetzungen mit dem Tod (von wissenschaftlichen Arbeiten bis zu den erlebten, gesuchten Kontakten einiger Gruppen mit dem Jenseits) eine neue Phase der Einstellungen gegenüber dem Tod dar? Wird der „verschwiegene Tod" zu einem „laut gewordenen Tod?" – Inzwischen ist Philippe Ariès gestorben, es bleibt dahingestellt ob seine Analyse Fortsetzung finden wird.

Die Ausstellung schließt mit Gegenständen aus Europa, die den Blick in die Mannigfaltigkeit der mit dem Tod verknüpften Vorstellungen ermöglichen sollen. Sollte man die bemalten und übermodellierten Schädel (etwa die aus Ozeanien) als extrem fremd empfunden haben, sollte man dabei nicht vergessen, daß die Bemalung von Totenschädeln auch in Bayern und Österreich üblich war (Abb. 145).

Seit dem 12. Jh. praktizierte man nämlich in verschiedenen Regionen Europas die Exhumierung von Skelettresten, die in Beinhäusern aufbewahrt wurden[25]. 20 oder 30 Jahre nach dem Begräbnis grub man z. B. in Bayern die Gebeine wieder aus und brachte sie in das Beinhaus, wo sich die Schädel zu Hunderten auftürmten. In Bayern und Österreich hat man einen Teil der Schädel mit Namen, Beruf, Alter und Sterbedaten des Verstorbenen versehen und je nach Ort mit einem Kreuz, einem grünen Laubkranz oder mit Rosen bemalt. Die Schädel bemalte entweder der Totengräber, der Dorflehrer oder jemand aus der Familie des Toten.

142 Tod und Kardinal. Aus einer Reihe von acht Kupferstichen zum Thema „Totentanz", von Michael Heinrich Rentz, 1701–1758. Foto Erzbischöfliches Diözesan Museum, Köln 1989.

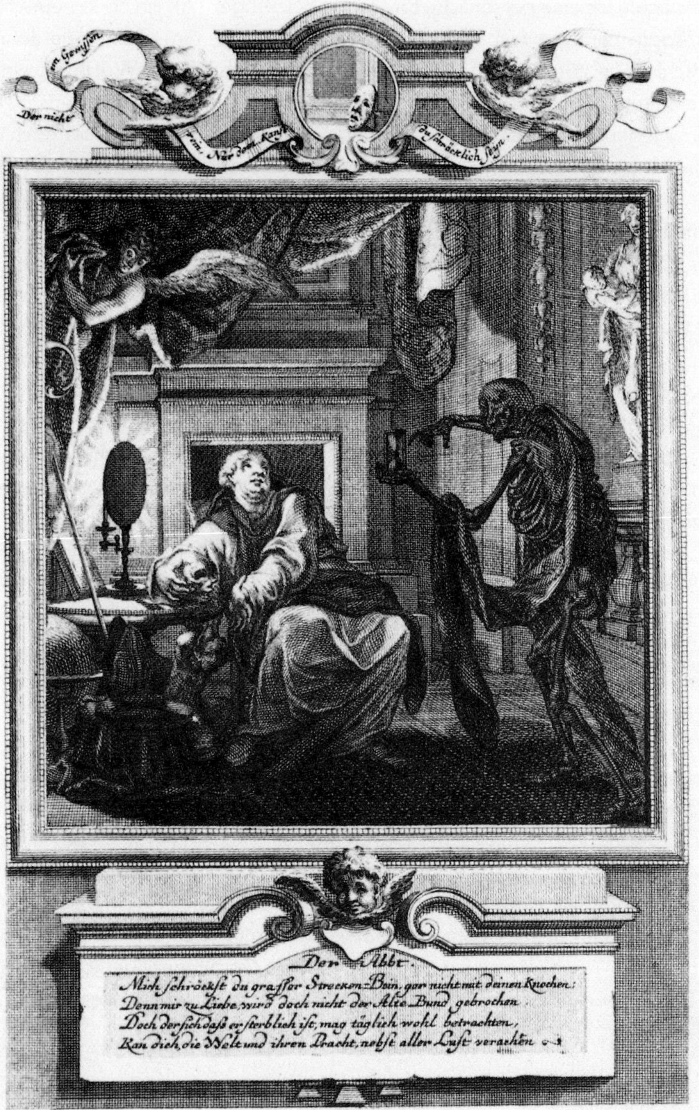
Der nicht rein Gewissen rein. Nur dem kan st du schröcklich seyn.
Der Abbt.
Mich schröckst du grasser Strecken-Bein, gar nicht mit deinen Knochen:
Denn mir zu Liebe, wird doch nicht der Alte Bund gebrochen.
Doch der sich daß er sterblich ist, mag täglich wohl betrachten,
Kan dich, die Welt und ihren Pracht, nebst aller Lust verachten.
N: 9.

143 Tod und Abt. Aus einer Reihe von acht Kupferstichen zum Thema „Totentanz", von Michael Heinrich Rentz, 1701–1758. Foto Erzbischöfliches Diözesan Museum, Köln 1989.

144 Das Elterngrab, als Ort der Ruhe und der Besinnung, war ein oft dargestelltes Thema auf Postkarten (Deutschland, um 1920).

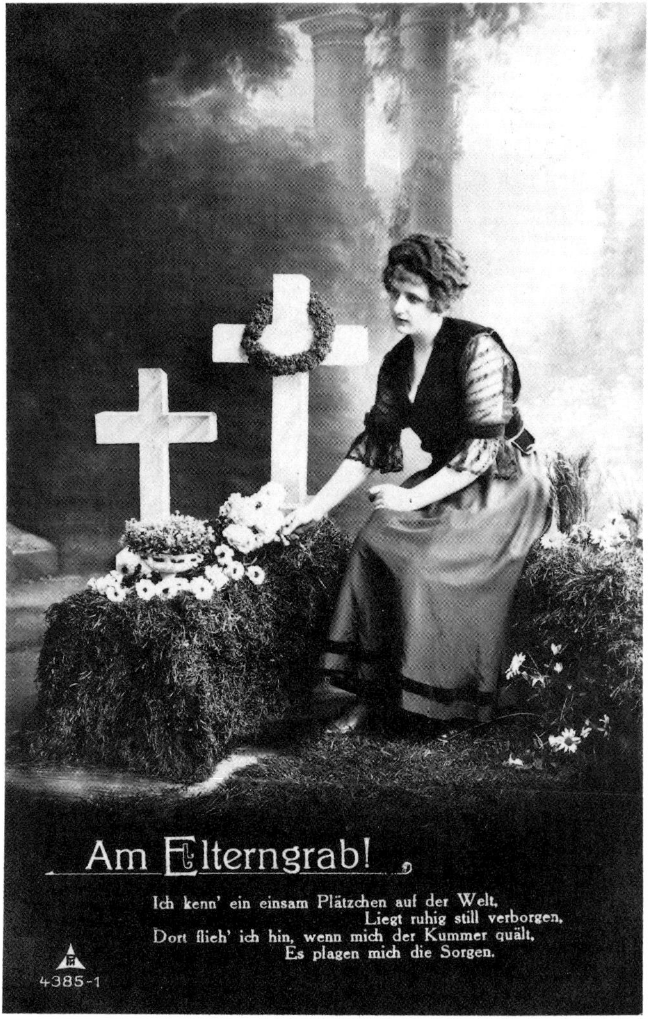
Am Elterngrab!
Ich kenn' ein einsam Plätzchen auf der Welt,
Liegt ruhig still verborgen,
Dort flieh' ich hin, wenn mich der Kummer quält,
Es plagen mich die Sorgen.
4385-1

145 **Bemalter Totenschädel. Mit gelber Farbe überzogen, grüner Blattkranz. Die Inschrift lautet: „Maria Eschbaumer, gestorben den 14. Februar 1836, alt 29 Jahr." Foto R. Steigenberger. Heimatmuseum Rosenheim 1988.**

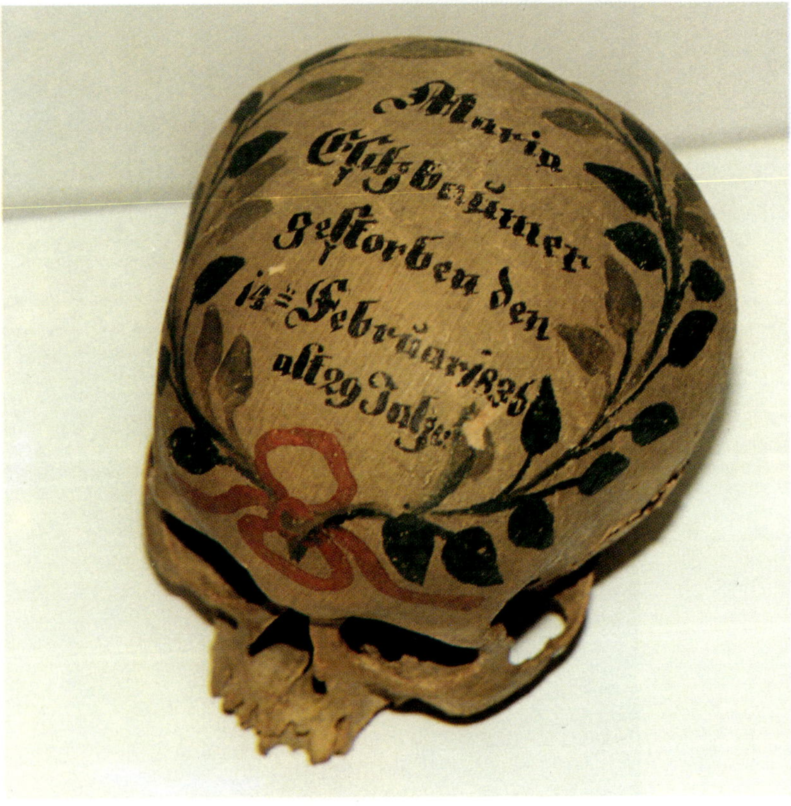

146 Schädel, den Verwesungsvorgang darstellend (Holz, polychromiert. Ost-Tirol, Österreich, 18. Jh.?). Fotoarchiv Tiroler Volkskunstmuseum, Innsbruck 1988.

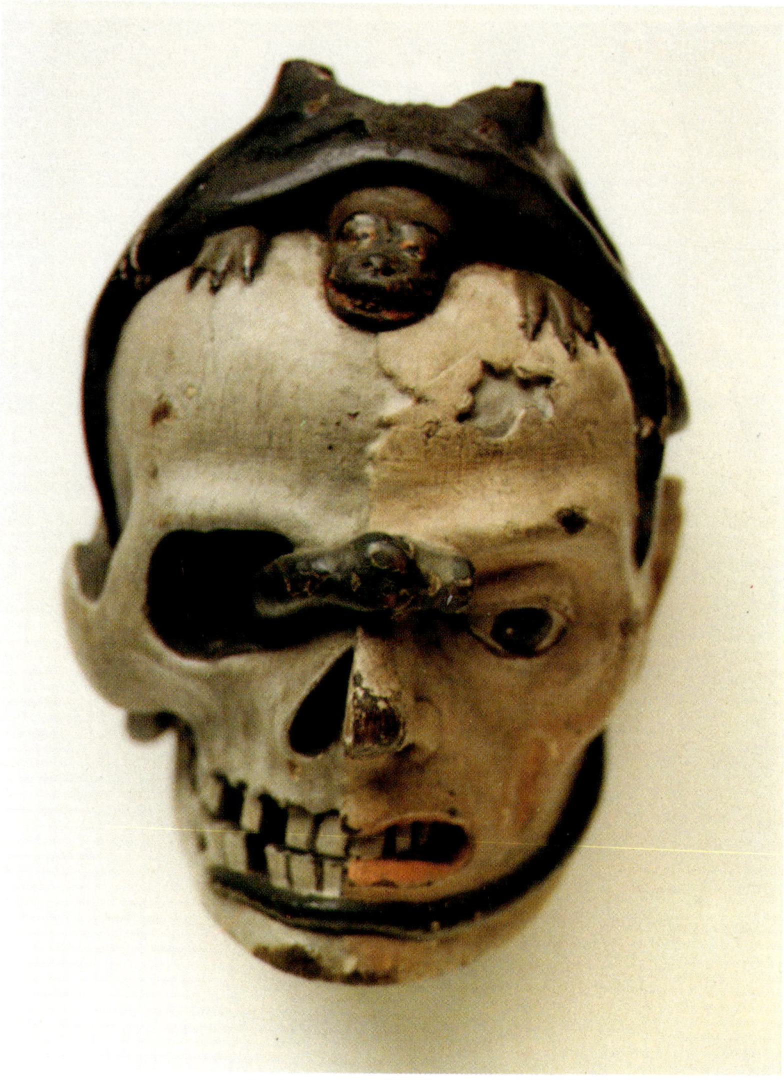

147 Der Tod mit Sense, Sanduhr, Schaufel und Kreuz (Holz, polychromiert. Paznauntal, Österreich, 18. oder 19. Jh.). Fotoarchiv Tiroler Volkskunstmuseum, Innsbruck 1988.

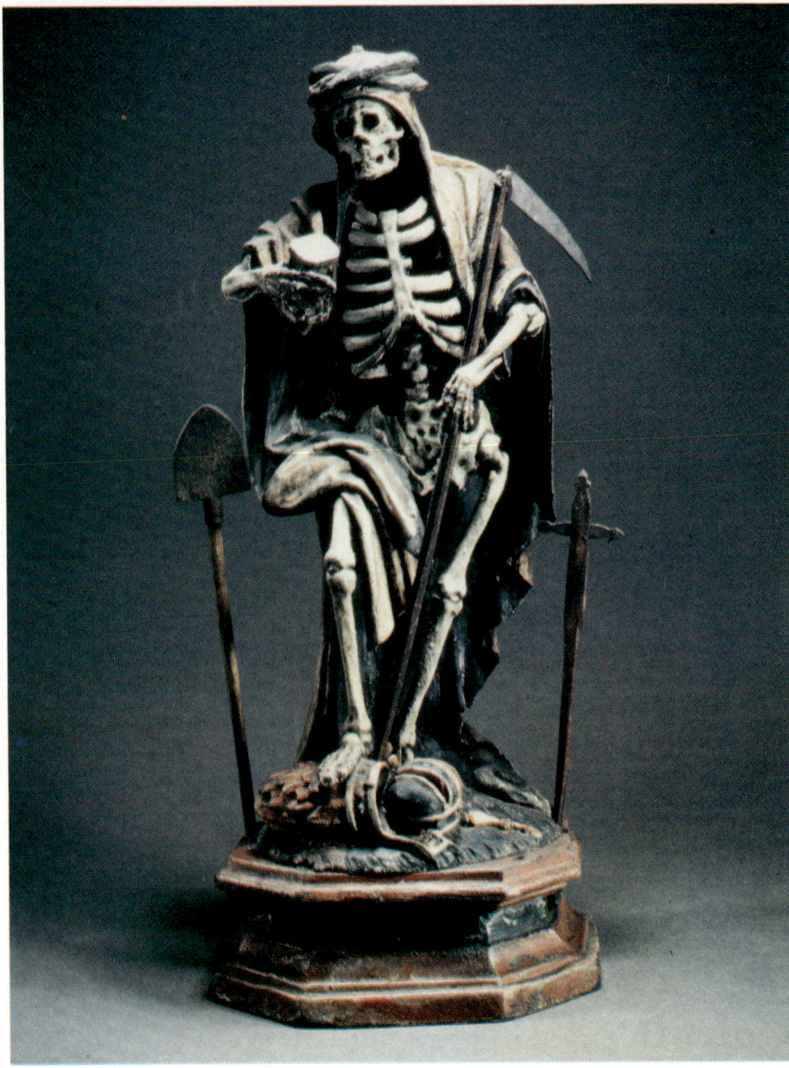

148 Handtuchhalter (Holz, polychromiert. 18. Jh.). Fotoarchiv Tiroler Volkskunstmuseum, Innsbruck 1988.

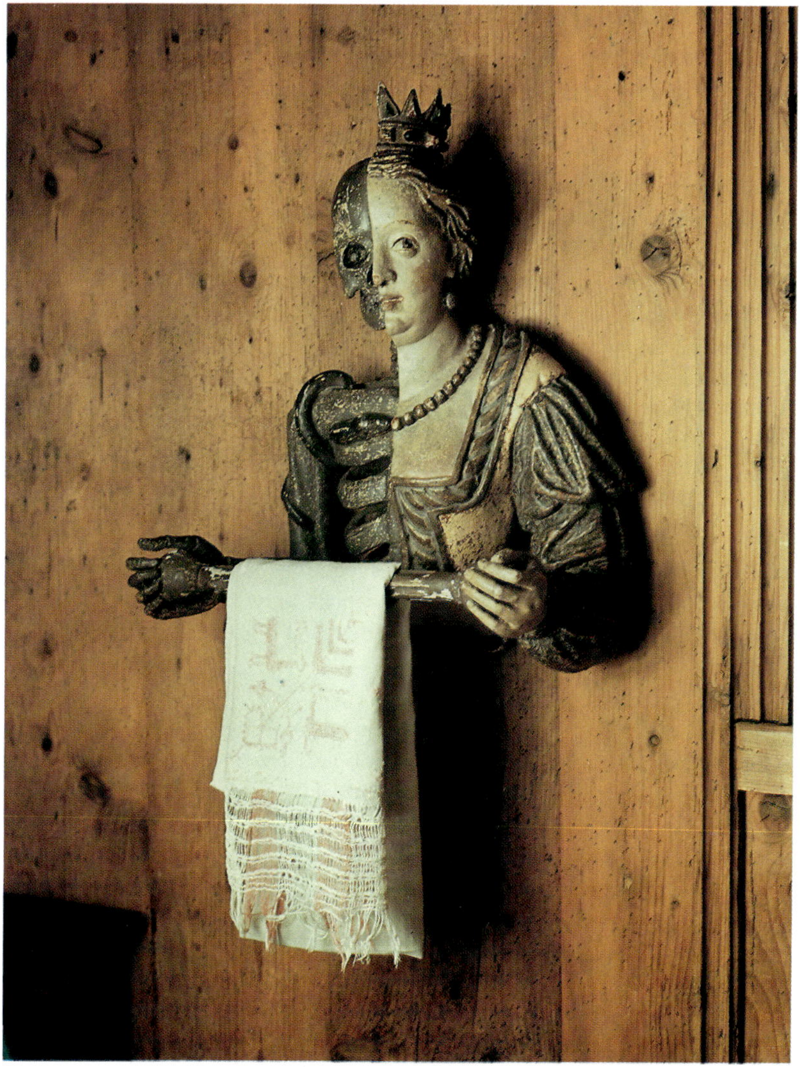

Von der hilfreichen Kraft, die man den Toten mindestens bis Anfang des 19. Jh. zuschrieb, zeugen z. B. Schädel, auf deren Stirn mit Bleistift die 90 Lotterienummern eingezeichnet sind[26]. Offensichtlich versprach man sich die Hilfe der Verstorbenen für einen positiven Spielausgang. In Bayern bestand diese Sitte bis in die ersten Jahrzehnte dieses Jahrhunderts (die letzten bemalten Totenschädel stammen von ca. 1920). Später wurden die Gebeine wieder begraben. Einige Beinhäuser sind bis heute erhalten, jedoch ohne ihre frühere Funktion.

Ein anderes Thema, das in der Ausstellung zu sehen ist, sind verschiedene Formen der *Memento-mori*-Darstellungen:

Als *Memento-mori* („gedenke des Todes") bezeichnet man jene Motive der im weitesten Sinne bildlichen Kunst und der Literatur, die vor allem durch die unterschiedlichsten Darstellungen des Todes selbst oder des Totenschädels die Vergänglichkeit des Lebens in Erinnerung rufen.

Ariès beschreibt die im 16. und 17. Jh. benutzten Symbole des Todes, die sich auf Gegenstände des Alltagslebens (Abb. 149) wie Ringe, Broschen usw. finden[27], nicht mehr als *Memento-mori* der mittelalterlichen Tradition. Sollten die noch die Furcht, vom Tode überrascht zu werden, bewältigen helfen, so bringen jene neuen Zeichen des Todes das Gefühl des modernen Menschen angesichts des Nichts zum Ausdruck, das er zu entdecken im Begriff war. Um das 19. Jh. seien dagegen die *Memento-mori*-Motive dazu bestimmt, das Andenken an einen Verstorbenen wachzuhalten.

In einer anderen Arbeit geht Ariès[28] auf die Gegenwart ein. Bildliche Darstellungen des Todes seien im Zuge des 20. Jhs. völlig verschwunden. Er verknüpft diese Tatsache mit „dem Schweigen, mit dem sich der Tod umgibt".

Aber ist es wirklich so? Sind die Zeichen des Todes in unserer Zeit wirklich verschwunden? Es scheint, als lasse sich Ariès nur von der „hohen" Kunst leiten und mißachte die trivialen Darstellungen. Hat er die Zeichen des Todes nicht wahrge-

149 Rosenkranz mit Elfenbeinperlen; als Anhänger ein Totenkopf (17. Jh.). Foto Erzbischöfliches Diözesan Museum, Köln, 1989.

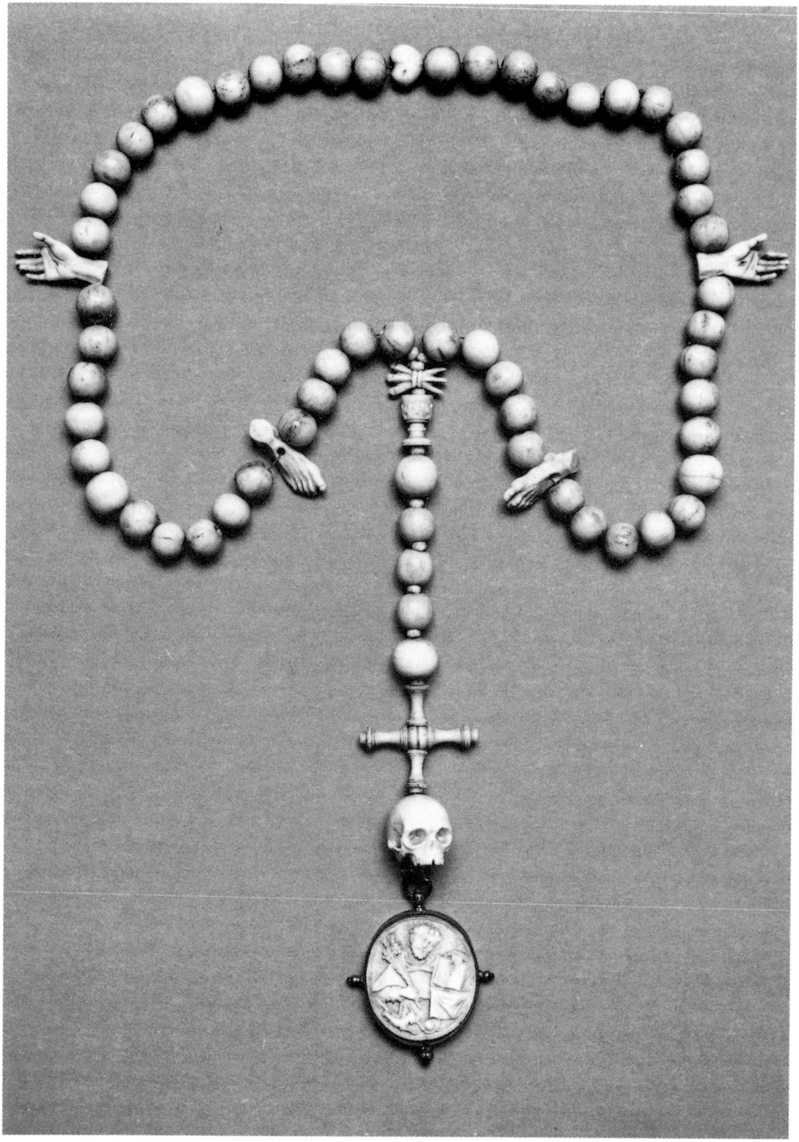

149

nommen, weil sie für ihn keinen künstlerischen Wert hatten? Oder (und auch dies ist möglich) waren Ende der 60er oder Anfang der 70er Jahre, als Ariès den größten Teil seiner Untersuchungen niederschrieb, die Darstellungen des Todes nicht so verbreitet wie heute?

Gerade in unserer Zeit sind Symbole des Todes auf verschiedenen Objekten der Alltagskultur einiger Gesellschaftsgruppen gegenwärtig. Allein das Sortiment in Läden für Motorradfahrer, die endlose Anzahl von Totenköpfen, gekreuzten Gebeinen usw. auf den verschiedensten Kleidungsstücken verdeutlichen den neuen Trend. Frauenschmuck-Läden bieten eine wachsende Anzahl von Ketten, Ringen und Ohrringen an, die aus kleinen Totenschädeln bestehen. Aber auch als Nippes oder funktionelle Objekte (wie z. B. Aschenbecher) erfreuen sich die Totenschädel (Abb. 153) heutzutage einer großen Popularität.

150 Das menschliche Skelett als Party-Gag gepriesen – offensichtlich mit Erfolg, denn der Bestellschein kam mit dem Vermerk „Leider ausverkauft" zurück (aus einem Versandkatalog). Foto M. Obermaier 1989.

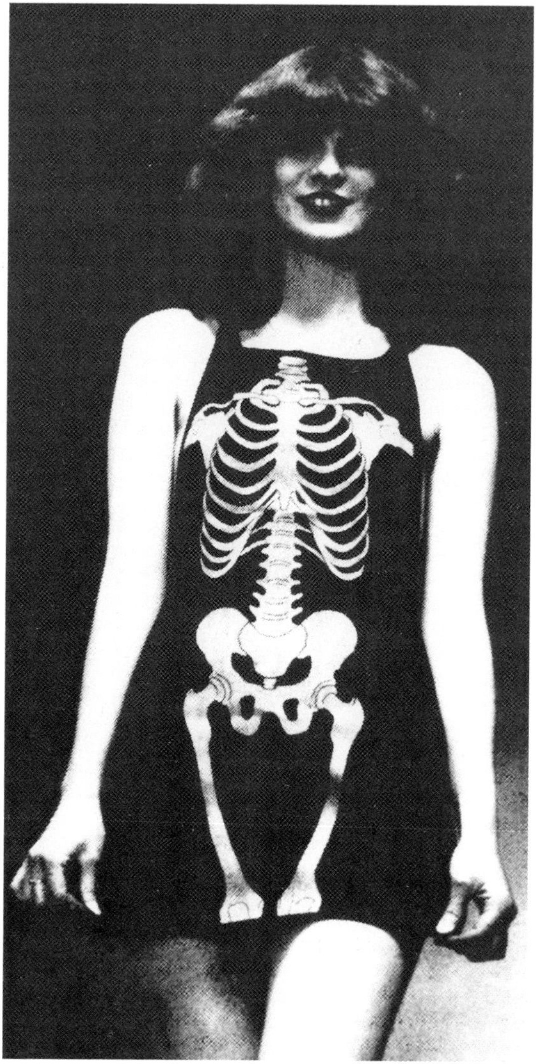

151 Totenkopfmaske. Aus einem Versandkatalog, 1989.

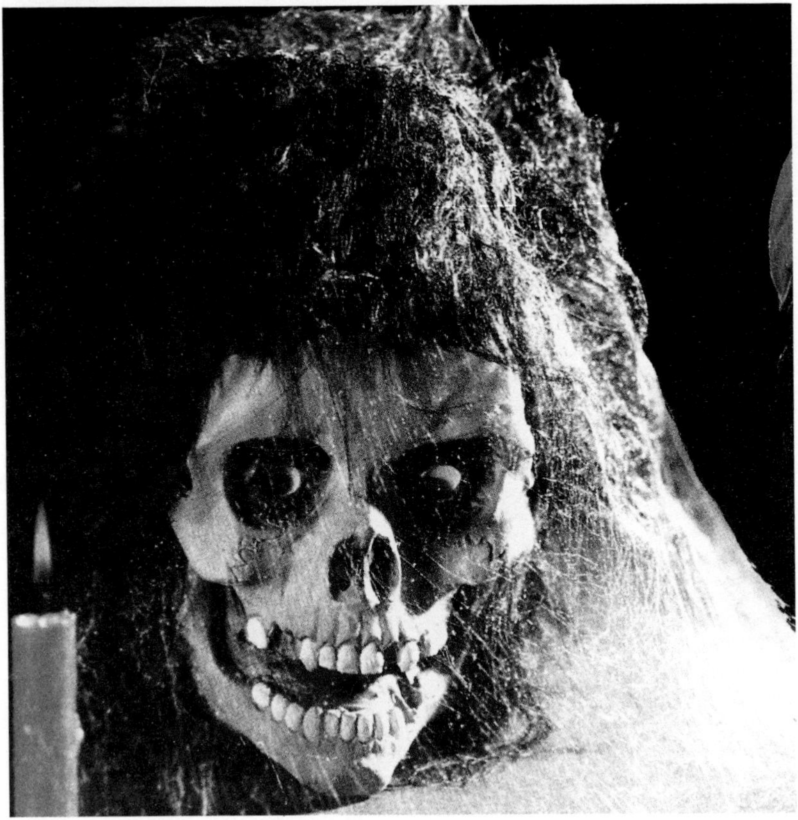

152 Schaurige Figuren als Werbung für die Geisterbahn auf dem Oktoberfest in München. Foto M. S. Cipolletti 1979.

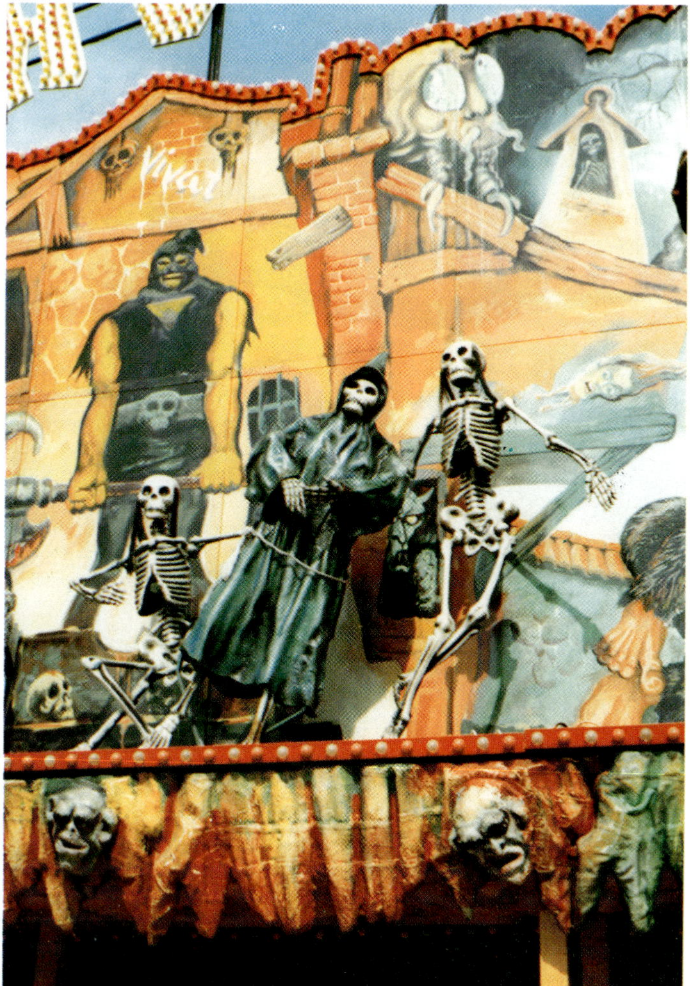

153 Die Darstellung eines Totenschädels auf einem Buch – früher als MEMENTO MORI oder VANITAS-Motiv – verwandelt sich in der Gegenwart in ein funktionales Objekt. Auf dem Buch ist zu lesen „Made in Italy". Foto M. Obermaier 1989.

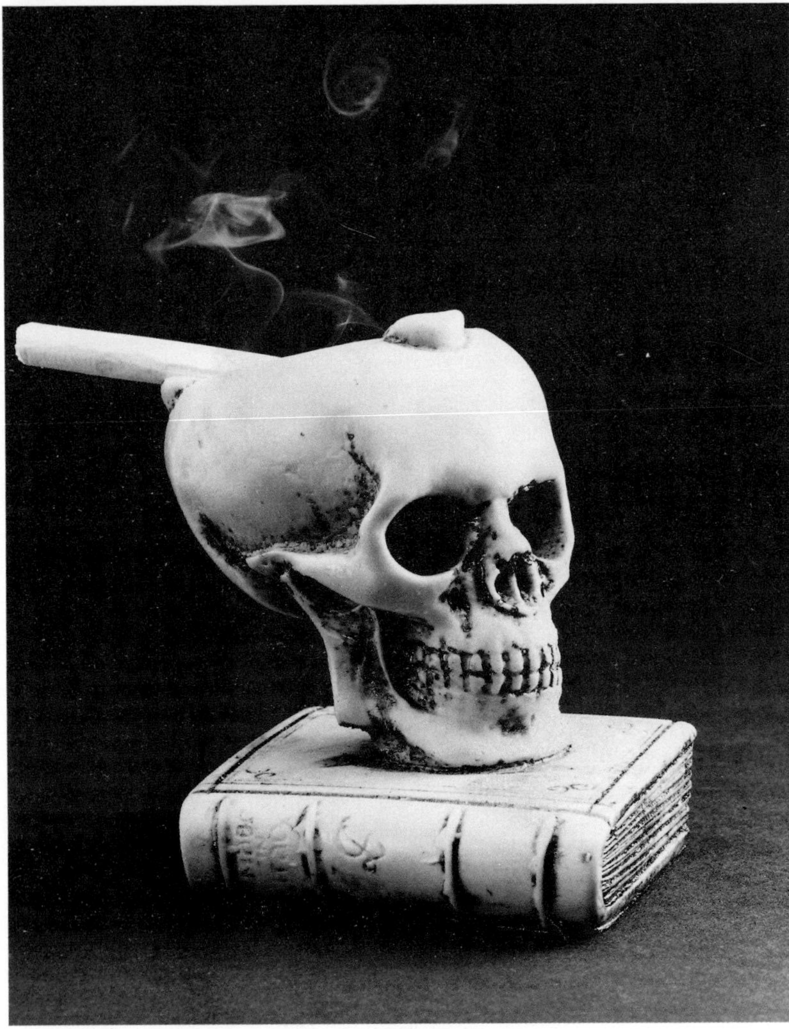

Anmerkungen

1) Vgl. International Bibliography of Social Sciences 1978 usw., Palgi und Abramovitch 1984.
2) Hasenfratz 1982.
3) Kunt 1985.
4) S. Boehlke u. a. 1981, Boehlke (Hrsg.) 1984.
5) Wiener Stadtwerke Städtische Bestattung (Hrsg.) 1982, 1984, 1985.
6) Metken 1984a, 1984b.
7) So gibt es z. B. schon Versandkataloge, die Plastiktotenköpfe od. ähnliches anbieten.
8) Bild-Zeitung, Frankfurt 29.6.1988.
9) Jungwirth und Kromschröder o. J.
10) Die Sendung „Die Geister, die ich rief" wurde am 30.3.1989 in ZDF gesendet.
11) Elias 1982: 100.
12) Fuchs 1969, Hahn 1968.
13) Braet und Verbeke 1983, Danforth 1982, Tenenti 1957, Vovelle 1970, 1974, Vovelle und Bertrand 1983, Wirth 1979.
14) Brocher 1980.
15) Dethlefsen 1988, Kübler-Ross 1975, 1977, 1988; Moody 1977, Netherton und Shiffrin 1987, Wambach 1980, Wheeler 1982.
16) Vgl. Fußnote 13.
17) Ariès 1976b: 14, 1977, 1984.
18) Ariès 1976: 31ff.
19) Ebda: 57ff.
20) Ebda: 65.
21) Ariès 1976c: 177, 179. Vgl. auch Ariès 1977: 553 ff.
22) Elias 1982: 23f.
23) ELias 1976.
24) Elias 1982: 46.
25) Metken 1984; Wolf 1977.
26) Wolf 1977: 180.
27) Ariès 1984: 201, 259.
28) Ebda.

Literaturverzeichnis

ARIES, Philippe
1976 a Studien zur Geschichte des Todes im Abendland. München.
1976 b Die Einstellungen zum Tode. In: Ariès 1976 a: 9-70.
1976 c Der ins Gegenteil verkehrte Tod. Die Veränderungen der Einstellungen zum Tode in den westlichen Gesellschaften. In: Ariès 1976 a: 157-189.
1977 L'Homme devant la mort. Paris.
1984 Bilder zur Geschichte des Todes. München, Wien.

BILD ZEITUNG
1988 29.6.1988, Frankfurt.

BOEHLKE, Hans-Kurt u.a.
1981 Wie die Alten den Tod gebildet. Wandlungen der Sepulkralkultur 1750-1850. Kassel.

BOEHLKE, Hans-Kurt (Hrsg.)
1984 Vom Kirchhof zum Friedhof. Wandlungsprozesse zwischen 1750 und 1850. Arbeitsgemeinschaft Friedhof und Denkmal. Kassel.

BRAET, Hermann und Werner VERBEKE (Hrsg.)
1983 Death in the Middle Ages. Leuven.

BROCHER, Tobias
1980 Wenn Kinder trauern. Wie sprechen wir über den Tod? Zürich.

DANFORTH, Loring M.
1982 The death rituals of rural Greece. Princeton.

DETHLEFSEN, Thorwald
1988 Das Leben nach dem Leben. Gespräche mit Wiedergeborenen. München.

ELIAS, Norbert
1976 Über den Prozeß der Zivilisation. Frankfurt/M.
1982 Über die Einsamkeit der Sterbenden in unseren Tagen. Frankfurt/M.

ETHNOGRAPHISCHES MUSEUM SCHLOSS KITTSEE
o. J. Statuen der Vergangenheit. Volkskunst ungarischer Dorffriedhöfe. Eine Fotoausstellung von Dr. Ernö Kunlt, Kittsee.

FUCHS, Werner
1969 Todesbilder in der modernen Gesellschaft. Frankfurt/M.

HAHN, Alois
1968 Einstellungen zum Tod und ihre soziale Bedingtheit. Eine soziologische Untersuchung. Stuttgart.

HASENFRATZ, Hans-Peter
1982 Die toten Lebenden. Eine religionsphänomenologische Studie zum sozialen Tod in archaischen Gesellschaften. Beihefte der Zeitschrift für Religions- und Geistesgeschichte, 24. Leiden.

HUSEMANN, Friedrich
1982 Vom Bild und Sinn des Todes.

INTERNATIONAL BIBLIOGRAPHY OF THE SOCIAL SCIENES
1978 usw. Bd. XXIV (1978), XXV (1979), XXVI (1980), XXVII (1981), XXVIII (1982), XXIX (1983), XXX (1984). London und New York.

JUNGWIRTH, Nikolaus und Gerhard KROMSCHRÖDER
o. J. Originelle Todesfälle. Ohne Ortsangabe.

KÜBLER-ROSS, Elisabeth
1975 Leben bis wir Abschied nehmen. Stuttgart.
1977 Interviews mit Sterbenden. Stuttgart.
1988 Über den Tod und das Leben danach. Melsbach.

KUNT, Ernö
1985 A mulandóság szobrai („Statuen der Vergänglichkeit"). Budapest.

METKEN, Sigrid
1984 a (Hrsg.) Die letzte Reise, Sterben, Tod und Trauersitten in Oberbayern. München.
1984 b Seelkerker, Schädel und Totengebein. In: S. Metken 1984 a: 330-338.

MOODY, Raymond A.
1977 Leben nach dem Tode. Gütersloh.

NETHERTON, Morris und Nancy SHIFFRIN
1987 Bericht vom Leben vor dem Leben. Reinkarnations-Therapie. München.

NOLL, Peter
1984 Diktate über Sterben und Tod. Gütersloh.

PALGI, Phyllis und Henry ABRAMOVITCH
1984 Death: A Cross-Cultural Perspective: In: Annual Review of Anthropology, 13: 385-417. Palo Alto, California.

SEIPEL, Wilfried
1984 Das Weltbild der Zisenhausener Figuren. Konstanz.

STERNBERGER, Dolf
1977 Über den Tod. Frankfurt/M.

TENENTI, Alberto
1959 Il senso della morte e l'amore della vita nel Rinascimento. Torino.

VOVELLE, Michel
1970 Vision de la mort et de l'au-delà. Paris.
1974 Mourir autrefois. Attitudes collectives devant la mort aux XVIIe et XVIIIe siècles. Mesnil-sur-l'Estrée.

VOVELLE, Michel und Régis BERTRAND
1983 La ville des morts: essai sur l'imaginaire urbain contemporain d'après les cimetières provençaux. Paris.

WAMBACH, Helen
1980 Leben vor dem Leben. München.

WHEELER, David R.
1982 Reise ins Jenseits. Erlebnisse und Erfahrungen in der anderen Welt. München.

WIENER STADTWERKE STÄDTISCHE BESTATTUNG (Hrsg.)
1982 Zur Geschichte des Bestattungswesens in Wien. Wien.
1984 Zur Geschichte der Aufbahrungshallen auf dem Wiener Zentralfriedhof. Wien.
1985 Zur Geschichte des Sarges. Wien.

WIRTH, Jean
1979 Le jeune fille et la mort. Recherches sur les thèmes macabres dans l'art germanique de la Renaissance. Genf.

WOLF, Cham
1977 Bemalte Totenschädel und unbemalte Skelettreste in Beinhäusern und Seelenkapellen des Bayerischen und Oberpfälzer Waldes. In: Festschrift 75 Jahre Anthrop. Staatssamml.: 175-202. München.

Angaben zu den abgebildeten Objekten:

Abb. Nr.	Inv. Nr.	Bezeichnung, Material, Herkunft	Maße	Sammler
11–14	N.S. 14944 Museum für Völkerkunde, Frankfurt	*Miassa*. Grabpfosten. Holz. Südosten der Insel Buton, Indonesien	H 190	Elbert
15–18	N.S. 14624 Museum für Völkerkunde, Frankfurt	*Tánda Kûfuran*. Grabpfosten. Holz. Südosten der Insel Buton, Indonesien	H 178	Elbert
27	241–1 Tropenmuseum, Amsterdam	Modell eines Totenschiffes. Holz. Karo-Batak, Sumatra, Indonesien	H 244 L 162	
28	137–664 Tropenmuseum,	*Si gale gale*. Holz, Baumwolle. Toba-Batak, Sumatra, Indonesien	H 136	Adam
31	N.S. 33423 Museum für Völkerkunde, Frankfurt	*Tampan*. Schiffstuch. Baumwoll- gewebe rotbraun, dunkelblau, dunkel- und hellgelb. Kröe, Süd-Sumatra, Indonesien	46 x 85	van Lier
35	N.S. 16956 Museum für Völkerkunde Frankfurt	Ahnen-Figur. Holz. Insel Nias, Indonesien	H 79	
36	N.S. 16955 Museum für Völkerkunde, Frankfurt	Ahnen-Figur. Holz. Insel Nias, Indonesien	H 49	Kleinweeg de Zwaan
44 a links	44655 Rautenstrauch-Joest- Museum für Völkerkunde, Köln	*Hampatong* (weiblich). Holz. Ngadju-Dayak, Kalimantan, Indonesien	H 108 B 22	von Bunsen
44 b rechts	44654 Rautenstrauch-Joest- Museum für Völkerkunde, Köln	*Hampatong* (männlich). Holz. Ngadju-Dayak, Kalimantan, Indonesien	H 118 B 30	von Bunsen
48–49	II c 3102 a u. b Museum für Völkerkunde, Basel	„Totenbrett" mit Darstellung des Totenschiffes. Bemaltes Holz. Ngadju-Dayak, Kalimantan, Indonesien	rechts: L 141 B 48 links: L 139 B 48	Witschi
50	E 238 Museum für Völkerkunde, Frankfurt	*Dopong, Dorong*. Dolch. Klinge aus Eisen, Griff aus Elfenbein, Horn und Holz. Scheide aus Holz. Ngadju-Dayak, Kalimantan, Indonesien	L 52 B ca. 5	Dobal
51	N.S. 13237 Museum für Völkerkunde, Frankfurt	*Panchallong, Tenyalang* oder *Penyalong*. Nashornvogel. Gelbes Holz. Augen aus europäischen hell- rosafarbenen Knöpfen. (Kenyah –?) Dayak, Kalimantan, Indonesien.	H 50 L 84	
52–53	1604–1 Tropenmuseum, Amsterdam	Sarg-Modell. Bemaltes Holz und Baumwollstoff. Dayak, Kalimantan, Indonesien		

Abb. Nr.	Inv. Nr.	Bezeichnung, Material, Herkunft	Maße	Sammler
54	51997 Rautenstrauch-Joest-Museum für Völkerkunde, Köln	*Banama rohong*. Zeichnung des „Totenschiffes". Papier Ngadju-Dayak, Kalimantan, Indonesien	L 83 B 32	Zimmermann
55	51990 Rautenstrauch-Joest-Museum für Völkerkunde,	*Banama riong tau malam danum.* Zeichnung des „Totenschiffes". Papier. Ngadju-Dayak, Kalimantan, Indonesien	L 59 B 26	Zimmermann
56	51995 Rautenstrauch-Joest-Museum für Völkerkunde, Köln	*Sanggar Kumpang*. Zeichnung des „Totenschiffes" (?). Papier. Ngadju-Dayak, Kalimantan, Indonesien	L 62 B 27	Zimmermann
57	A 1546 Tropenmuseum, Amsterdam	„Totenschiff". Bemaltes Holz. Ngadju-Dayak, Kalimantan, Indonesien	H 48 L 55 B 28	(vor 1887)
62	E 1589 Museum für Völkerkunde, Frankfurt	*Malangan*-Figur. Bemaltes Holz. Ajour-Technik. Neuirland, Bismarck-Archipel, Papua-Neu-Guinea	H 153	
67	E 1602 Museum für Völkerkunde, Frankfurt	*Tatanaua*. Tanz-Maske. Gesichtsteil aus Holz, schwarz, gelb, rot und weiß bemalt. Augen aus Turboschneckenschale. Haarfrisur aus Bananenfasern Neuirland, Bismarck-Archipel, Papua-Neu-Guinea.	H 40	Gerbach
68	N.S. 34859 Museum für Völkerkunde, Frankfurt	*Tatanaua*. Tanz-Maske. Gesichtsteil aus Holz, rot, weiß und blau bemalt. Neuirland, Bismarck-Archipel, Papua-Neu-Guinea	H 38	–
69	N.S. 18044 Museum für Völkerkunde, Frankfurt	Menschliche Figur aus Kreidekalk. Mund, Augen und Haaransatz rot bemalt. Zentrales Neuirland, Bismarck-Archipel, Papua-Neu-Guinea	H 43	–
71	N.S. 15799 Museum für Völkerkunde, Frankfurt	*Uli*-Figur. Holz, schwarz, rot und weiß bemalt. Reste von gelb. Augäpfel aus Turboschneckenschale. Neuirland. Bismarck-Archipel, Papua-Neu-Guinea	H 141	Krämer
72	N.S. 25843 Museum für Völkerkunde, Frankfurt	Schädel. Mit Wachs und Harz übermodelliert. Augäpfel aus Turboschneckenschale. Auf dem Kopf Muschelhäuser. Neuirland, Bismarck-Archipel, Papua-Neu-Guinea		Speyer
73	N.S. 24253 Museum für Völkerkunde, Frankfurt	Schädel. Mit Wachs und Harz übermodelliert. Holzstäbchen im Kopf eingesetzt. Augäpfel aus Turbo-Schneckenschale. Neuirland, Bismarck-Archipel, Papua-Neu-Guinea		Burkhard

Abb. Nr.	Inv. Nr.	Bezeichnung, Material, Herkunft	Maße	Sammler
78	N.S. 33688 Museum für Völkerkunde, Frankfurt	Schädel. Mit Kokosfasern und Pflanzensäften übermodelliert. Gelb, rot und dunkelblau bemalt. Süd-Malekula. Republik von Vanuatu.		–
85 a	1985–132.37 The National Museum of Australia, Canberra	Rindenmalerei, beige, ocker, hellrot und schwarz bemalt. Yirrkala, Arnhemland, Australien	89,5 x 46	Groger-Wurm
86	1985–149.42 The National Museum of Australia, Canberra	Rindenmalerei, beige, ocker, rot und schwarz bemalt. Maningrida, Arnhemland, Australien	82,5 x 44	Groger-Wurm
87	1985–132.24 The National Museum of Australia, Canberra	Rindenmalerei, beige, ocker, rot, blau und schwarz bemalt. Milingimbi, Arnhemland, Australien	100 x 58	Groger-Wurm
88	1985–149.43 The National Museum of Australia, Canberra	Rindenmalerei, beige, ocker, rot braun und schwarz bemalt. Maningrida, Arnhemland, Australien	63,5 x 47	Groger-Wurm
89	1985–132.11 The National Museum of Australia, Canberra	Rindenmalerei, beige, ocker, rot und schwarz bemalt. Milingimbi, Arnhemland, Australien	77,5 x 51	Groger-Wurm
90	The National Museum of Australia, Canberra	Rindenmalerei, beige, ocker, rot und schwarz bemalt. Maningrida, Arnhemland, Australien	89 x 43,5	Groger-Wurm
95	N.S. 38965 Museum für Völkerkunde, Frankfurt	Figurengruppe als Grabstelen, Holz, z. T. rötlich bemalt. Zähne aus Knochenscheiben Konso-Süd-Äthiopien	zwischen 102 und 190	Äthiopien-Expedition Frobenius-Institut 1950–1952
96	N.S. 5381–84 Museum für Völkerkunde, Frankfurt	Figurengruppe als Grabstelen. Geschnitztes Holz, Zähne aus Knochenscheiben. Gato, Süd-Äthiopien	zwischen 100 und 125, ohne Stab	Äthiopien-Expedition Frobenius-Institut 1950–1952
102	Museum Ludwig, in Rautenstrauch-Joest-Museum für Völkerkunde, Köln	Menschliche Figur, halb als fleischlicher Körper, halb als Skelett. Braunroter Ton. (Angeblich Estado de Tabasco, Mexiko)	H 25	Ludwig
106	–	Moderne Replik eines archäologischen Stückes. Ton, bemalt. (Mexiko-Stadt)	H 28 B 41	Kraus
109	N.S. 41028 Museum für Völkerkunde, Frankfurt	Kerzenhalter aus Ton. (Metepec, Mexiko)	H 46,5 B 22	Hahn-Hissink
112	1971 Am-M-55 Lehrsammlung des Völk. Sem. Univ. Marburg	Farbiges Wollbild mit blauem Hintergrund. Wolle, Wachs (Mexiko)	40 x 60	Nachtigall

Abb. Nr.	Inv. Nr.	Bezeichnung, Material, Herkunft	Maße	Sammler
113	1922 Am-M-7 Lehrsammlung des Völk. Sem. Univ. Marburg	Farbiges Wollbild mit blauem Hintergrund. Wolle, Wachs (Mexiko)	30 x 30	Nachtigall
123	–	Zeichnung mit Filzstiften auf Papier (San Pablo, Rio Aguarico, Ost-Ekuador)	28,5 x 20,5	Cipolletti
124	–	Zeichnung mit Filzstiften auf Papier. (San Pablo, Rio Aguarico, Ost-Ekuador)	17,5 x 13	Cipolletti
125	N.S. 50092 Museum für Völkerkunde, Frankfurt	Steigbügelgefäß. Ton. (Moche-Kultur, Peru)	H 25	
126	44406 Rautenstrauch-Joest-Museum für Völkerkunde, Köln	Steigbügelgefäß. Ton. (Moche-Kultur, Peru)	H 22	
127	VA 17879 Rautenstrauch-Joest-Museum für Völkerkunde, Sammlung Ludwig	Tongefäß (Moche-Kultur, Peru)	H 19	
128	VA 62199 Museum für Völkerkunde, Berlin	Steigbügelgefäß. Ton. Dunkelrot und weiß bemalt	H 23,7	
129	N.S. 50099 Museum für Völkerkunde, Frankfurt	Tongefäß. Dunkelrot und weiß bemalt. (Moche-Kultur, Peru)	H 21	
130	17 Samml. Ludwig, Rautenstrauch-Joest-Museum für Völkerkunde, Köln	Steigbügelgefäß. Dunkelrot und weiß bemalter Ton. (Moche-Kultur, Peru)	H 18	
131 oben	625 Lehrsammlung des Sem. für Völkerkunde, Univ. Bonn	Spielbrett aus Agaveblatt. (Sigsig. Provinz Azuay, Ekuador)	L 22,5 B 10 (o. Rand) / 13,5 (u. Rand)	Oberem
131 unten	3509 (a) 622 (b) Lehrsammlung des Sem. für Völkerkunde, Univ. Bonn	Spielwürfel aus Rindsknochen, a und b (Sigsig, Provinz Azuay, Ekuador)	a) L 9,7 b) L 7,8	Oberem
132	621 Lehrsammlung des Sem. für Völkerkunde, Univ. Bonn	„Cuadro de almas" (Seelenbild). Mit Ölfarben auf Leinwand bemalt. (Sigsig, Provinz Azuay, Ekuador)	H 72 B 61	Oberem
133	623 a–d Lehrsammlung des Sem. für Völkerkunde, Univ. Bonn	Zeichnung auf Papier. Wasserfarben und Bleistift. (Sigsig, Provinz Azuay, Ekuador)	42 x 32 42 x 32	Oberem
134	–	San la Muerte. Holz. (Provinz Corrientes, Nordost-Argentinien)	H 7,3	Cipolletti

Abb. Nr.	Inv. Nr.	Bezeichnung, Material, Herkunft	Maße	Sammler
135	–	Räucherkräuterpackung. (Buenos Aires, Argentinien)	L 13	Cipolletti
136	–	a) Skelett. Holz b) Sarg. Gips (Buenos Aires, Argentinien)	a) L 8,5 b) L 15,8	Cipolletti
140	Rosengartenmuseum, Konstanz	„Zizenhausener Terrakotta" Terrakotta. Zizenhausen um 1822	H ca. 13	
145	D 2.35 Heimatmuseum Rosenheim	Totenschädel. Mit gelber Farbe überzogen; grüner Balttkranz		
146	Nr. 22476 Tiroler Volkskunstmuseum, Innsbruck	Totenkopf. Holz; polychrom Ost-Tirol, 18. Jh.?	H 18	Linsberger
147	Nr. 1911 Tiroler Volkskunstmuseum, Innsbruck	Tod-Darstellung. Holz; polychrom 18. oder 19. Jh.	H 36	
148	F 289 Tiroler Volkskunstmuseum, Innsbruck	Handtuchhalter; Holz, polychrom	H 48 B 40	
149	B 55 / R 159 Erzb.-Diözesan-Museum, Köln	Rosenkranz; Elfenbeinperlen-Anhänger: Totenkopf. Medaillon: Dominikus und Rosalia; Fünf-Wunden-Zeichen, Nägel und Kelch		

Bildnachweis

Agthe, Johanna: 19, 20, 21,22
Altmann, Jon: 82–84
Balbach, Sonja: 39–43
Bühler, Alfred (Museum für Völkerkunde Basel): 60–63, 65, 66, 70
Chesi, Gert: 98–100
Cipolletti, Maria Susana: 121, 122, 152
Erzbischöfliches Diözesan Museum, Köln: 142, 143, 149
Fotoarchiv Tiroler Volkskunstmuseum: 146–148
Helbig, Konrad: 2, 4–8, 45
Historisches Foto-Archiv (Königl. Inst. v. d. Tropen, Amsterdam): 23, 26, 29, 30, 32, 34
Historisches Museum Basel: 139, 140
Küppers, J.: 64
Marschall, Wolfgang: 33
Mexikanisches Verkehrsbüro Frankfurt: 107, 108
Møller, A. (The National Museum of Denmark, Kopenhagen): 37, 38
Morphy, Howard: 81
Museo Nacional de Antropología, Mexiko: 101
Museum für Völkerkunde, Basel: 48, 49
Museum für Völkerkunde, Berlin: 127, 128
National Museum of Australia, Canberra: 85–90
Obermaier, Maria (Museum für Völkerkunde, Frankfurt): 11–18, 31, 35, 36, 50, 51, 59, 62, 67–69, 71–73, 78, 95, 96, 103–106, 109, 110, 114, 115, 117–120, 123–125, 129, 134–136, 150, 151, 153
Petri, Helmut (Frobenius-Institut, Frankfurt): 91–94
Rautenstrauch-Joest-Museum für Völkerkunde, Köln: 44 a, b, 54–56, 58, 126, 130 (Museum Ludwig im R.J.M.): 102
Schäfer, Manfred: 111
Schloß Ambras bei Innsbruck: 141
Sibeth, Achim: 24, 25
Speiser, Felix (Museum für Völkerkunde, Basel): 74, 77
Steigenberger, R.: 145
Straatmann, Silke: 112, 113
Tropenmuseum, Amsterdam: 3, 27, 28, 52, 53, 57
Universitätsbibliothek Heidelberg: 137, 138
Wentscher, Jürgen: 131, 133

Wir danken folgenden Leihgebern:

Tropenmuseum, Amsterdam
Museum für Völkerkunde, Basel
Museum für Völkerkunde, Berlin
Lehrsammlung des Seminars für Völkerkunde der Universität Bonn
Übersee-Museum, Bremen
The National Museum of Australia, Yarramundi, Canberra
Herrn Peter Kraus, Frankfurt
Steiermärkisches Landesmuseum (Joanneum), Graz
Tiroler Volkskunstmuseum, Innsbruck
Erzbischöfliches Diözesan-Museum, Köln
Rautenstrauch-Joest-Museum, Köln
Rosgartenmuseum, Konstanz
Lehrsammlung des Völkerkundlichen Seminars der Universität Marburg
Heimatmuseum, Rosenheim

Publikationen des Museums für Völkerkunde

Roter Faden 1
H. Kelm und M. Münzel
Herrscher und Untertanen.
Indianer in Peru.
1000 v. Chr. bis heute.
1973. 291 Seiten. 395 Abbildungen.
Preis: 5,00 DM

Roter Faden 2
J. Agthe
Kunst? Handwerk in Afrika
im Wandel
1975. 147 Seiten. 85 Abbildungen.
Preis: 5,00 DM

Roter Faden 3
D. Heintze und H. Kelm
Georg Forster (1754–1794)
Südseeforscher, Aufklärer,
Revolutionär
1976. 511 Seiten.
485 Abbildungen.
Preis 15,00 DM

Roter Faden 4
M. Münzel
Schrumpfkopf-Macher?
Jibaro-Indianer in Süd-
amerika
1977. 424 Seiten.
453 Abbildungen.
Preis 10,00 DM

Roter Faden 5
J. Agthe
Arm durch Reichtum
Sumatra – Eine Insel am
Äquator
1979. 303 Seiten.
177 Abbildungen.
Preis: 10,00 DM

Roter Faden 6
M. Münzel
Gejagte Jäger
Teil 1: Die Aché in Paraguay
1983. 301 Seiten.
149 Abbildungen.
Preis: 10,00 DM

Roter Faden 7
H. Kelm
Gejagte Jäger
Teil 2: Die Mbía in
Ostbolivien
1983. 399 Seiten.
191 Abbildungen.
Preis: 12,00 DM

Roter Faden 8
J. Agthe (Hrsg.)
Ehe die Gewehre kamen
Traditionelle Waffen in Afrika
1985. 312 Seiten.
149 Abbildungen.
Preis: 12,00 DM

Roter Faden 9
J. F. Thiel (Hrsg.)
Was sind Fetische?
1986. 357 Seiten.
166 Abbildungen.
Preis: 15,00 DM

Roter Faden 10
A. Sibeth
Das Sparschwein unter dem
Reisfeld
Java zwischen gestern und heute.
1987. 306 Seiten.
144 Abbildungen.
Preis: 22,00 DM

Roter Faden 11
M. Stötzel
Botschaften aus Südafrika
Kunst und künstlerische Produktion schwarzer Künstler
1987. 156 Seiten.
81 Abbildungen.
Preis: 10,00 DM

Roter Faden 12 und 13
M. Münzel (Hrsg.)
Neuguinea
Nutzung und Deutung der Umwelt
1987
Band 1: 408 Seiten.
132 Abbildungen (24 Farbe),
Preis: 25,00 DM

Band 2: 317 Seiten.
62 Abbildungen (20 Farbe),
Preis: 20,00 DM
Beide Bände zusammen:
35,00 DM

„Gesammelte Texte"
Ausstellungstexte zu Neuguinea
1987. 81 Seiten
Preis: 5,00 DM

Roter Faden 14 und 15
M. Münzel (Hrsg.)
Die Mythen Sehen
Bilder und Zeichen vom Amazonas
1988.
Band 1: 456 Seiten.
286 Abbildungen
Preis: 25,00 DM.
Band 2: 360 Seiten.
172 Abbildungen.
Preis: 22,00 DM.
Beide Bände zusammen:
37,00 DM

Roter Faden 17 in Vorbereitung:
Maria Cipolletti
Der langsame Abschied.
Tod und Jenseits im Kulturvergleich.
1989. ca. 350 Seiten.
Ca. 170 Abbildungen.
Preis ca. 25,00 DM

Rotes Fädchen 1
J. F. Thiel und G. Häring
Was sind Fetische?
1986. 45 Seiten.
43 Zeichnungen.
Preis: 5,00 DM

Rotes Fädchen 2
G. Kroeber-Wolf, C. Krauledat und D. Keitel
Opfer für die Reisgöttin
1987. 62 Seiten.
41 Zeichnungen und Fotos.
Preis: 5,00 DM

Rotes Fädchen 3
G. Kroeber-Wolf und W. Nelke
Komm mit in mein Dorf
1987. 60 Seiten. 6[illegible] Farbfotos.
Preis: 5,00 DM

Rotes Fädchen 4
Feliciano Lana
Der Anfang vor dem Anfang
Der Schöpfungsbericht der Desâna-Indianer
50 Seiten, zahlreiche, meist farbige Abbildungen.
Preis: 5,00 DM

Rotes Fädchen 5
Marion Kuchenbrod
Von Gletschern und Aprikosenbäumen.
1989. 60 Seiten. 95 Abbildungen.
Preis: 5,00 DM

Rotes Fädchen 6 – in Vorbereitung –
Gerda Kroeber-Wolf
Der langsame Abschied
Ca. 60 Seiten. Ca. 20 Abbildungen.
Preis: 5,00 DM

Interim 2
M. Münzel
Lacandonen
1978. 27 Seiten.
12 Abbildungen.
Preis: 4,00 DM

Interim 3
U. Braukämper
Hadiya
Bauern in Äthiopien
1979. 28 Seiten.
30 Abbildungen.
Preis: 4,00 DM

Interim 4
J. Sarrzin und L. Müller-Wille
Handwerk der Shefferville-
Naskapi (Kanada)
1979. 28 Seiten.
24 Abbildungen.
Preis: 4,00 DM

Interim 5
J. F. Thiel (Hrsg.)
Aggression und Aggressivität
Vortragszyklus 1985/86
1986. 69 Seiten.
Preis: 12,00 DM

Interim 6 – in Vorbereitung –
M. Münzel (Hrsg.)
Ursprung
Die Entstehung des Menschen
und der Welt in den Mythen
der Völker.
1988. Ca. 160 Seiten.

Interim 7
A. Brüggemann
Der trauernde Blick
Martin Gusindes Fotos der
letzten Feuerland-Indianer
1989. 204 Seiten
143 Abbildungen

Interim 8 in Vorbereitung:
G. Kroeber-Wolf (Hrsg.)
Der Weg ins Leben
Mutter und Kind im
Kulturvergleich.
1989.

Interim 9 – in Vorbereitung –
J. F. Thiel (Hrsg.)
Der Tod – Ende oder Tor zum Leben?
Tod und Jenseitsvorstellungen der Völker.
Vortragszyklus 1988/89. Ca. 120 Seiten.

Interim 10 – in Vorbereitung –
Ergebnisse der Tagung der Arbeitsgruppe
Museum in der deutschen Gesellschaft
für Völkerkunde
Frankfurt 10.–12.10.1988

Afrika-Sammlung 1
J. Agthe
Luba Hemba
Werke unbekannter Meister
1983. 162 Seiten.
114 Abbildungen.
Preis: 15,00 DM

Afrika-Sammlung 2
J. Agthe und K. Strauß
Waffen aus Zentralafrika
1985. 393 Seiten.
231 Abbildungen.
Preis: 45,00 DM

Sammlung 3: Indonesien
O. Karow
Terrakottakunst des Reiches
Majapahit in Ostjava
1987. 225 Seiten.
332 Abbildungen.
Preis: 30,00 DM

F. Axt (Herausgeber)
Bildende Kunst der Gegenwart
im Senegal
1989. Ca. 280 Seiten.
Ca. 90 Abbildungen
Preis: ca. 35,00 DM

J. Agthe
Zeitzeichen. Kunst aus Ostafrika.
1990. Ca. 550 Seiten.
Ca. 250 Abbildungen.
Preis: ca. 50,00 DM